임신공감 에세이

반짝이는 임신기를 위한
슬기로운 남편생활

김진태 지음

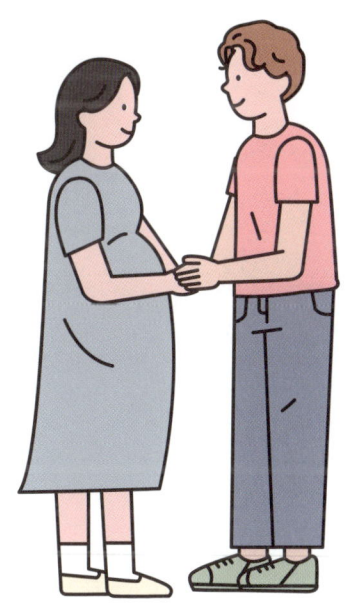

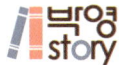

머리말

개정판을 발간하며,

기대 이상의 많은 관심으로 꾸준히 분야 베스트셀러를 이어가고 있습니다. 기념으로 출간한 책이 기념비적인 기록을 세우고 있습니다. 의외의 흥행을 이루어주신 모든 분들에게 감사를 드립니다.

책에 밴 세월의 흐름을 갱신하고 싶은 마음에 개정판을 출간하게 되었습니다. 사실, 개정판이라고 해봐야 '자기야, 나 뭐 달라진 거 없어?' 정도의 개정입니다. 혹시 개정판을 크게 기대했던 분들에게는 성에 차지 않을 수 있습니다. 다만 이전보다 더 잘 읽힐 것입니다. 더 유용할 것입니다. 분명 더 나은 책이 되었습니다.

저는 잠시 착각에 빠져있었습니다. 이 책이 많은 이에게 사랑을 받으니 되게 좋은 책인 줄 알았습니다. 그런데 다시 읽어보세요. 엉터리더라고요. 개정판을 위해 원고를 음미하듯 다시 보니 아쉬움이 난무합니다. 빈틈이 참 많았고 그 빈틈을 열심히 메우느라 애썼습니다. 하지만 여전히 빈틈은 남아있을 겁니다. 생각해보면 그게 저입니다. 어쩌면 저뿐만이 아닐 거예요. 이런 이치로 봤을 때 우리는 늘 완벽할 수 없습니다. 좋은 남편이 되는 것도, 좋은 아빠가 되는 것도 그렇습니다. 그러기에 우리는 기어이 노력해야 합니다. 그렇게 해야만 생존이라도 할 수 있을 것입니다.

이렇게 글도 삶도 늘 어딘가 모자라지만 임신기의 저는 꽤 멋졌습니다. 그때의 제가 그리울 정도로 말입니다. 개정판 원고를 수정하며 참 많이 반성했습니다. 엔터키 칠 때마다 그랬습니다. 일과 육아에 지쳐 무심해져 버린 '지금의 나'를 발견해버렸거든요. 그런 의미에서 개정판은 개인적으로 의미가 큽니다. 분발해야겠어요.

책을 출간한 이후, 백 번은 족히 넘게 들었던 말이 있습니다. 육아 에세이를 내달라는 요청이었습니다. 저도 생각을 안 한 게 아닙니다. 하지만 육아를 하면서 글을 쓴다는 것은 거의 불가능한 일이었습니다. 예민한 아이를 키우는 저희에게는 더더욱 쉬운 일이 아니었습니다.

하나님께서 저희 부부에게 세상에서 가장 아름다운 꽃을 선물하셨습니다. 하지만 그 꽃은 세상에서 가장 여렸습니다. 아름다운 만큼이나 연약한 게 어린 생명인 것 같습니다. 물을 넉넉히 주면 과습이 되어버리고, 적당히 줬다 싶으면 말라버립니다. 그늘에 놓으면 고개를 숙이고, 햇볕에 내놓으니 타들어갑니다. 막 키우니 후두두 잎이 떨어져버리고, 조심스레 키우니 자잘한 바람에도 누워버립니다. 저희의 육아는 이런 상황들의 연속이었습니다. 하지만 꼭 잘 키워내야하기에 모든 에너지를 육아에 썼습니다. 그래서 육아에 대한 글은 꿈도 꾸지 못했습니다.

하지만 동화는 쓸 수 있을 것 같습니다. 잠자리에 누울 때면 재밌는 이야기를 지어내 들려달라는 아이의 원성에 매일 동화를 지어내고 있는데 꽤 괜찮습니다. 동화를 출간해도 좋을 것 같습니다. 출판사 사장님이 이 글을 봤으면 좋겠습니다. 연락 기다리겠습니다.

끝으로, 이 책이 새 생명을 만난 모든 부부의 임신기를 반짝이게 할 수 있는 한 알의 유리조각이라도 되었으면 좋겠습니다.

여보 사랑해. 아들 사랑해.

반짝이는 임신기를 위한 슬기로운 남편생활
저자 김진태

목차

Prologue 고역의 시간을 오롯이 견디기

전반전 임신 초기

0-11주 / 1-3개월

- 임신이라고?
  경주의 시작 — 4
- 빈손은 절대 안 돼
  꽃과 손편지 — 7
- 피검사
  첫 산 — 10
- 처음 뵙겠습니다
  첫 초음파와 임신준비를 위한 간단 꿀팁_ 임신 4주 차 — 12
- 너의 이름은
  태명 — 15
- 혼자가 아냐
  남자라서 미안해_ 임신 4주 차 — 17
- 눈에 힘 좀 빼세요
  하혈_ 임신 5주 차 — 19

- 미션의 시작
  입덧_ 임신 5주 차   23

- 초음파 넘어 초음파
  심장소리_ 임신 6주 차   28

- 임신 중 부부싸움
  온전히 보호받아야 할 대상   33

- 임신한 아내의 생일에는
  태아의 욕구는 엄마가 채우고 엄마의 욕구는 남편이 채운다.   36

- 커피와의 전쟁
  참지 말고 지혜롭게   38

- 엄마는 강하다
  아파도 좋다고?_ 임신 7주 차   42

- 몸도 마음도 트지 않게
  튼살 크림 마사지는 아내의 마음까지 만진다_ 임신 7주 차   45

- 걱정하는 일의 90%는 일어나지 않는다
  다중인체_ 임신 8주 차   50

- 숨겨진 세상
  임신_ 임신 8주 차   53

- 나만 편하지 않으려는 몸부림으로
  슬기로운 남편 생활_ 임신 8주 차   56

- 임신이 힘든 거야
  당신 때문에 힘든 게 아니고_ 임신 9주 차   59

- 쿠바드 증후군
  착각은 자유_ 임신 9주 차   63

- 물먹는 임산부
  양수 이야기_ 임신 9주 차   66

- 불안
  불안의 형태로 표출되는 모성애_ 임신 9주 차   71

- 안정기
  대체 임신 안정기는 언제인가요?_ 임신 10주 차   74

- 생명체를 넘어 인격체로
  존재 그 이상의 의미_ 임신 10주 차   77

- 아내의 치료자
  남편_ 임신 11주 차   81

- 태교
  마음의 방을 밝히기_ 임신 11주 차   84

하프타임 임신 중기

12-27주 / 4-7개월

- 반가운 말 한마디
  1차 기형아 검사와 입체초음파_ 임신 12주 차   90

- 애초에 다 내 일이었다
  집안 일   96

- 하루도 같은 날이 없다
  세상에서 가장 아름다운 변화_ 임신 13주 차   101

- 배 속에서 시작된 육아
  예비가 아니라 이미_ 임신 13주 차   105

- 임신부가 날 것을 먹어도 될까?
  초밥 도전기   108

- 돌봄의 연속성
  위대한 순환   111

- 우리 아내가 달라졌어요
  동맹_ 임신 14주 차   114

- 내가 물 박사가 된 이유
  좋은 양수를 위하여   120

- 받아들이셔야 합니다
  아들딸 구별 말고_ 임신 14주 차   127

- 선한 누설자
  임신은 비밀의 발견이다   132

- 좋은 말만 해주세요 제발
  2차 기형아 검사와 피고임_ 임신 16주 차   136

- 인간
  망각의 동물   142

- 역사가 될 글
  남편의 임신 일기는 아내를 향한 편지다   144

- 배 크기
  성장하는 아기_ 임신 17주 차　　　　　　　　　　　**148**

- 꼬르륵에서 툭툭으로
  태동_ 임신 17주 차　　　　　　　　　　　　　　**151**

- 임신 18주의 순간들
  힘내!　　　　　　　　　　　　　　　　　　　　**155**

- 보통의 기적
  지금　　　　　　　　　　　　　　　　　　　　　**159**

- 치열한 쉼
  임신 중기에도 안정기가 아니었다_ 임신 19주 차　**161**

- 삶이 멈춰버린 것 같아
  꽃은 멈춤의 힘으로 피어난다_ 임신 20주 차　　　**167**

- 밀당의 고수
  태동 느끼기_ 임신 21주 차　　　　　　　　　　　**171**

- 위대한 변화
  정밀초음파와 몸의 변화_ 임신 22주 차　　　　　　**174**

- 소름
  네가 엄마라니, 내가 아빠라니_ 임신 23주 차　　　**179**

- 안녕과 안녕
  헤어짐과 동시에 다시 만나는 사건
  임신과 출산 _ 임신 24주 차　　　　　　　　　　　**183**

- 합격임당
  임신성 당뇨 검사_ 임신 25주 차　　　　　　　　　**187**

- 나를 칭하던 모든 이름이 없어진다 해도
  D-100   192

- 마음까지 뒤흔드는 태동
  태동이 줄었을 때_ 임신 26주 차   195

- 부지런한 꿀벌도
  남편의 할 일이 줄었다_ 임신 27주 차   199

후반전 임신 후기

28-39주 / 8-10개월

- 너의 어떠함과는 상관없이
  입체초음파와 단백뇨 검사_ 임신 28주 차   206

- 베이비 샤워(baby shower)
  주인공   212

- 남는 건 사진이다
  만삭촬영_ 임신 29주 차   219

- 손이 닿질 않으니
  꿀벌이 다시 비행할 때_ 임신 30주 차   225

- 꿈이 말한다
  임신 중 악몽과 불안, 그리고 출산에 대해   228

- 31
  그 어떤 때보다 아름다워_ 임신 31주 차   231

- 귀인이 나타났다
  육아용품   235

- 자나 깨나 배 조심
  만삭_ 임신 32주 차   239

- Super Dad
  건강한 남편   243

- 태동검사와 초음파
  우리가 두려워하는 것_ 임신 33주 차   246

- 백일해 주사
  과연 맞아야 하는가?   253

- 얼마 남지 않았다
  출산 준비하기_ 임신 34주 차   256

- 가두어 놓는 새장이 아니라
  생존을 넘어 기쁨의 공존으로_ 임신 35주 차   262

- 공감 난관
  지금 태어나면 땡큐죠_ 임신 36주 차   266

- 자연분만을 위하여
  임신 생활의 역설_ 임신 37주 차   269

- 몸으로 때우던 시기는 지났다
  살면서 똑똑할 수 있는 시간이 단
  며칠이라도 주어진다면 _ 임신 37주 차   272

- 고마워
  미안해_ 임신 38주 차   276

- 출산, 그 이후를 준비하라
  해결된 봄을 향해_ 임신 39주 차   279

- 예정일은 예정일일 뿐이었다
  D-1   282

- 아픔을 기대하고 기다린다고?
  모순 아닌 모순_ 임신 40주 차   286

- 선불과 후불
  건강만 하여라_ 임신 41주 차   289

- 그날의 감정들
  출산   292

- 출산 후기
  모든 게 우연은 아닐 거야   296

- 출산 후엔
  꼭   302

- 끝
  수고하셨습니다.   305

연장전   육아

– 평생

- 아빠의 육아 150일 리얼 후기   308
- 엄마의 육아 150일 리얼 후기   312

Prologue

고역의 시간을 오롯이 견디기

임신 기간은 부부가 서로를 더욱더 아끼고 이해하는 좋은 기회가 될 수 있다. 임신의 시간이 추운 겨울의 날이 아니라 해결된 봄을 향해 나아가는 과정, 곧 꽃을 틔우기 위한 과정이 될 수 있다는 것이다. 하지만 임신이란 그저 기쁨과 감사로 여기기엔 '고역'스러운 과정이 너무 많다. 그렇기에 남편은 기쁨의 시간에만 선택적으로 참여하는 것이 아니라, 아내의 괴로운 시간에도 함께 해야 한다.

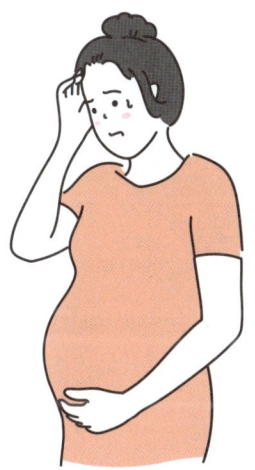

아내의 임신에 '고역'이라는 표현을 썼는데 이는 과장도 아니고 엄살도 아니다. 사전적 의미로 보면 '고역(苦役)스럽다'라는 형용사는 '몹시 힘들고 고되어 견디기 어려운 데가 있다'라는 뜻이다. 말 그대로 고역스럽다는 것이다. 그런데 동음이의어이지만 같은 말로 쓰이는 '고역(雇役)'이라는 명사의 사전적 의미를 보면 '고용하여 부림', '부역을 가지 아니하려고 다른 사람을 고용하여 대신 보내는 일'이다. 기가 막히지 않은가. 부부 사이에 태어나는 아이임에도 불구하고 고생은 아내가 도맡아 한다. 임신으로 인한 몸과 마음의 변화는 물론이고 출산의 고통까지 감당해야 하는 것은 오롯이 아내의 몫이다. 다만 남편의 의도나 의지도 아니고, 선택지가 있는 문제도 아닐 뿐이다. 냉정하게 말하자면 신체 구조에 기인한 자연의 법칙이다. 하지만 형국만 보면 마치 남편이 출산을 위해 아내를 부리거나 부역, 곧 임신과 출산의 길을 가지 아니하려고 아내를 대신 보내는 상황이나 다름없는 게 임신이라는 것이다.

또 기가 막힌 게, 위에 '오롯이'라는 말을 썼는데 이 '오롯이'라는 단어에도 두 가지 사전적 의미가 있다. 하나는 '모자람 없이 온전하게'이고 또 하나는 '고요하고 쓸쓸하게'이다. 아내는 임신과 출산의 과정, 더 나아가 육아의 과정에서까지 오롯이, 즉 고요하고 쓸쓸하게, (부정적인 의미에서의) 모자람 없이 온전하게 고역을 감당해야 한다는 것이다. 임신과 출산으로 인한 기쁨은 분명히 똑같이 나눌 수 있는데 고통은 절대로 똑같이 나눠지지 않기 때문에 남편도 임신해야 한다는 것이다.

이렇게 고역스러운 임신을, 그리고 앞으로 점점 더 고역스러울 임신과 출산, 육아를 경험하고도 둘째, 셋째를 가진 위대한 분들이 계시다. 분명 아이가 주는 기쁨도 있겠지만, 한 가지 이유를 더 추정해보자면 그것은 아마도 '인간은 망각의 동물'이기 때문일 것이다.

전반전

임신 초기

0-11주
1-3개월

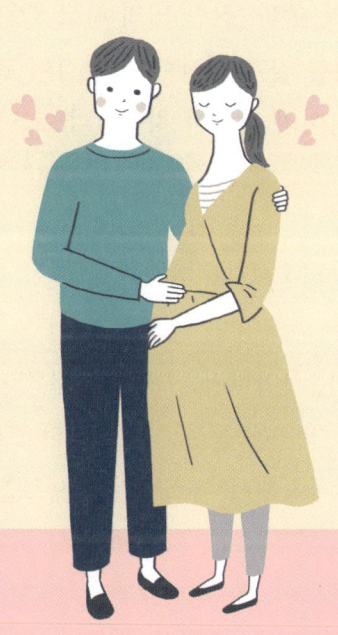

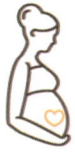

임신이라고?
경주의 시작

아내가 임신했다. 적어도 한 달에 한 번은 함께 마음 아파했었기에, 내 눈앞의 빨간 두 줄은 그간의 고생 끈을 싹둑 잘라냈다.

아내는 손바닥만 한 카드에 임신테스트기를 붙이고 '아빠! 겨울에 만나요'라는 메모로 서프라이즈를 했다. 잠깐 뇌의 사고 회로가 길을 잃어 오작동을 하다 다시 제자리를 찾기 시작했다. 만감이 교차했다. 시련의 기억들과 함께 기쁨과 기대의 감정이 차올랐다. 그리고 나는 아내에게 말했다.

"피검사까지 해봐야 확실한 거지?"

아내는 잔뜩 김이 샌 표정이다. 첫마디가 그거냐며 무척이나 실망하려는 찰나에 나는 감격스러운 마음을 눈물로 표현했다. 그제야 우린 함께 기뻐하며 감사해 했다. 계속해서 테스트기와 서로를 번갈아 보며 우리의 새 삶을 환영했다. 꿈인지 아닌지 계속해서 확인해달라고 하며 볼도 꼬집어보고 스스로 따귀를 때려보기도 했다. 사실 난 꿈이 아닌 것을 금방 깨달았으나, 고생했던 아내에게 최대치로 마음을 표현하고 싶었다.

임신을 이제 막 경험한 나는 처음 달려보는 트랙 위에서의 경주를 시작한 기분이었다. 출발 전의 흥분과 긴장이 온몸 구석구석을 감쌌기에 나름의 방법대로 충분히 몸을 풀었다. 이내 출발 총성이 울리자마자 근육질의 경주마처럼 잘 달리고 싶었지만 처음 달려보는 길인지라 마음처럼 앞서 나가지지 않고 뛰는 폼이 어째 어색하다. 밟는 곳마다의 질감은 늘 새롭고 펼쳐진 길은 어디도 낯설다. 혼자 시작한 경주라면 그냥 앞으로 걷든 뒤로 걷든, 뛰든 기든, 오직 완주만이 목표일 것이다. 하지만 기쁘지만 고단한 냄새가 나는 단어, 바로 '임신'이라는 멍에를 함께 지고 가는 내 아내가 있기에 나는 가능하면 늘 옳은 길을 선택해야 하고 바른 자세로 아내의 속도에 맞추어가야 할 것이다. 더 나아가 아내가 잘 달릴 수 있도록 최고의 '페이스 메이커'가 되어야 할 것이다. 그러기 위해서는 **내 경주의 지도를 잘 이해해야 하고 나의 파트너를 잘 이해해야만 한다. 한 마디로 임신에 대해 잘 알아가려는 노력이 절실한 예비 아빠가 되어야 한다.** 이것은 선택이 아니라 의무다. 내 의무에 대한 책임을 제대로 수행할 수 있는 슬기로운 남편이, 그리고 아빠가 되기를.

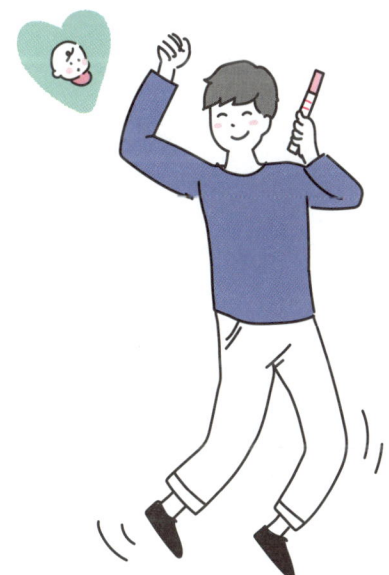

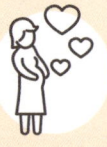

임신에 대한 남편의 바람직한 반응

남편분들 기억하십시오. 첫 반응이 정말 중요합니다. 무조건 최고의(핵심은 '진정성') 퍼포먼스를 보이십시오. 아내의 서프라이즈는 놀라는 남편의 반응을 기대하고 하는 것입니다. 좋아서 날뛰어도 좋고, 감격해서 크게 울어도 좋습니다. 무반응, 혹은 저와 같이 초치는 대답은 삼가십시오. 이럴 때만큼은 침착하지 않아도 좋습니다. 아내의 태에 생명이 싹튼다는 사실에 대해 가장 큰 축복으로 반응해주세요. 충분히 사랑받아 마땅합니다. 혹여 절대 아기를 부정하거나 의심하지 말아주세요. 어떤 경우에라도 시큰둥하거나 밋밋한 반응은 넣어두세요.

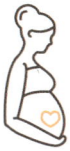

빈손은 절대 안 돼
꽃과 손편지

　임신은 새 삶으로의 초대였다. 시간마다 피어오르는 행복한 소름으로 밤잠을 설쳤다. 그리고 다음 날 퇴근하며 꽃을 샀다. 절대 빈손으로 들어가지 말자. 그런 우를 범한다면 아내의 작고 소중한 아름다운 빈손이 불행히도 내 신체 어딘가로 날아들 수 있다.
　다행히 나는 선물해야 한다는 의무감이 생겼다. 어디서 학습했는지는 모르겠으나 아내가 임신을 하면 남편들은 꽃을 사가는 게 맞는 것 같았다. 그런데 난 꽃 선물이 썩 탐탁잖다. 뿌리까지 있는 화분이라면 모를까 꽃은 이미 허리가 잘려 나가 생명을 서서히 잃어가는 과정 중에 우리 품에 온다. 제아무리 예쁘고 향내 나는 꽃도 길어야 며칠 화병에 꽂혀 있다가 결국 시들어 쓰레기통에 들어가 내 코 푼 휴지와 함께 소각행이다. 사람들이 말하는 가장 아름답다는 그것이 얼마 안 돼 가장 무가치한 것들이 모인다는 그곳으로 향하는 역설. 나에겐 그게 꽃이다. 하지만 이제 그런 것은 중요하지 않다. 합리적이고 효율적이고 가성비고 그런 생각은 다 버리자. 적어도 열 달간은 내 기준이 아니라 아내 기준으로 살아야 한다. 아내가 좋으면 만사 오케이다.
　아내는 행복해했고 난 성공했다. 아내는 그저 꽃이 예뻐서 행복했던 것이 아니다. 임신한 아내를 위해 무엇을 할까 고민했을 남편, 꽃을 사러 꽃집을 찾은 수고와 쥐뿔 알지도 못하면서 어떤 꽃으로 다발을 만들 것인가 고민했을 그 모습, 꽃이 다치지 않게 집까지 고이 모셔온 모든 과정과 그 마음에 행복한 것이다. 남편들아 꽃을 사자. 많이 말고 자주 조금씩.

그리고 또 한 가지. 내가 생각하는 꽃의 가치와 정반대인 것이 하나 있다. 가장 돈이 안 드는 반면 가장 사람을 감동시킬 수 있는 최고의 도구, 바로 글이다. 글로 표현하는 감정은 보이지는 않지만 추운 날 무형의 모습으로 세상을 녹이는 온기와 같다. 말보다, 타이핑에 찍힌 딱딱한 글자보다, 고개 숙이고 손날을 문대며 눌러쓴 손 글씨는 **무조건 옳다**. 이렇게 직접 쓴 손 편지는 아마 최고의 선물일진대 명품백과 손 편지 중에 하나를 고르라면 '빽'을 고르겠지. 어쨌든 정말 사랑받고 있다고 느낄 수 있도록 할 수 있는 모든 것을 하자. 첫 임신 소식에 대한 반응 그 짧은 시간이 평생을 좌우할지니.

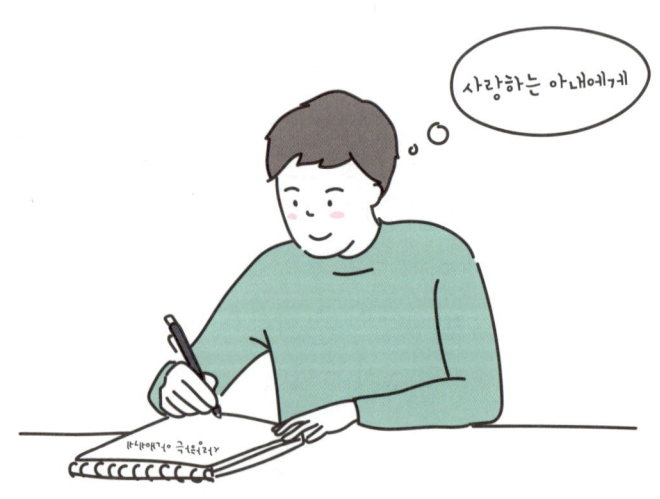

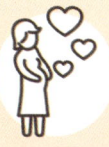

임신 초기증상과 징후

1. 착상 시 생리가 중단되기 때문에 생리가 일주일 이상 늦어진다. 하지만 생리주기가 늦어질 수 있는 이유가 임신만은 아니므로 다른 임신 증상들이 동반하는지 잘 살펴야 한다.
2. 체온이 높고 으슬으슬 춥다. 임신을 하면 기초체온이 높아지는데 배란기처럼 보통 36.7° ~ 37.2°의 체온이 유지된다.
3. 기미와 주근깨가 두드러지고 신체 여러 곳에 색소 침착이 나타날 수 있다. 또한 쉽게 피로감을 느낄 수 있다.
4. 아랫배가 당기고 변비가 생길 수 있으며 유방이 커지고 아프다. 또한 질 분비물이 많아지고 빈뇨를 겪기도 한다.
5. 그리고 드라마에서 많이 봐 온 것처럼 입덧을 한다. 흔히 볼 수 있는 헛구역질이 아니더라도 계속 먹고 싶어 하는 '먹덧', 음식이나 냄새에 대해 강한 거부감을 나타내는 '입덧', 구토 증세를 보이는 '토덧' 등이 있다.

이렇게 임신 초기 증상이 있을 때에는 임신테스트기(소위 임테기), 소변검사, 피(혈액)검사, 초음파 검사 등을 통해 임신 사실을 확인할 수가 있다. 이 증상들은 초기 증상이다. 매우 불편할진대, 이게 고작 시작일 뿐이다. 비교도 안 될 더 험난한 여정이 남아있다.

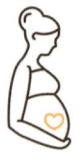

피검사
첫 산

　임테기(임신테스트기)에 빨간 두 줄이 보여도 마음을 놓을 순 없었다. 계속해서 넘어야 할 산이 많겠지만 가장 먼저 넘어야 할 산은 한 차례, 혹은 두 차례의 피검사이다. 임신을 피검사로 확인하는지 처음 알았다. 아주 기본 상식조차 없던 나였다. 임신이 처음이니 모른다고 둘러대기엔 모르는 것 중에 유독 더 모른다.
　테스트기에 두 줄을 확인하면 병원에 가서 피검사로 다시 한번 임신을 확인한 후 (필요시) 2-3일 뒤에 또다시 피검사를 하게 된다. 피검사 수치가 처음 수치의 두 배 이상으로 뛰면 일단 정상적인 임신으로 본다. 워낙 인생이 힘했던 탓일까. 기대와 함께 불안이 공존한다. 그래서 2차 피검사까지가 꽤 긴 시간으로 느껴졌다. 간절한 기다림은 시간을 지체시킨다.
　며칠이 지나고 아내의 휴대폰에서 평소와 다른 분위기의 벨이 울렸다. 예상대로 병원에서 결과를 알리는 전화였다. 아내의 수화기 너머로 혈액검사 결과가 정상 수치라는 소식을 들었을 때 이미 건강한 아이를 낳은 기분이었다.
　이제 임신과 출산이라는 과정 중 1할도 되지 않는 산을 갓 넘은 것뿐이다. 초음파로 아기집도 확인해야 하고 심장 소리도 들어야 하고

1-2차 기형아 검사도 잘 통과해야 하는 등, 계속해서 많은 관문이 남아 있다. 이 과정에서 많은 경우의 수가 있는 것을 보았는데, 우리가 할 수 있는 일은 오직 아기가 건강하게 쑥쑥 자라고 있다 믿으며 좋은 생각만 하는 것이 최고의 태교일 것이다.

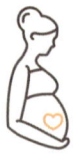

처음 뵙겠습니다

첫 초음파와 임신준비를 위한
간단 꿀팁_ 임신 4주 차

피검사 이후 초음파로 아기집을 확인해야만 "임신입니다" 소리를 공식적으로 들을 수 있고 그때야 비로소 임신을 증명해주는 임신 확인 서류를 받을 수 있다. 배아에서 태아가 되는 순간이다. 떨리는 마음으로 병원에 도착했고 긴장되는 가운데 아내가 초음파실로 들어갔다. 얼마 지나지 않아 "남편분, 들어오세요"라는 말에 처음 초음파실에 들어가 보았고 역사적인 순간을 만났다. 아기집과 난황이 제 위치에 건강히 자리 잡고 있다는 것이다. 기대하던 말을 해주는 의사 선생님은 날개 없는 천사로 보인다. 아내의 손을 살포시 잡았다. 우린 서로 말없이 안도했고 소리 없이 환호했다. '우리 아가, 안녕?'

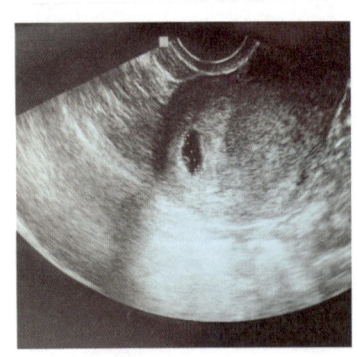

첫 초음파 사진

첫 초음파 사진이다. 아기집과 난황이 보인다. 초음파 사진은 그 자리에서 바로 출력해서 준다. 또한 산부인과에서 안내하는 임신 애플리케이션을 스마트폰에 설치하고 등록된 정보로 로그인을 하면 초음파 영상을 볼 수 있는데, 진료비 결제 후 확인하니 벌써 업데이트가 되어 있었다. 정말 좋은 세상이다.

모두 다 괜찮다는 이야기를 듣고 산모수첩(엄마일기)을 획득했다. 이어 원무과에서 결제를 하고 임신확인서를 받았다. 난생처음으로 돈 내는 게 즐거웠다. 아내는 다음 날 이 임신확인서를 가지고 보건소에 가서 엽산과 차량용 임신부 배지를 받아왔고, 은행에 가서 〈국민행복카드〉를 발급받았다. 이 카드는 산부인과 및 여러 지정된 사용처에서 사용할 수 있다.

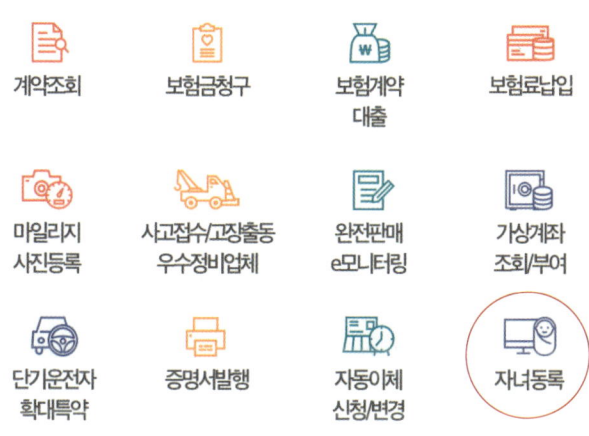

이, 참! 이건 사람들이 말해주지 않는 팁이기도 하고 간과하기 쉬운 팁이다. 각 자동차 보험사마다 자녀할인 특약이 있는데 임신이 확정된 순간 이 혜택을 받을 수 있다. 자녀에는 태아도 포함되기 때문이다. 나는 빛의 속도로 이 임신확인서를 제출하고 자동차 두 대에 대한 보험금을 각 13%씩 환급받았다. 21세기 스마트 시대를 살아가는 스마트인으로서 당연히 애플리케이션으로 환급을 진행하려다가 어려워서 상담원 연결을 통해 환급받았다. 굳이 서두를 건 없는 게,

자녀 할인 특약을 신청한 시점에서 환급을 해주는 것이 아니라 태아가 확정된 날 기준으로 환급을 해준다니 참고하시라. 우리 아가가 벌써부터 돈 벌어다 준다.

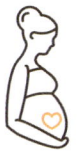

너의 이름은
태명

　피검사를 마치고 초음파로 아기집과 난황까지 확인하니 아이에 대한 확신이 선다. 그래서 이름을 지어주기로 했다. 태아가 듣기 좋은 발음으로 태명을 지어주면 태교에 도움이 된다. 태아의 오감 중 가장 먼저 발달하는 부분이 바로 '청각'이기 때문이다. 임신 7개월이 되면 태아는 자궁 밖의 소리를 분간할 수 있으며, 태명을 부르며 안정적인 태교를 한다면 태아의 뇌 발달이 촉진된다. 또한 아내와 아이를 위해 매일 기도할 건데 "우리 태아가 건강하게 해주세요", "배 속에 있는 우리 아이가 안전하게 해주세요"보다는 태명을 불러주며 기도하면 더 좋지 않을까?

　자, 이제 태명을 지어보자. 와, 막상 지으려고 하니 어렵다. 겨우 9개월 쓸 이름인데도 평생 쓸 이름마냥 신중해진다. 성별이 결정되고 출산을 하게 되면 평생 쓸 진짜 이름을 지어줄 텐데 그때도 만만치 않겠다.

　이미 센스 있는 부모들은 정말 예쁘고 건강하게 느껴지는 태명을 잘 지어놨더라. 하지만 그런 태명은 너무 흔해 보였다. 튼튼이, 복덩이, 기쁨이, 조이, 으뜸이, 다복이. 싫진 않지만 좀 더 특별했으면 했다. 임신 사실을 안 최측근들도 센스 있는 태명을 잘도 지어 추천해

준다. 삼쁨이(삼월의 기쁨), 열무(열 달 동안 무럭무럭 자라라), 딱풀이(엄마에게 딱 붙어 있어라) 등등 어쩜 이리도 잘 짓는지. 하지만 그 이름으론 안 한다. 이상한 오기가 단전부터 올라오기 시작해서 우리 아이 태명은 내가 짓는다는 고집이 생겨버렸다. 그 결과 태명을 짓는 데만 2박 3일이 걸렸다. 그 이름은 바로바로 "예쁨이"

 예비하신 기쁨, 예쁜 우리 아이 등등 여러 의미가 억지스럽게 담겨 있지만 그래도 좋다. 난 아직 보지도 못한 우리 아이가 벌써부터 너무너무 예쁘니까 예쁨이가 맞다. 아내도 나도 만족했다. 예쁨아, 널 믿는다. 우리도 최선을 다할게. 건강하게만 자라다오. 우리 가정에 온 것을 환영한다. 생명을 축복한다. 사랑한다.

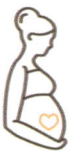

혼자가 아냐
남자라서 미안해_ 임신 4주 차

봄엔 꽃들이 그렇게 예쁘다고들 하고,
여름엔 바다가 그렇게 좋다고들 하고,
가을엔 단풍이 그렇게 아름답다고들 하고,
겨울엔 눈송이가 그렇게 설레게 한다고들 하는데,
난 그런 거 하나도 모르겠더라.

봄에도 당신만 예쁘고, 여름에도 당신만 좋고,
가을에도 당신만 아름답고,
겨울에도 당신만이 나를 설레게 하니,
난 그런 거 하나도 모르겠더라.

최근에 아내에게 썼던 편지글 중에 아내가 좋아라 했던 글귀다. 남들이 봤을 땐 손발이 없어질 정도로 심하게 오글거린다고 하겠지만 아내가 감동했으니 이 정돈 뭐.
 아내는 다행히 일을 며칠 쉴 수 있게 되었다. 하나둘 찾아오는 몸과 심리적 변화에 쉬어도 쉬는 게 아닐 수 있다. 이 변화에 대해 잘 표현해 보려 해도 내가 겪는 게 아니라 표현도 공감도 잘 되지 않는다. 그래서 나는 할 수 있는 것을 해야 한다. 일단 하루 종일 아내의 컨디션을 살핀다. 아내는 결코 전과 같을 수 없다. 그러니 이 큰 대사에 있어 모든 것을 혼자 감당한다는 마음을 갖지 않도록 하는 것이 중요하다. **이제 아내는 온 우주의 주인공이다.**

나도 그렇지만 아내역시 임신이 처음이고, 엄마가 되는 것도 처음이다. 이것이 함께 겪어나가는 일임을 늘 기억하고 공감해야 하는 이유이다. 대학 시절 '공감'에 대한 보고서를 작성할 때 봤던 논문에는 공감이 가장 큰 위로라고 적혀 있었다. **관심을 갖게 되면 공감하게 되고, 공감하게 되면 안아주게 된다. 안아주면 하나가 된다.**

공감하려면 무엇보다 공부해야 한다. '임신한 당신은 절대 혼자가 아냐'라는 마음으로 임신에 대해 정말 열심히 공부하고 있다. 이미 아빠이신 분들은 다 알겠지만, **임신과 출산 그리고 육아에 대해 조금만 공부해도 그것들이 아내한테 얼마나 몹쓸 짓인지 알게 된다.** 그리고 내가 자궁이 없어서 직접 아이를 낳지 못하는 것에 대한 미안함에 휩싸이며 스스로 죄인 모드로 들어가게 된다. 굳이 스스로 수세에 처하라는 말이 아니다. 모든 육체적, 정신적 고통을 홀로 감당해야 하는 아내를 생각하며 늘 미안한 마음을 의식적으로라도 가져야 한다는 것이다. 또한 이 마음과 함께 행동도 달라져야 한다. 퇴근하고 오면 녹초지만 아내와 가정 일을 돌보자. 이제 전보다 더 잘해야 한다. 아내는 절대 무리하면 안 된다. 아내가 최고의 컨디션을 유지할 수 있도록 공들이고 떠받들자. 어차피 과하다 싶은 것은 아내가 적당히 거절한다. 나는 힘들어하는 아내를 보며 이렇게 말했다.

"혹시라도 다음 생이 있다면 그때도 꼭 만나서 결혼하자.
대신 당신이 남자로 태어나.
내가 여자로 태어나서 임신할게. 남자라서 미안해."

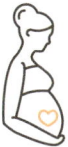

눈에 힘 좀 빼세요
하혈_ 임신 5주 차

언제부턴가 하혈이 잦아지고 색이 심상치 않다. 아내가 하혈을 한다고 할 때마다 '#임신4주하혈 #임신5주하혈 #임신 초기하혈 #착상혈언제까지' 등등의 키워드로 몰래 검색했었다. 그러면 이 땅의 수많은 위대한 '갓머님'들의 경험담이 나온다. 그중 아내와 비슷한 상황에 놓인 사람의 글을 읽어본다. 최종 결과를 알고 싶어서 그 이후의 글들도 쭉쭉 본다. 그러다가 결국 유산(정말 상상하기 싫은 최악의 단어이다)이라는 단어를 보게 되면 내 심장이 멎는 듯하다. 그 고통의 크기가 어느 정도일지 알 것 같기 때문에 숨이 턱 막힌다. 그리고 내 일이 아닌데 곧 내 일이 될 수도 있다는 두려움이 엄습한다. '잘 견뎌줘. 제발 잘 있어줘.'

하혈은 임신 초기에 충분히 있을 수 있다고 한다. 수정된 배아가 자궁 내막을 파고들며 착상할 때 일어나는 출혈을 '착상혈'이라고 한다. 갈색빛의 피나 연한 분홍색의 피까진 괜찮다고 한다.

아내가 하혈을 한 지가 꽤 되어가고 이제 임신 5주 차를 바라보고 있을 때였다. 집에 돌아오니 아내가 내 퇴근 시간에 맞춰 저녁을 준비하고 있었다. 미안한 마음에 얼른 씻고 나왔는데 갑자기 사색이 되어 병원에 가야겠다고 한다. 갑자기 많은 양의 새빨간 피가 나왔다는 것이다. 김이 모락모락 나는 찌개와 정갈하게 담긴 반찬들을 식탁에 막 얹어 놓은 상태였다. 하지만 지금 가장 중요한 건 내 아내, 그리고 우리 아기. 아무 일 없기를 바랐지만 그동안 너무 많은 글들을 본 탓인지 두려움이 몰려온다. '제발 아무 일 없어다오.'

다행히 다니던 병원이 야간 진료를 해 바로 출발했다. 보통 차로 15분에서 20분쯤 걸리는 거리였는데, 그날은 하늘도 우리의 급박한 마음을 아는지 교차로마다 홍해가 갈리듯 녹색불로 바뀌며, 병원에 10분 만에 도착할 수 있었다. 나의 비장함은 모세에 버금갔다. 그런데 그럼 뭐하나. 진료 대기실에서 30분 이상 기다렸다. 그 30분은 나에게도 아내에게도 견디기 힘든 시간이었다. 정말 생각해서도 안 될 상황까지 생각했으니까.

처음 뵙는 당직 의사 선생님을 만났고 아내는 곧장 초음파실로 들어갔다. 의사 선생님께서는 나에게 아내가 어떤 약을 복용하고 있는지, 언제까지 복용했는지, 하혈이 언제부터였는지 등등에 대해 물으셨는데 지금 돌아보니 정확히 잘 대답했던 내가 기특하다. **남편들이여, 아내가 복용하고 있는 약의 종류와 횟수와 복용 기간을 기억해 놓으라.**

초음파실에서 몇 마디의 대화가 오가는 중에 들려온 천국의 소리, "아기집은 잘 있습니다." 두려운 중에 평정심으로 꼭꼭 막아뒀던 눈물샘이 안도감에 느슨해져 버렸다. '감사합니다, 감사합니다.' 마음으로 수없이 외치며 최종 진료 결과를 기다렸다. 의사 선생님이 먼저 나왔고 나오자마자 한마디 하신다.

"이제 눈에 힘 좀 빼세요."

긴장을 풀고 눈에 힘도 빼고 마음 편히 먹으라는 것이다. 사실 내 눈 생김새 자체가 약간 궁서체다. 이어 말씀하시길 큰 문제는 없지만 아기와는 관계가 없는 부위에서 출혈이 있다며 지혈 조치를 했다고 한다. 그러니 일단 안심하시라고. 그래서 일단 안심했다. 집으로 돌아오는 길, 아내는 내게 이렇게 말하며 그제야 웃음을 되찾았다. "의사 선생님이 눈에 힘 좀 빼래." 마치 서로에게 '나 이제 괜찮으니 당신도 마음 놔, 고생 많이 했어.' 하는 것 같았다.

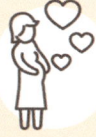

임신 초기 주의사항

임신 4주~6주까지는 임신 극초기라고도 한다. 극초기인만큼 가장 조심해야 할 때이기도 하다. 간단히 주의 사항에 대해 알아보자면.

1. 담배나 술 등 몸에 해로운 것은 끊는다. 덧붙여 과도한 맘카페, 또는 임신 카페, 임신 관련 포스트 검색은 정신건강에 좋지 않다. 하지만 검색을 끊는 게 쉽지 않다.
2. 배란일 이후부터 다음 생리 예정일까지 CT 스캔, X선 촬영 등은 피한다.
3. 태아의 각 기관이 형성되는 시기이므로 약을 복용할 때는 꼭 의사와 상담한다.
4. 불안정한 태반으로 인해 유산의 위험이 있으므로 늘 조심하고 복부를 따뜻하게 유지한다. 보온에는 신경쓰되 온찜질은 삼가야 한다. 격한 운동이나 성관계 또한 삼가고 충분한 휴식을 갖는다.

5. 음식 섭취에 주의하라. 생각보다 임산부에게 안 좋은 영향을 끼치거나 위험할 수 있는 음식이 많다(예: 카페인, 날 음식, 팥, 파인애플, 알로에, 녹두, 생강, 율무, 인스턴트, 탄산음료 등등). 소량은 괜찮지만 꾸준히 많이 섭취할 경우 안 좋은 결과를 초래할 수도 있다니 조심해서 나쁠 건 없다.

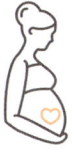

미션의 시작
입덧_ 임신 5주 차

임신을 하면 체온이 높아지는지 처음 알았다. 아내는 확실히 임신부다. 아내는 연일 37.7° 정도의 체온을 기록하고 있다. 덕분에 자다가 추우면 살짝 붙어 그녀의 온기를 빌린다.

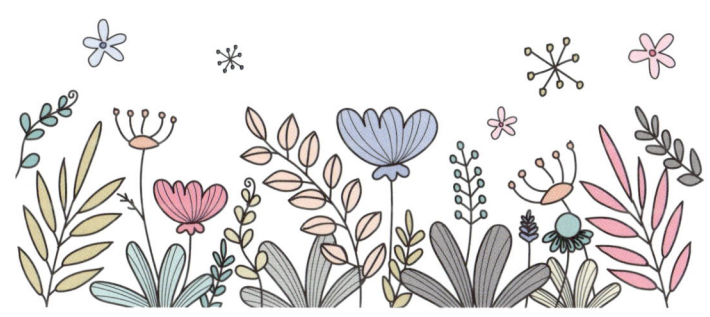

임신이라는 기쁜 소식은, 눈보다 코로 더 빠르게 찾아왔던 봄꽃 내음처럼 우리의 매일을 은은히 설레게 했다. 그리고 이 엄청난 사실을 아직 자랑하지 못하고 꼭 잠가둬야 하는 마음은 조금만 돌려버리면 '치익' 하고 터져 올라버릴 것 같은 흔들어진 탄산음료 같았다. 휙 돌려 따서 콸콸콸 마셔버리면 참 시원하련만. 조금만 더 참자. 아, 임신부에게 탄산음료는 옳지 않다.

때는 바야흐로 임신 5주 5일. 말로만 듣던 입덧이 시작됐다. 그런데 내가 알고 있던 입덧이랑은 좀 다르다. 드라마에서는 밥 먹다가 우엑우엑 하면서 자리를 뜬다. 이게 입덧인 줄 알았는데 입덧에도 종류가 있더라. 아내에게 찾아온 입덧은 그 이름도 귀여운 '먹덧'이었다(입덧의 종류로는 먹덧 이외에도 토덧, 냄새덧, 침덧, 남편 입덧 등이 있다고 한다). 음식의 호불호가 분명히 갈렸으며 호감인 음식은 잘 먹되 많이 먹지 못하였고 불호인 음식은 먹기 힘들어했다. 여기서 끝이 아니다. 무엇을 어떻게 먹었든지 간에 대략 한두 시간 후면 다시 배가 고프다고 말한다. 마치 나처럼. 난 평생을 먹덧으로 고생하고 있다.

난생처음으로 겪어보는 이 허기짐으로 인해 하루에서 수없이 당황스러운 기색으로 "나 배고파, 나 배고파" 말하는 아내는 사랑스러웠다. 하지만 정작 본인은 많이 힘들어했다. 그 배고픔이 진짜 배고픔이 아니라 자꾸만 올라오는 허기와 울렁거림을 잠재우기 위한 생존 수단이었기 때문이다. 배고픔뿐만 아니라 냄새에 대해서도 굉장히 민감해졌다.

아내는 원래 후각이 매우 발달한 알아주는 '개코'였는데 이제는 한 단계 더 업그레이드되어 인천 국제공항에서 마약이나 무기류도 찾아낼 수 있을 것 같았다. 꽁꽁 봉해진 소량의 음식물 쓰레기 냄새에도, 얼마 차지 않은 쓰레기통의 냄새도 알아차렸다. 냉장고를 열면 나는 특유의 차가운 냄새도 불편해했고, 잘 지어진 쌀 냄새, 기름 요리의 냄새도 불편해했다. 하지만 제대로 된 먹덧을 시연하기라도 하는 듯 금방 배고파져 먹을 수 있는 새로운 음식을 찾기 시작했다.

임신 때 서운한 것은 평생 간다고들 한다. 난 다시 한번 최고의 서비스를 선보일 것을 굳게 다짐했다. 그리고 아내가 정말 맛있게 먹을 수 있는 음식들을 찾아 나선다. 아내는 젤리 광이다. 하지만 건강에 상당히 좋지 않기에 젤리 및 불량식품을 제외한 세상에 있는 모든 먹거리의 이름을 대며 어떤 것을 먹어야 아내와 아기가 만족할지 찾아가기 시작했다.

아내는 마카롱을 찾았다. 집이 중심 상권과는 꽤 거리가 있어서 그런지 배달 앱으로 주문한 마카롱은 연신 주문 취소 안내를 받았다. 아내는 조금 과장해서 오열 직전이었다. 자, 이제 내 차례다. 주문 취소 안내를 받았던 마카롱 가게에 호기롭게 전화를 했다. "아니, 결제까지 했고 주문을 한 번 받았으면 책임을 지셔야지 왜 취소를 하고 그러십니까? 제 아내가 그 위대한 임신부란 말입니다."라고 말하며 임신을 자랑하고 싶었지만, "제가 찾으러 갈 테니 주문한 마카롱을 준비해 주세요. 15분 걸립니다. 정말 감사합니다."라고 고개까지 숙여 통화한 후 신속히 출발했다.

마카롱 가게를 조금 지나 주차를 한 후, 살벌하게 싸우는 젊은 커플을 지나쳤다(평소 같았으면 살짝 구경하다가, 심해진다 싶으면 말렸을 것이다). 매장 앞에 개똥을 누고 있는 비숑과 안 챙겨온 똥 봉지를 찾는 견주의 당황스러움을 뒤로하고 마카롱을 픽업해서 집에 돌아가는 길, 이 마카롱을 보며 행복해할 아내의 모습에 눈물이 났다. 슬픈 장르가 아니었는데 눈물샘이 막 나댔다. 이런 걸 '헌신'의 기쁨이라고 해야 할까. 아내가 무엇을 원하고 기뻐하는지 고민하고 내가 할 수 있는 일을 찾아 실행하는 것. 수고와 소비가 동반됨에도 불구하고 세상 그 어떤 것보다 기쁘고 보람 있는 그 일.

그렇게 마카롱을 들고 집에 돌아왔다. 환호성을 하며 마카롱을 맛보는 아내보다 분명 내가 더 행복했다. 그리고 이 즐겁고 재미난 일을 또 할 생각에 신이 났다. 마카롱은 정말 맛있었고, 다음날은 소프트콘에 빠져 바로 먹었으며, 그 다음날은 소프트콘을 여러 개 사서 냉장고에 쟁여 놓았다.

나는 지금 임신한 아내로 인해 이런 일들이 일어나고 있다며 편안하게 글을 쓴다. 하지만 분명한 것은 이런 썰에서 느껴지는 소소한 행복이나 다사다난한 모습들로 끝이 아니다. 한 시간에도 몇 번씩 느껴지는 불편한 감정들과 몸의 반응으로 휴전도 협상도 없이 늘 최전선에서 싸우고 있는 아내의 모습이 현실이고 팩트다.

남편도 임신해야 한다. 하지만 생물학적 한계로 임신하지 못하니, 이 시기의 상황들을 보며 우리가 할 수 있는 일을 잘 찾아보자.

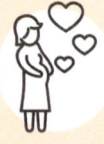

아내의 임신 초기, 특히 입덧 시기에 남편이 할 수 있는 일

1. 음식물 쓰레기 치우기: 두말할 것 없다. 보이는 대로 치우자.
2. 쓰레기 치우기: 바로바로 버리기엔 종량제 봉투의 공간이 남을 테니 봉투를 늘 잘 밀폐하고, 냄새날 수 있는 쓰레기는 세척하고 건조한 후 버리자.
3. 욕실을 청결히: 환기 및 청소를 자주 하고 향이 강하지 않은 은은한 디퓨저를 하나 놓아도 도움이 된다.
4. 식사 준비하기: 조리 시 냄새나 밥 짓는 냄새에도 예민해지는 임신부이니 할 수 있는 한 최대한 도맡아 해보자.
5. 식단 맞춰주기: 아내의 식성은 호불호가 분명히 갈린다. 아무리 내가 좋아하는 음식이더라도 아내가 역해한다면 참자.
6. 냉장고 정리 및 힘들어하는 음식 정리하기: 냉장고에 상해 가는 채소나 과일이 있다면 즉시 폐기하고 역하게 느껴질 만한 음식은 다시 한 번 잘 밀폐하자.

7. 대체 식품, 선호 식품 찾아주기: 영양이 가장 중요할 때다. 못 먹는 게 많으면 먹을 수 있는 것을 더 많이 찾아야 한다.
8. 자주 조금씩 먹을 수 있도록 해주기: 간절히 찾던 음식도 많이 못 먹는다. 남긴다고 뭐라 하지 말 것, 막상 사 왔는데 안 먹어도 당연하게 여길 것, 다만 소화와 영양균형을 위해 건강한 식습관을 권면하자.
9. 과잉보호하기: 은근히 좋아한다.
10. 힘든 일, 무리가 되는 일은 무조건 남편이 한다.

*참고로 순번은 중요도와 전혀 상관이 없다. 열 가지 모두 중요하다.

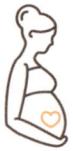

초음파 넘어 초음파
심장소리_ 임신 6주 차

요 며칠 불안했다. 좋아지긴 했지만 여전히 출혈도 계속되었다. 그 밖에도 아내의 몸이 안 좋으면 안 좋은 대로 불안했고, 좋으면 좋은 대로 불안했다. 밀레니엄, 21세기 정보의 바다, 스마트 시대 5G 초고속 IT 강국, 애플의 경쟁사 삼성의 나라, 빨리빨리의 나라, 엘리베이터의 닫힘 버튼이 남아나질 않는 나라, 바로 대한민국에 살아가는 나는 이 우수한 민족성을 살려 또 검색을 시작한다. 과도한 맘카페나 후기 검색은 정신건강에 이롭지 않다고 말한 바 있지만, 관심과 손가락에 힘이 남아 있는 한 자제할 뿐 완전히 끊기는 어렵다. 다행히 대부분의 임신부 가정이 비슷한 마음이었다.

전에도 말했듯 임테기의 빨간 두 줄이면 성공인 줄 알았는데 정확한 임신 진단을 위해서는 피검사가 남아 있었고, 피검사 결과만 잘 나오면 완전 안심일 것 같았는데 초음파로 아기집과 난황이 좋은 위치에 안전하게 잘 있는지에 대한 확인도 남아 있었다. 그 관문을 잘 넘어가면 이제 초음파로 심장 소리를 확인해야 할 단계가 다가온다. 이 과정을 마치면 또 계속해서 여러 관문이 있겠지. 정말 초음파 넘어 초음파다. 4주 넘어 5주, 5주 넘어 6주. **한 주 한 주 기쁨과 불안이 상생하다가 열 달을 맞이하나 보다.**

병원에서의 기다림은 늘 긴장된다. 얼굴의 반 이상을 덮은 마스크가 대기실의 상기된 얼굴들을 숨겨준다. 긴장감을 감추려 별 의미 없이 휴대폰을 눌러대고, 실없는 농담 주고받고, 마른 줄도 몰랐던 목을 축여 해갈의 쾌감으로 기다림을 다독인다. 이름이 불리고 여느 때처럼 의사 선생님과 가벼운 인사 후 등받이 없이 가죽 쿠션만 덧대어진 동그란 의자에 허리를 바로 세워 앉는다. 고급 리클라이너 의자였더라도 절대 그 누구도 그곳에 편히 기대어 앉지 못할 것이다. 그런 의미에서 병원 의자는 딱 이 정도면 적당하다. 아내는 앉을 새도 없이 초음파실로 향했고 이어 남편분 들어오시라는 간호사 선생님의 말에 몸을 살짝 숙여 '꼭 좋은 말씀만 해주십시오' 말하듯 들어간다.

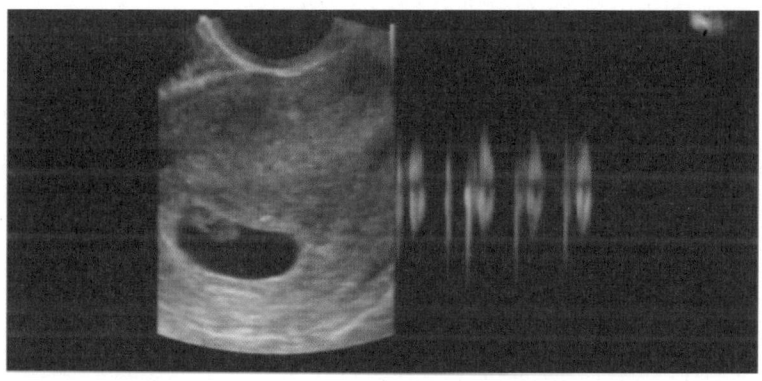

이내 세차고 빠르게 뛰는 심장 소리를 들려주신다. 등골에 소름이 돋고 온 몸에 수분이 증발하는 느낌이었다. 일단 좋은 예감에 안심하며 모니터를 보았다. 설명해주시지 않아도 아기집은 조금 더 커져 있었고 명확해졌다. 아기집 안에 작은 심장은 심박에 맞춰 반짝이는 빛을 내며 격하게 운동하고 있었다. 초음파 화면 옆으로는 아기의 심장

파형이 정확한 간격과 데시벨로 건강함을 알리고 있었다.

"건강하고 문제없습니다."라는 의사 선생님의 말씀이 들린다. 아내의 눈에서는 눈물이 또르르 떨어졌고 간호사 선생님은 능숙하게 휴지를 건네셨다. 나도 한 방울 떨어뜨리려 했지만 눈이 커서 안구에 차오르기만 하다가 용량 미달로 흐르진 않았다. 자칫 별 감동 없어 보일까 싶어 연신 눈을 깜빡여 눈꺼풀이라도 적신다. 오해는 안 좋은 거니까.

다시 초음파 모니터를 확인한다. 아기의 심장소리는 마치 "아빠! 나예요. 쿵쿵쿵 들리죠?" 하며 말하는 것 같았고, 난 그제야 아빠로서의 정체성에 눈을 뜨기 시작했다. 나는 아빠다. 아내의 손을 꼭 잡고 모니터와 서로를 번갈아 보며 우린 또 눈으로 대화한다. **이런 과정을 함께 겪는데 어찌 더 사랑하지 않을 수 있을까?**

몸과 마음을 추스르고 다시 진료 상담 의자에 앉아 초음파에 대한 설명을 들었다. 의사 선생님께서는 두려움을 뱉어내듯 안도의 한숨을 내쉬는 아내의 손을 잡아주신다. 그리고는 걱정 많았었냐는 위로의 말로 아내의 마음을 만져준다. 아내는 한 번 더 또르르 눈물을 흘린다. 우리 의사 선생님은 이제 나에겐 안중근 의사 다음으로 훌륭한 의사다. 참고로 우리 담당 선생님은 여자분이시다. 아내의 손을 맘껏 잡아주셔도 되고, 안아주셔도 된다.

몇 가지 설명과 안내를 받은 후 다음 예약일을 잡았는데 2주 후에 오라고 한다. '아니, 왜?' 2주면 너무 길다. 마음 같아서는 이틀에 한 번씩은 찾아와서, '아빠! 나 건강해요. 잘 있어요.' 소리를 듣고 오고 싶은데 2주 후에 오라고 한다. 살면서 가장 긴 2주를 만나게 될 것 같다. 집에 돌아와서도 앱에 업로드해주는 초음파 영상을 재차 확인한다. 심장이 힘차게도 뛰는구나 우리 아기. 아내의 배에 귀를 대보고 이렇게 잘 뛰는데 왜 내 귀엔 들리지 않는지, 이 진동이 아내에게는 느껴지지 않는지 정말 궁금해서 물어보지만, 아내는 말 같은 소릴 하라는 듯한 눈빛으로 쳐다본다.

나는 요즘 스스로를 돌아본다. 임신을 겪기 전, 수없이 지나쳐 온 남들의 임신을 그저 당연한 순리로 여겨 왔다. 내 누나들의 임신과 출산, 더 멀리 거슬러 올라가 나의 출생까지도 그리 생각했다. 하지만 결코 그게 아니더라. 먼저 이 대단한 길을 걸어간 가까운 친구와 지인들에게도 미안하고 내 가족과 낳아주신 부모님에게 죄송하다. 고생한다고, 고생했다고, 애썼다고, 고맙다고, 많이 힘들었겠다고 가벼운 위로조차 잘 건네지 못했던 나이기 때문이다. 이제 조금씩 알아간다. 생명은 탄생 자체가 경이로움이며 완전함의 증거였다. 태어나 호흡하고 있는 우리는 모두 존귀하다. 태어나 호흡하고 있는 모든 생명은 존중받아 마땅하다.

그 생명을 몸소 품고 있는 위대한 아내들의 남편들은, 아니 나부터 더 임신을 공부하고 공감하고 관심해야 할 것이다. 그게 바로 『슬기로운 남편생활: 남편의 임신』의 첫걸음이다.

1. **공부하자.** 니는 오늘 튼살 크림 바르기를 공부하고 실행할 것이다.
2. **아내의 병원 일정을 아내보다도 더 잘 기억하고**, 날짜가 다가올수록 미리 확인하며 챙기자.
3. **병원에 함께 가자.** 일을 아주 늦게까지 한 다음 날인 어느 토요일 아침, 일어나기 힘들어하는 나를 위해 아내는 혼자 병원에 다녀오겠다고 집을 나선 적이 있다. 참 좋은 아내를 뒀구나 생각하고 밀린 잠을 청하는데 갑자기 싸했다. 아무리 생각해도 이건 아니다 싶어서 후다닥 병원에 뒤따라 도착했는데 대기실 부부들 사이에 홀로 앉아 있는

아내의 얼굴은 매우 그늘져 있었다. 그 심정을 말하지 않아도 한눈에 알 수가 있었다. 2박 3일 뜬 눈으로 열심히 일했더라도 병원은 같이 가는 것이다. 자고 싶으면 병원 가서 자자. 평일에 갈 수 없으면 주말에 예약을 잡자. 주말엔 대기 환자가 많아 시간이 오래 걸릴 텐데 그때 아내와 함께 도란도란 이야기하며 시간을 보내는 것도 좋은 추억이다. 정말 못 갈 것 같으면 그땐 나도 모르겠다. 나도 다음 병원 일정은 함께하지 못할 것 같다. 그저 미안해하며 혼자 가야 하는 그 마음을 헤아릴 수밖에 없는데 벌써부터 마음이 무겁다.

4. **함께 걱정하고 함께 헤쳐 나가자.** 걱정은 안 할수록 좋겠지만 "걱정하지 마"라는 말은 절대 위로가 될 수 없고 오히려 무책임으로 다가올 수 있다. 그냥 같이 걱정하자. 그리고 같이 헤쳐 나가자. 이 임신 출산 육아의 장르에서 알아서 잘하는 건 없다. 나도 아내도 처음이기 때문에 "똑같다."라고 아내가 말해줬다. 함께 하고 있다는 확신을 주자.

5. **처음부터 잘하는 사람은 없다.** 나 또한 누구에게도 뒤지지 않는 등신이다. 그나마 노력하고 있기에 살아있다.

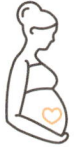

임신 중 부부싸움
온전히 보호받아야 할 대상

  임신 중 부부싸움이 임신에 이로운 영향이 조금이라도 있을까? 어떤 이는 커플이 자주 싸우고 잘 푸는 것은 건강한 관계를 유지할 수 있는 방법이라고 했다. 자주의 기준이 어느 정도인지는 모르겠지만 적당히 자기의 의견을 피력하면서 갈등에 대한 합의점을 찾는 과정이 '싸우고 푸는 과정'이라고 생각하면 건강한 관계를 유지할 수 있다는 의견에 동의한다. 하지만 임신 중 부부에게는 해당 사항이 없다. **임신 초기는 감정과 육체의 안정이 무엇보다도 중요하기 때문에 싸움은 옳지 않다.**

  우린 싸우지 않는다. 정확히 말하자면 우리의 다툼은 다툼이 아니라 대부분 일방적 털림이다. 내 짜증스러운 한 마디로 지금 이곳은 폭풍전야다. 26도에 설정해 놓은 난방과는 상관없이 한겨울 강원도 철원의 칼바람이 그녀의 호흡과 움직임 주위를 맴돌고 있다. 그녀는 엘사다.

  아무리 잘해보려는 남편이라도 마음처럼 되지 않아 실수할 때가 있다. 평소엔 '참나' 하고 웃어넘길 일도, 이 시기엔 배려 없는 말이나 행동으로 다가와 상대의 마음을 베어 상처를 남길 수 있다. **말로 베인 상처는 더디게 아문다.** 임신 전이라면 자존심 세우며 없는 잘못도 찾아내고 싶었겠지만 이제 그런 거 없다. 자존심 안녕. 아내는 자존심을 내세울 상대가 아니다. 이젠 압도적 힘의 차이가 존재하는 관계가 되었다. 임신부는 왕이다.

눈치 보며 휴대폰을 뒤적거리다가 병원에서 제공하는 임신 앱을 실행했다. 우리 아기를 클릭하니 이런 말풍선이 나온다.

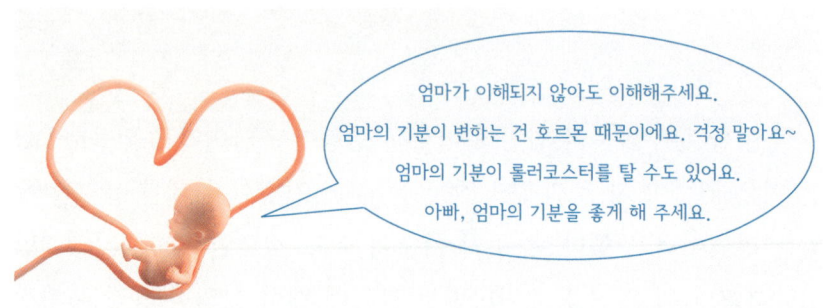

엄마가 이해되지 않아도 이해해주세요.
엄마의 기분이 변하는 건 호르몬 때문이에요. 걱정 말아요~
엄마의 기분이 롤러코스터를 탈 수도 있어요.
아빠, 엄마의 기분을 좋게 해 주세요.

내 잘못이 아니란 게 아니다. 아내는 더 이상 다툼의 대상이 아니라, 나와 동등한 대상이 아니라 **온전히 보호받아야 할 대상**이라는 것이다. 내가 퇴근길에 먼 길을 돌아 손수 사 온 맛집의 냉면은 쳐다도 안 보고 컵라면 하나 깨작깨작 들이키고 있는 모습에 무척이나 미안하다. 이런 상황은 태교에도 좋지 않을 것이다. 안아주고 싶은데 지금 그랬다간 하루 갈 거 이틀 간다. 빨리 화해하고 싶은데 그렇다고 조급하게 화해를 요구해서도 안 되고 요구한다고 해서 받아주지도 않을 것이다.

갈등에 있어서 마음이 상해 있는 상대방의 감정을 어떻게든 빨리 돌려놓으려는 노력은 부작용을 낳는다. 자연스럽게 생겨난 다툼에 인위적으로 파고들면 결국 더 부자연스러워진다. 화도 충분히 씹고 삼켜야 체하지 않고 뒤끝도 덜 남는다. 그러니 우리는 눈치껏 생태

계 최약체처럼 작은 모습으로 아내의 동정과 연민을 사는 동시에, 공격력 없는 지렁이처럼 기다리다가 기회를 포착해 꿈틀대며 화해해야 한다. 기억하자. 지금부터의 짜증은 고난을 낳는다.

THE DAILY NEWS

Lorem ipsum dolor sit amet, consectetur adipiscing elit

05.10.2020 　№123456789

임신 중 부부싸움을 하면 태어난 아이가 예민해진다?

부부싸움을 하게 되면, 산모 혈중 스트레스 호르몬 수치가 올라가게 되고, 혈관계에 영향을 주어 태반 혈류에도 영향을 미칠 것으로 여겨지나, 실제 영향 정도는 미미할 것으로 생각된다. 부부싸움을 자주 한다는 것은 부부가 성격이 예민한 사람들일 가능성이 높다고 여겨지며, 따라서 아기가 부모의 성질을 닮아서 예민할 것으로 본다. 부부싸움을 해서 성격이 느긋한 아이가 예민하게 변화된다고 생각되지는 않는다.

-중앙대학교병원 건강 칼럼-

영향이 미미하다 할지라도 싸우지 말자.

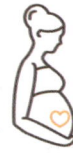

임신한 아내의 생일에는

태아의 욕구는 엄마가 채우고
엄마의 욕구는 남편이 채운다.

어느 날 신나게 게임하고 있는 내 뒤통수에 아내가 한 말이 있다.

"태아의 욕구는 엄마가 채워주고, 엄마의 욕구는 남편이 채운다."

나는 하던 게임을 바로 접었다. 이 말은 내 양심을 후볐다. 인정하지 않을 수 없는 명언이다. 임신 중 남편의 역할이 무엇인지를 정확히 말해주는 문장이다. 이 한 문장을 곱씹으면 곱씹을수록 맞는 말이다. 아내의 역할이 분명한 만큼 남편의 역할도 분명한 것이었다.

임신 초기, 아내의 생일이 다가왔다. 임신 기간이 총 열 달, 생일은 열두 달에 한 번이니 거의 대부분의 가정은 임신 중 생일을 맞게 된다. 나는 아내의 생일 전날, 그리고 생일 다음 날까지도 민족 대명절 연휴처럼 특별하게 보낼 수 있게 해주고 싶지만 현실은 쉽지 않다. 하지만 임신한 아내의 생일은 전보다 더 특별해야 한다. 어느 때보다도 축복받아야 하며, 어느 때보다도 행복해야 한다. 기념일이라는 날은 행복하면 더할 나위 없이 좋지만, 꼬여버리면 되돌리기가 쉽지 않다. 남편들이여, 특별한 날의 슬픔은 기쁨보다 수명이 길다는 사실을 기억하자.

 아내는 선물은 나중에 고르겠다며 이렇게 말했다. "예쁜 케이크 하나면 돼!" 나는 그날부터 폭풍 검색에 들어갔고 마음에 쏙 드는 제작 케이크를 발견했다. 그리고 바로 전화해서 예약했다.

 드디어 생일 전날, 케이크를 받아 집으로 향했다. 숨기고 싶었지만 냉장고에 넣어 놓은 붉은 케이크 케이스는 분명한 존재감을 드러내며 '나 여기 있다' 말하고 있었다. 결국 잠들기 전 빨리 축하해주고 싶었던 내 마음과 아내의 궁금증이 더해져 몇 시간 이르게 생일파티를 했다. 괜찮다. 아내의 생일은 전날부터 당일과 다음 날까지 3일간이다. 준비한 꽃과 케이크, 파티 모자, 파티 안경, 용돈, 편지를 올려놓았다. 서프라이즈 하기 힘들게 생일이 왜 하필 평일이냐는 핑계를 해대며 어설프게 하나하나 장착시켜 주었다. "여보 사랑해. 진심으로 축하해. 태어나 줘서 고마워. 나랑 살아줘서 고마워. 날 버리지 말아줘."

 태아의 욕구는 엄마가 채워주고, 엄마의 욕구는 남편이 채운다.

 매년 하던 생일파티 패턴이긴 하지만 내 마음은 그 어느 때보다도 더 임신한 아내의 생일을 축복하고 있었다. 그게 내 할 일이니까. 그래야만 하는 나는 임신한 아내의 남편이다.

 아, 며칠 후 아내는 가방을 샀다.

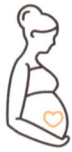

커피와의 전쟁
참지 말고 지혜롭게

아내에게 커피는 일종의 에너지원이었다. 커피 한 잔에 피로를 날리기도 하고 아메리카노와 달달한 디저트의 조합으로 기분을 전환하기도 했다. 하지만 임신 이후 삶이 달라졌다. 임산부에게 좋지 않은 카페인을 멀리해야 하기 때문이다. 커피와의 전쟁이 시작된 것이다. 다시 말하면 카페인과의 전쟁이 시작되었다. 실제로 임산부가 섭취하는 카페인 성분은 태반을 쉽게 통과하여 태아에게 전달된다. 태아는 이 카페인을 분해하거나 몸 밖으로 내보내기 어렵기 때문에 임신 중 지나친 카페인 섭취는 태아에게 악영향을 줄 수 있다고 한다.

아내에게 카페인을 참기란 눈앞에 치킨, 또는 삼겹살을 참는 것만큼 어려운 일이었다. 그래서 혹시나 하고 의사 선생님께 임산부가 커피를 마셔도 되느냐고 물으니 인자한 표정을 지으시며 대답하신다.

"하루 한 잔 정도의 커피는 마셔도 됩니다."

마치 커피 한 잔의 카페인을 내가 허용해 주노니 금일부터는 자제치 않아도 된다는 신의 하사 같았다. 하지만 임산부는 그 한 잔도 마음이 편하지 않다. 좋다는 걸 먹어도 모자랄 판에 안 좋다는 것을 들이키는 것은 정말 간절하지 않고서야 힘들다. 이런 마음을 가지고 있으니 자연스레 임산부와 카페인의 관계를 찾아보게 된다. 식품의약품안전처의 자료에 따르면 임산부의 경우 카페인을 하루 300mg 이내로 섭취할 것을 권고했다. 300mg은 캔 커피 4개의 함량이나 된다.

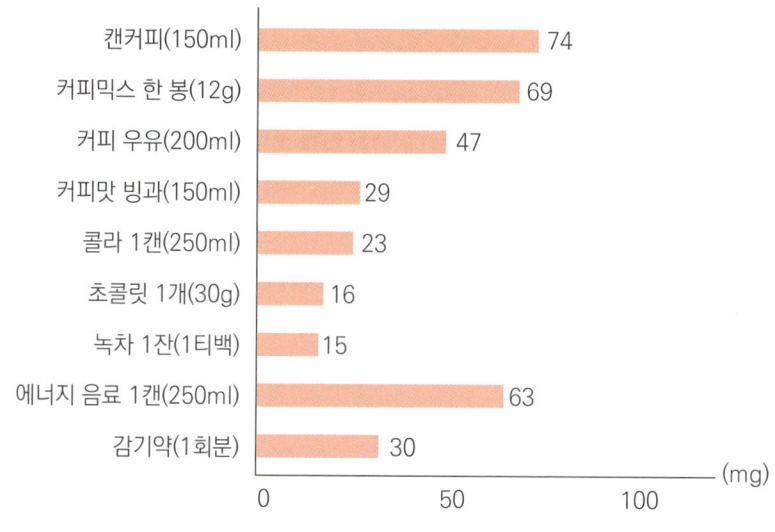

제품별 카페인 함량(출처: 식품의약품안전처)

아내는 커피는 물론, 콜라도 멀리하고 초콜릿도 멀리하며 카페인과 거리두기를 하고 있다. 그러다가 정말 먹고 싶을 땐 내가 먹는 커피를 입에 적시는 정도였다. 그 정도로도 눈이 뜨인다며 행복해했다. 좀 과감할 땐 스타벅스에서 디카페인 커피 가장 작은 사이즈를 주문해 물을 더 넣어 엷게 마시기도 했다. 우린 그때까지만 해도 디카페인 커피는 아주 엷게 탄 커피인 줄 알았다. 처음엔 디카페인 커피가 일반 커피만큼 쓴맛이 강하고 맛있어서 카페 직원에게 디카페인이 맞냐고 물어본 적도 있다. 무식이 죄다. 나중에 알았다. 디카페인 커피는 원두에 있는 카페인을 90% 이상 추출하여 맛과 향은 최대한 유지시키고 카페인 함량만 대폭 낮춘 커피였다. 와, 진작에 알았더라면.

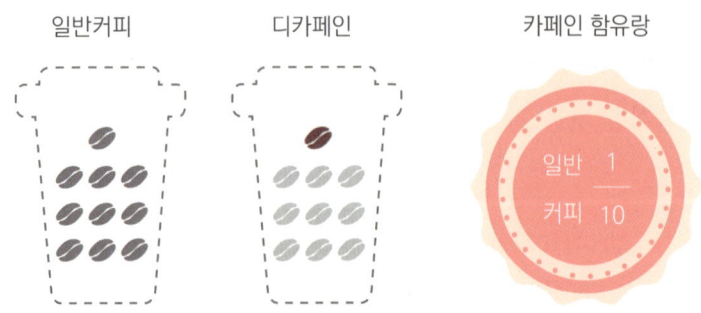

디카페인의 카페인 함량 비율

 그래서 나는 아내를 위해 좋은 디카페인 원두를 공수하기로 했다. 이제 가끔은 편안하게 마시길 바라며 오랜 검색 끝에 안심되는 디카페인 원두를 찾았다. 그리고 나는 분쇄하지 않은 원두로 주문했다. 핸드드립을 하면 뭔가 장인이 된 것 같은 기분이 들기 때문이다. 또한 이미 갈아져 오는 원두는 향을 금방 잃는다. 이틀 후, 주문한 디카페인 원두의 배송이 완료됐다. 이날은 아내에게 마음 편히 먹을 수 있는 커피를 직접 대령하는 역사적인 날이었다.

 이 디카페인 원두로 말하자면 스위스 워터 프로세스 공정으로 물을 이용하여 카페인을 제거했다고 한다. 화학 성분을 사용하지 않았고 햇콩만 사용하여 안정성과 커피 본래 맛을 유지하였다고 한다. (대부분의 디카페인 원두가 이러한 방식으로 만들어진다고 한다) 하지만 일반 원두보다 맛과 향이 오래가지 않으며, 오랜 시간 보관 시 원두에서 오일이 새어 나오는 단점도 있다고 한다. 이러나저러나 먹을 수 있는 커피가 있다는 게 다행인 부분이다.

 일반 커피에 비해 1/10 수준의 카페인 함량이 있다고 하니 디카페인 커피 한 잔은 임산부에게도 전혀 무리가 되지 않겠다. 우기자면, 의사 선생님은 일반 커피 한 잔 정도 마셔도 된다고 했으니까 디카페인 10잔을 허용한 것이나 다름없다. 그러니 겨우 디카페인 한 잔 정도의 카페인은 별 지장 없겠다. 게다가 우리가 알게 모르게 먹는 음식 중에 들어있는 카페인 함량이나 다름없다고 한다. 거의 없다는 것이다. 실제로 내가 실험을 해봤다. 난 원래 저녁에 커피를 먹으면 그날은 잘 못 잔다. 카페인에 예민한 몸이기 때문에 늘 오전이나 점심 직후에만 커피를 즐기곤 했다. 그래서 임상 실험을 하기에 최적이다. 이 디카페인 커피 한 잔을 저녁에 마셔보았다. 밤에 자는 데 문제가 없었다. 임상 실험을 성공리에 마쳤다.

　아내가 겪는 첫 임신은 변화무쌍의 연속이었다. 그 변화는 참아야 할 과제들을 안겨주었다. 그리고 아내는 그것들과 매일 전쟁하며 체력과 마음을 소모해버리는 중이었다. 그중의 하나가 바로 카페인이었다. (비슷한 류의 전쟁으로 주류를 참고 있는 분들도 많을 텐데 무알코올 맥주도 알코올 성분이 있긴 있다고 하니 주류와의 전쟁에 있어서 무알코올 맥주는 좋은 대안이 아니다) 쉽게 참아진다면 문제없겠지만 매일 그 감칠맛 나는 산미와 함께 쓰디쓴 목 넘김을 그리워한다면 그것은 침이 바싹바싹 마르는 고통일 것이다. 몸의 건강만큼 정신의 건강도 중요한 이 때, 디카페인 커피는 친국의 계단과도 같은 존재이다. 가끔 커피 한 잔 정도는 마음 편히 즐길 수 있다는 사실이 임산부의 삶의 질을 높여줄 것이다. 디카페인 커피를 구매한 것은 내가 요즘 한 일 중에 가장 잘한 일이다. "여보 참지 말고 편하게 먹어. 곱게 갈아 풍미 가득 내려줄게."

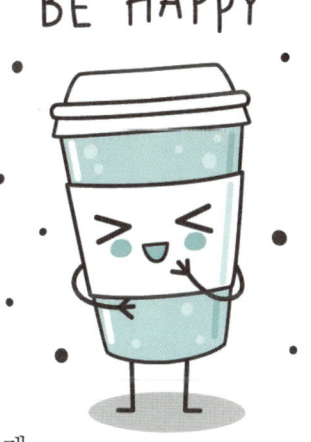

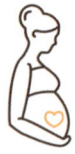

엄마는 강하다
아파도 좋다고?_ 임신 7주 차

    4년 차 부부라 이제 다 안다고 생각했는데 요즘의 아내를 보면 날로 새롭다. 한없이 약해 보이던 그녀는 누구보다도 단단한 마음을 가지고 있었다. 가끔 강해 보일 땐 여전히 존재하는 여림이 두려움을 내쫓고자 "나 완전 쎄~"를 연신 외치고 있는 것 같았다. '엄마는 강하다'라는 말이 있다. 아이를 태에 품고 있는 아내는 벌써 강한 엄마가 되어가고 있다.
    임신 중인 모든 엄마는 본인의 몸 상태에 굉장히 민감하다. 그리고 몸의 변화에 안도하기도 하고 두려워하기도 한다. 어떤 글에서 봤는데 입덧이 있을 땐 그렇게 괴로워하다가 입덧이 사라지면 내 아이가 잘 있는 게 맞나 하는 걱정이 앞서서 매일 구역질이 나도 입덧하는 게 낫다고 한다. 우리 아내도 그랬다.
    어제의 일이다. 난 시간이 날 때마다 아내의 골반과 배꼽 사이에 손을 얹고 기도한다. 요즘은 아내가 아랫배 통증을 자주 느낀다. 전과 다른 통증이라고 한다. 이 통증은 이틀 전 내가 아내를 열받게 한 이후로 더 심하게 생겼다고 한다.
    아파하는 아내의 배에 손을 얹고 기도하기 시작했다. 기도 중에 아내가 황급히 말한다.

> "안 아프게 해달라고 기도하지 마,
> '아이가 건강하도록 해주세요'라고 기도해,
> 아이만 건강하면 돼."

코가 시큰했다. 아픈 게 정상이라면 아프고 싶다는 말이니까. 아이가 건강하게만 자란다면 본인은 아파도 된다는 말이니까. 남자는 모를 것이다. 내 안에 또 다른 생명이 자라고 있는 그 감정을.

아내가 아파할 때 남편은 할 수 있는 게 참 없다. 약을 줄 수도 없고(임신부의 약 복용은 태아에게 영향이 있을 수 있기 때문에 조심스럽다) 가장 좋아했던 음식을 준비해 줄 수도 없다. 입덧하느라 잘 먹지도 못할뿐더러 결정적으로 아내가 가장 좋아하는 음식들은 거의 날음식이다. 그나마 남편이 할 수 있는 것은 공부한 모든 임신 지식을 쥐어짜서 아내의 변화에 대해 타당한 근거를 이야기하며 안심시켜주는 것이다. 아내는 이미 알고 있겠지만 입 닫고 아무 말 안 하는 것보단 백배 나을 것이다.

> "여보, 이 시기엔 자궁이 커진대.
> 골반에서 배 전체로 점점 커지면서
> 양수도 생기고 아기도 커지는 거래.
> 우리 아기는 1cm 이상이 됐겠다.
> 척추가 생기고 있고 팔다리도 생기고 있고.
> 그러느라 여보 배가 아픈가 보다.
> 아이고, 우리 여보! 많이 아프지."

이 시기의 엄마는 아직까진 체중의 변화가 없다. 체중의 변화가 있다면, 죄송하지만 그냥 살일 가능성이 크다. 기초체온은 여전히 높다.

나른하고 미열이 있어 마치 감기에 걸린 듯하며, 유방이 아프고 팽창한 느낌이 든다. 입덧을 시작하는 시기이기도 하다. 태아의 각 기관이 형성되는 시기이므로 약을 복용할 때는 의사와 상담한다. 약물이 태아에게 영향을 미치기 때문이다. 임신 중 약을 먹으면 탯줄을 통해 약 성분이 태아에게 전달된다. 태아는 약물의 대사나 배설이 되지 않기 때문에 몸에 약 성분이 그대로 축적된다. 임신 15주 이후에는 태아가 약으로부터 받는 영향이 줄어들기 때문에 약물 복용으로 기형이 될 우려는 거의 없다고 한다. 그러나 태아의 장기 기능에 영향을 미치거나 난청이나 뇌 발달에 문제를 일으키는 약물도 있으므로 섣불리 복용해서는 안 된다.

난 엊그제 아팠는데 약을 먹고 금방 나았다. 아내의 아픔에 동참하기 위해 약을 먹지 않고 참아보려 했지만 못 견디겠더라. 아내는 아프면 약도 못 먹는다. 오늘도 끙끙대는 아내야, 미안하고 사랑해.

> 임신 2개월(5~8주)의 태아는 머리에서 엉덩이 길이가 약 0.5~2.4cm 정도이며, 몸무게는 아직 측정 불가하다. 머리와 몸통의 구분이 가능하며 뇌와 신경세포의 80% 정도가 만들어지고 심장, 간장, 위 등의 기관 분화가 시작된다. 6주부터는 태아의 심장박동 소리를 들을 수 있다.

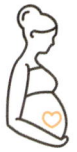

몸도 마음도 트지 않게

튼살 크림 마사지는 아내의 마음까지 만진다_ 임신 7주 차

임신 7주 차 후반이 되었다. 임신 8주 차를 앞둔 우리의 매일 관심사는 예쁨이(태명)다. 아내는 원래 각종 커뮤니티나 SNS를 즐기지 않으나 임신 후 정보를 얻기 위해 임신 관련 카페를 열심히 보고 있는 중이다. 난 그런 아내가 신기하다. 아기에 대한 강한 모성애로 보여 뭉클하기도 하고 한편으론 많은 것을 감당해야 하는 아내가 안쓰럽기도 하다. 아내는 웹상에서 많은 유익한 정보를 마음과 몸에 저장하고 있는데, 보통 임신 7-8주 차에 튼살 크림을 바르기 시작한다는 것을 내게 알려주었다(확실한 방지를 위해 미리 트지 않는 살성으로 만들어주는 과정으로 인해 7-8주쯤부터 발라주는 게 좋다고 한다). 남편이 아무리 관심이 많다고 해도 엄마는 절대 따라갈 수 없는가 보다. 난 튼살 크림이라는 게 있는지조차 몰랐다. 이런 것들을 먼저 챙기는 남편이라면 더 고마운 사람이 될 수 있을 텐데 감점이다.

튼살 크림에 대해서는 말들이 많다. 결론은 '케바케(case by case)'이다. 튼살 크림의 중요성이나 필요도가 사람마다 각기 다르다는 말이다. 어떤 사람은 '튼살 크림을 안 발랐는데도 살이 하나도 트지 않았어요'라며 너스레를 떠는데 그건 그 사람의 이야기이다. 어떤 사람은 '○○만 발랐는데도 안 텄어요. 굳이 튼살 크림 바를 필요 없어요' 하는 사람도 있는데 그것도 그 사람의 이야기이다. 튼살 크림을 열심히 발라도 살이 틀 수 있고, 살이 틀 사람이 튼살 크림을 발라서 방지한 경우도 있기 때문에 정말 케바케다. 자, 그럼 어떻게 될지 모르는 살에 대해 어떤 판단을 내리겠는가? 태어난 김에 산다는 기안84의 멘탈이 아니라면 최대한 튼살을 방어할 대비책을 마련하자.

사담이지만 나는 20대 중반 급격한 체중 증가로 사타구니와 허벅지 사이 쪽에 약간의 튼살이 생겼다. 별걸 다 고백한다. 아무튼 이 튼살이 나에겐 충격적으로 다가왔다. 겨우 이 정도 살이 불었다고 이렇게 갈라지냐. 충격적이었지만 받아들이기는 어렵지 않았다. 엄마의 배에 있는 튼살을 보고 자랐기 때문이다. **그땐 미처 몰랐다, 그 튼살이 나 때문이었다는 것을.**

아내는 어떤 튼살 크림이 좋은지 검색한다. 가격대는 천차만별이었다. 튼살 크림은 장기간 넓은 부위에 매일 발라야 하기 때문에 덥석 고가의 제품을 선택하기가 쉽지 않다. 그래서 아내는 가성비가 매우 좋다는 제품을 주문했다. 내심 정말 좋은 크림을 사지 못하는 아내에게 미안한 마음도 들었다. 더 열심히 일해야겠다.

아내가 주문한 튼살 크림이 도착했다. 우리는 크림과 오일을 주문했다. 배송을 받고 며칠 후, 이제 내가 튼살 크림을 발라주기로 했다. **임신으로 인해 바르는 크림인데 혼자 바르면 안 된다. 임신은 부부가 함께 겪는 일이기 때문이다.** 매일 혼자 바른다 생각하면 남편이 너무 무책임해 보인다. 남편들이여, 함께 임신하자.

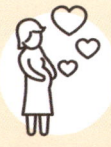

튼살 크림 바르는 방법

일단 먼저 배 부분. 나는 배 부분뿐만 아니라 최대한 상체의 모든 부분에 바르려고 한다. 옆구리부터 둔부에 이어지는 허리 라인까지 바른다. 어차피 좋은 성분의 크림과 오일이니 어디에 바르던 무조건 보습이라는 좋은 효과를 가져 오기 때문에 크림과 오일이 빨리 소모되는 것 말고는 단점이 없다. 계속 크림과 오일을 함께 말하고 있는데 우린 크림과 오일을 섞어 바르고 있기 때문이다. 그래서 지금부턴 '크오'라고 칭하겠다.

임신부의 몸은 감정만큼 상당히 예민하다. 몸 안에 태아가 있기 때문에 무조건 조심스러워야 한다. 특히 배는 절대 강한 자극을 주어서는 안 된다. 바로 니킥이 날아올 수 있다.

먼저 손을 깨끗이 씻고 크림과 오일을 약 2:1로 섞어 비벼 믹스하고 손에 열도 낸다. 차가운 손으로 인해 아내가 깜짝 놀랄 수 있다. 그리고 크오의 양은 꽤 넉넉히 짜서 시작하는 게 덜 번거롭다. 일단 섬세한 손동작으로 편안함을 주며, 시계 방향으로, 반시계 방향으로, 안에서 밖으로, 밖에서 안으로, 최대한 모든 결을 이용해서 좌우, 대각, 상하 등의 여러 각에서 마사지하듯 바른다. 여러 블로그나 유튜브에서는 살짝 꼬집듯이 마사지하라고 하는데 안 아플 정도로 톡톡 아주 약하게 해 주는 게 좋겠다. 그렇게 상체를 다 바르면 허벅지 및 하체로 넘어가자.

하체 또한 배와 같이 모든 결을 이용해 바른다. 기왕이면 혈액순환을 돕기 위해 마사지하듯 크고 작은 근육들을 살포시 눌러 풀어주면 아내도 더욱 릴랙스 할 수 있다. 허벅지뿐만 아니라 사타구니와 둔부 쪽까지도 마사지를 한다. 어디서 살이 틀지 모르기 때문에 보습한다 생각하고 넓게 바르자.

나는 남는 오일을 종아리 등 마사지가 필요한 곳에 조금 더 펴 바른다. 분명 아내가 좋아할 것이다. 절대 불편한 자극이 가지 않도록 해주는 것이 중요하다. 급소를 누르거나 부상 부위를 눌러 본전도 못 찾고 털린 적이 꽤 있다.

그렇게 크림과 오일을 다 바르고 나면 내 손에 남는다. 그럼 내 몸에 슥슥 발라 마무리를 하는데 끈적임 없이 잘 스며드는 느낌이라 나쁘지 않다. 아마 온몸에 바른 아내도 그다지 찝찝하지 않을 것 같다. 이 크림과 오일의 최종 후기는 12월이 지나야 할 수 있겠다. 그때, "살이 전혀 트지 않았어요!"라고 말할 수 있었으면 좋겠고, 그렇게 만들 것이다. (출산 후에도 가슴과 배에 발라 주어야 한다. 출산 후 방심했다가 튼살이 생겨버렸다)

튼살 크림 마사지는 결국 아내의 마음을 만진다. 튼살 크림을 아직 몇 번 바르지도 않았지만, 가끔 다른 로션이나 오일을 잔뜩 발라 전신 마사지를 해주곤 했다. 그때마다 몸과 함께 서로의 마음까지 풀리는 기적을 경험하곤 했다. 이제 튼살 크림을 바르는 일은 분명 남편의 일이다. **살이 트면 마음도 틀 것이다. 아내의 몸과 마음이 트지 않도록 어루만지자.** 아내가 안 나가고 안 씻는 날은 휴무다. 꿀이다.

임신은 함께 겪는 일이지만 남편은 임신을 못한다. 그렇기 때문에 임신한 아내를 최대한 돌보고 이 거대한 이벤트 앞에서 결코 혼자 겪는 일이 아니란 것을 늘 기억할 수 있도록 하자. 이것은 선택이 아니라 의무일 것이다. 이것마저 안 하면 우린 뭘 하며 자녀를 기다리겠는가. 게다가 마사지를 하며 소소한 이야기를 나누는 부부의 모습은 분명 아기에게도 행복을 전달할 것이다. 아내와 교감하고 태아와 교감하기 가장 좋은 시간은 튼살 크림 마사지 시간이다. 이 시간을 통해 살도 마음도 갈라져 터지지 않길. 이 시간을 통해 몸도 마음도 단단히 붙잡을 수 있는 힘이 생기길. 튼살 크림 바르기, 잘만 하면 아내가 이렇게 말할 것이다.

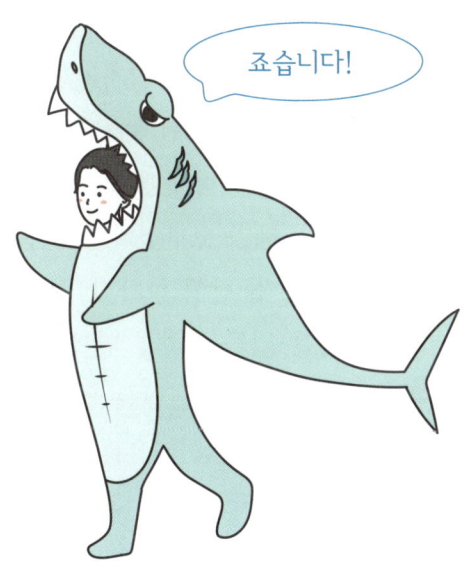

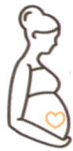

걱정하는 일의 90%는
일어나지 않는다

다중인체_ 임신 8주 차

    임신 8주 4일, 아내는 요즘 '다중인체'이다. 생각만큼 감정이 크게 요동치진 않는다. 어디까지나 내가 봤을 때 그렇다는 것이다. 스스로 평정심을 유지하기 위해 엄청난 노력 중일지는 모르겠지만 일단 인격은 다행히도 하나다. 하지만 그녀의 인체에서는 수도 없이 많은 일들이 일어나고 있다. 대략 이렇다. 아랫배가 아팠다가, 위가 쓰리다가, 토할 것 같다가, 또 갑자기 배가 고파졌다가, 온몸이 몸살 걸린 것처럼 아프다가, 두통이 생겼다가, 잠이 쏟아졌다가, 또 몇 시간 컨디션이 회복되었다가… 이 많은 일들을 하루 만에 다 겪기도 한다. 이렇게 아내의 하루는 몸 안팎으로 정말 많은 일들이 일어난다. 많은 초기 임신부들이 겪는 정상적인 증상들이다. 아내는 아기가 건강하다는 증거로 삼으며 이겨내고 있다. 하지만 괴로운 것은 자명한 사실이다. 특히 힘들게 하는 것은 입덧이다. 이전에 입덧이 먹덧으로 와서 참 다행이다, 견딜만하겠다 생각했는데 지금은 총체적 덧을 하고 있는 중이다. 검색해보니 입덧은 보통 12주까지 간다고 한다. 그런데 사람마다 달라서 막달까지 가는 사람도 있다고… 이 사례에 아내는 두려워 떨었다. 그리고 임신 기간 일어날 수 있는 많은 경우의 수를 걱정하는 아내에게 말했다.

"예외의 경우가 우리에게 찾아올 확률은 아주 희박해.
걱정 덜어 여보."

서점에서 『걱정하는 일의 90%는 일어나지 않는다』라는 책을 본 적이 있다. 몇 장 뒤적이고 돌아섰는데 이 제목이 때때로 나를 안도하게 했다. 사실 90%가 아니라 99%로 기억을 하고 있어서 더 그랬다. 내 기억 속에 책 제목은 『내가 걱정하는 일의 99%는 일어나지 않는다』였다. 지금 내 기억이 맞는지 확인하니 90%였고 앞에 '내가'라는 말도 없다. 내가 걱정하는 일들이 일어나지 않을 확률을 99%로 믿고 싶은 내 자아가 지우개질을 닳도록 했나 보다. 내 자아를 칭찬하고 싶다. 여하튼 이 말이 아내에게 위로가 될 수 있을지는 모르겠지만 가만히 입 다물고 있는 것보단 백배 낫다.

아내도 엄마가 처음이라 몸에 찾아오는 하나하나의 반응들에 민감하다. 내가 목격하는 것은 아내의 신체적 변화에 대한 것들 뿐이지만, 쉴 새 없이 내적 전쟁을 치르고 있을 아내를 생각하니 여전히 남편이 할 수 있는 것은 별로 없다.

며칠 전 나는 심한 어깨 근육통과 속 쓰림으로 잠도 못 청할 정도로 아팠었다. 임신한 아내와의 유대감이 깊을 때 임신 증상이 남편에게도 일시적으로 나타나는 '쿠바드 증후군'이었나 싶어서 자만심으로 똘똘 뭉쳐 뿌듯했지만 그 당시에는 겨우 몇 시간도 죽을 맛이었다. 앉으나 서나 아프고, 잘 익지 않는 통삼겹마냥 누워서 이리저리 몸을 계속 뒤집어대도 괴로움은 여전했다. 사람이 괴롭히면 신고라도 하겠는데 그땐 괴롭힘을 당하는 수밖에 없었다. 결국 약을 먹고 조금 나아져서 잘 수 있었는데 그때 제대로 체감했다. 약도 못 먹는 아내는 요즘 이런 통증을 안고 살아가고 있구나. 아내는 지금도 침대에 누워 몸을 웅크리고 위를 부여잡고 있다.

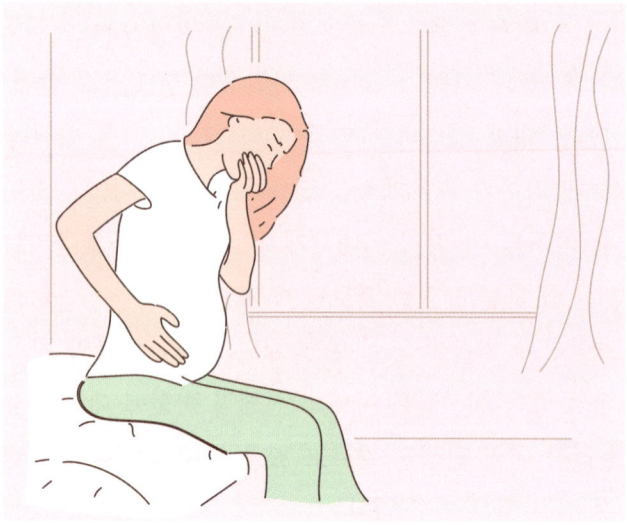

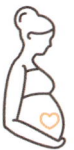

숨겨진 세상
임신_ 임신 8주 차

　병원에 다녀온 지 드디어 2주째가 되었다. 불안과 기대 속에 살았던 2주는 참 길었다. 계속되는 수상한 컨디션에 피비침까지 있었기에 병원에 좀 더 일찍 가볼까 하는 생각을 적어도 하루에 서너 번 정도는 했겠다. 그렇게 참을 인(忍)을 수없이 그리다가 드디어 병원에 가는 날이 되었다. 다행히 평일 낮 진료임에도 불구하고 함께 병원에 갈 수 있게 되었다. 연휴를 앞둔 날이라 병원을 찾은 사람들이 많아 꽤 오래 기다렸다. 기다림의 시간이 길어질수록 습해지는 손은 허벅다리 바지면과 계속 친해지는 중이었다.

　아내의 이름이 채 불리기도 전에 대기실 소파에서 엉덩이가 떨어졌다. 의사 선생님과 비장한 목례를 나누고 아내는 초음파실로, 나는 보호자석에 앉은 듯 만 듯 자리했다. 그리고 조금 후 의사 선생님의 웃음소리가 들려왔다. 분명 좋은 신호다. 그때부터 감사의 전율이 광대까지 차오르기 시작했다. 곧 나도 초음파실에 들어갔고 선생님의 설명과 함께 초음파 모니터로 아내의 배 속과 아기를 관찰하기 시작했다. 그리고 그때! 경주용 자동차를 위에서 바라본 듯한 모습의(보통은 젤리곰 모양이라고 한다) 아기가 양 옆으로 움찔움찔 앙증맞게 움직여주는 게 아닌가. 지금 생각해도 눈물이 날 만큼 감격이었다. 뒷

목이 시원해지면서 벅찬 감정이 온몸의 털을 일으켜 세웠다. 초음파를 가져다 대고 심장소리를 들으려 할 때, 초음파에 아가들이 반응하면서 이렇게 움직여주는 경우가 많다고 한다.

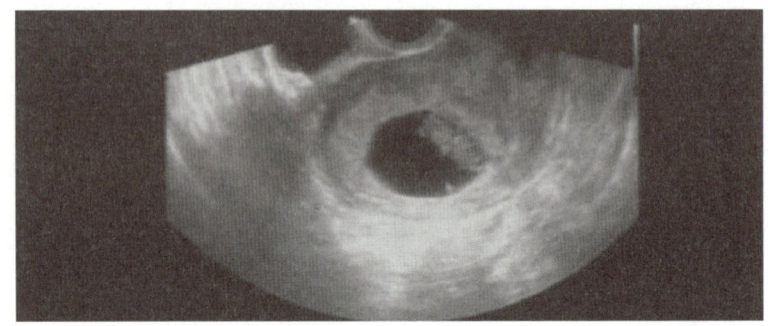

임신 8주 차 초음파

임신 8주 4일의 아기 초음파 동영상을 캡쳐한 젤리곰 사진이다. 아기의 짧은 움직임은 생명의 위대함에 대해 일말의 거부조차 할 수 없도록 우리의 모든 오감을 압도했다. 심장 또한 빠르고 정확한 파동을 그리며 잘 뛰고 있었다. 그렇게 한참을 배 속의 아기를 보며 듣고 싶은 소리는 다 들었다. "잘 있네요. 잘 자랐네요. 탯줄이 형성되고 있어요. 짧지만 팔다리가 잘 나와 있어요. 자궁 다른 쪽에 피 고임이 있는데 이게 피 비침의 이유였을 거예요. 그런데 이건 뭐 신경 쓸 정도가 아니라 괜찮은 거예요." 다시 확인하고 싶어서 "다 좋은 상태라는 거죠?"라고 물으니 '거 참, 어지간한 양반이시네' 하는 눈치였지만 또 대답해주신다.

"네, 다 좋아요."

아내의 눈을 바라보았다. 아내의 눈은 우주의 모든 경이로움을 다 담고 있었다. 어떤 보석도 그 눈이 담고 있는 세계를 표현할 수 없을 것이다. 아내의 눈은 우주 그 자체였다. 그리고 세상에서 가장 편안한 엄마의 미소로 초음파를 관찰하고 있었다.

사람들은 8주 차 초음파로 보는 아기의 모습을 젤리곰이라고 칭한다. 모두 다 젤리곰의 모습을 제대로 볼 수 있는 게 아니라던데 우린 꽤 오랜 시간 젤리곰의 모습과 아기의 작은 움직임을 보았다.

나에게 임신은 태어나서 처음 만난 신세계이다. 이제 8주 차지만 모든 과정 하나하나가 숨겨진 세상의 지도를 하나하나 밝혀 나가는 걸음과 같다. 내가 함께 병원에 가지 못했다면 이 감격과 감동은 느끼지 못했을 것이다. 병원에 혼자 다녀온 아내에게 아기의 모습을 전해 들었다면 지금 이 감정의 반도 안 될 것이다. 병원을 함께 가야 하는 이유는 아내를 위해서만이 아니었다. 나를 위해서였다. 아내에게 미안해서가 아니라 **그 아름답고 경이로운 풍경에 내가 놓여있기 위함이다.**

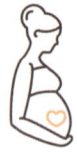

나만 편하지 않으려는
몸부림으로

슬기로운 남편 생활_ 임신 8주 차

 빨강빨강빨강빨강, 드디어 연초부터 기다리던 황금연휴를 만났다. 결혼 4년 차인데 집에서 이렇게 오랜 기간 쉴 수 있는 시간은 처음이다. 이런 시간이 나면 해외든 국내든 여행을 떠나곤 했는데 이번엔 아내가 절대 안정을 해야 하는 시기이므로, 저 푸른 바다가 손짓하여 나를 애타게 부르지만 미안하다 사과하고 그냥 집에서 소박하게 놀고먹고 쉬는 휴가를 보내기로 했다.

 기억해야 할 것은 이제 우리는 임신가정이다. 그렇기 때문에 쉼과 동시에 배움의 시간도 가져야 한다. 아내가 지금까지 도맡아 했던 많은 영역들이 있다. 스스로 나름 열심히 가사를 하고 있다고 생각했지만 여전히 아내의 영역으로 여겨지던 부분들이 있다. 하지만 이 영역들이 언제까지나 아내의 영역이 될 수 없다. 임신부이기 때문이다. 태아의 안정을 위해 복부에 과한 힘이 가해지는 일은 삼가야 하고 점점 배가 불러오면 움직임에 제한도 생기기 때문이다. 남편은 아내의 임신 초기부터 지금까지 아내가 도맡아 했었던 일을 조금씩 배우고 익혀야 한다. 모르면 안 하고 싶고 안 하고 싶으면 실제로 안 하게 된다.

 먼저, 앞으로 아내가 기피해야 할 일들에 대해 생각해봤다. 무거운 것을 옮기는 것, 좁은 공간 또는 위험한 공간에서 불편하거나 위태로운 자세로 무언가를 꺼내야 하는 일, 그리고 강도가 센 화장실이나 베란다 청소 등등이 있을 것이다. 화장실 청소나 베란다 청소는 당연히 남편 몫이 되어야 할 것이고 가능하다면 자주 쓰는 물건들의 동선을 아내에 맞춰 재배치하는 것도 좋은 방법일 것이다. 예를 들면 어딘가에 쌓아놓은 휴지를 각 장소에 제때 채우거나, 정리를 통해 아내가 쉽게 오고 갈 수 있도록 하는 것들이다. 또한 입덧 시기엔 비위가 매우 약하므로 오물을 상대해야 하는 일은 남편이 도맡아 해야 한다. 태교를 위해 무서운 영화나 스트레스 받는 막장 드라마 같은 것들도 자제하자.

둘째로는 지금까지 아내가 해온 일들에 대한 고찰이 필요하다. 내 경우에는 요리, 특히 반찬을 만들거나 재료를 다듬는 일들은 늘 아내의 몫이었다. 세탁기의 물때를 청소하는 일도 아내가 해왔고 이불이나 베개 커버를 세탁하는 것도 그렇다. 여전히 모든 가사는 분담되겠지만 이제는 남편도 모든 일을 할 수 있어야 한다. 예를 들면 식자재 정리나 냉장고 정리, 양파와 파 다듬기, 반찬 만들기를 포함한 모든 일이다.

이 부분들을 조금씩 익히기에 가장 좋은 때는 함께 쉬는 날이고, 마침 쉬는 날이 연달아 있는 이번 연휴는 최적의 타이밍이다. 하지만 나는 여전히 운동도 해야 하고 게임도 해야 하고 늦잠도 자야 하고 낮잠도 자며 누적된 피로를 풀고 싶은 욕망이 들끓는다. 그래서 내 루틴을 적당히 누리며 조금씩 아내를 위해 할 수 있는 무언가를 도전하고 있는 중이다.

사실 모든 가사는 안 해서 그렇지 하고자 하면 할 수 있는 것들이다. 어떤 이들은 이 글을 보면서 '남자가 말이야'라며 삿대질을 할 수도 있겠다. 하지만 슬기로운 남편 생활을 제대로 영위하려면 분명 변화가 필요하다. 안 그러면 우리는 곧 깊은 고독을 느끼는 날을 만날 수도 있다.

"좋은 남편이 되려는 게 아니라 나만 편하지 않으려는 것이다."

이 글을 쓰는 중에도 여전히 편하고 싶고 이전만큼 여가를 누리고 싶다. 하지만 분명 작은 노력이라도 아내에게 위로가 되고 힘이 될 거라 믿는다.

임신 중 아내는 모든 게 불편하고 전보다 더 힘들다. 출산도 그렇고 육아도 그렇고, 임신을 한 순간부터 평생토록 아내는 남편에 비해 더 많은 것을 희생하고 잃는다. 그렇기 때문에 남편은 그 고통을 나눌 수만 있다면 최선을 다해 나눠야 한다. 난 좋은 남편이 되려는 게 아니다. 나만 편하지 않으려는 것뿐이다. 나만 편하지 않으려는 몸부림 중에 어느새 좋은 남편이 되어 있길 바라본다.

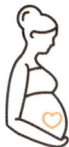

임신이 힘든 거야

당신 때문에 힘든 게 아니고_ 임신 9주 차

연휴의 마지막 날이다. 이제 막 연휴가 시작되어도 모자랄 판인데 연휴가 끝났단다. 언제 다시 올지 모를 휴식이기에 충분한 수면을 취하고 적당히 늦은 오전 시간에 정신을 깨웠다. 출근이 없기 때문에 조금 더 여유를 부림과 동시에 간 건강을 위해 몇 분 간 반수면 상태를 유지하며 내 신체의 대사들에게도 마음의 준비를 시킨다. 이 정도로도 간에는 우루사 값을 아낄 수 있다.

거실로 나와 잠시 우중충한 날씨를 만끽한다. 해가 뜨면 해 뜬 대로 좋고, 흐리면 흐린 대로 좋다. 슬슬 발코니 앵글에 물방울이 맺히기 시작하는 게 비가 오나 보다. 살짝 찬 기운이 몸을 감싸는데 그마저도 좋다. 이내 아내의 뒤척임 소리가 들린다. 아내가 일어나면 일을 시작해야 한다는 두려움이 스친다. 여보 제발 조금만 더 자.

드륵. 아내가 일어났다… 잠귀 밝은 아내의 숙면을 위해 아내가 일어나기 전까지는 소란스러운 어떤 것을 하지 않으려고 한다. (임신을 하면 잠이 많아지고, 잘 자야 한다) 아내가 일어났으니 빨래를 돌려 놓고 식사 준비를 한다. 하지만 재료를 다듬을 때부터 그 냄새가 너무 역해서 속이 안 좋다고 한다. 준비한 남편의 노력을 생각해서 먹어보려 노력하지만 한 입이라도 제대로 먹으면 당장 토해버릴 듯 힘들어했고, 결국 겨우 한두 번 입에 댄 후 먹기를 포기한다. 그리고 미안해한다. 이게 임신부의 입덧이다. 나중에라도 먹으라고 쓰지 않은 국자와 집게로 밀폐용기에 음식을 담았다. 침이 닿은 음식은 부패되기 쉬우니 이럴 땐 꼭 쓰지 않은 집기로 해야 한다. 그리고 냉장고나 냉동고에 넣기 전에 어느 정도 식혀 뚜껑을 닿은 후 넣어야 한다. 뜨거운 상태로 넣으면 냉장고의 온도도 바뀔뿐더러 뜨거움에 직접 닿는 기존 음식이 부패될 수도 있다.

청소를 시작했다. 잠깐의 환기에도 꽃가루들이 금세 앉아버렸다. 온 집안 문을 다 열고 청소기를 돌린 후 꼼꼼히 걸레질을 시작한다. 다 마치면 문을 닫고 공기청정기로 잠깐의 환기에도 들어왔을 미세먼지들을 잡아낸다. 그새 땀이 났다. 요즘 갑작스레 여름이 온 것처럼 따뜻해지다 못해 후텁지근하다. 여름이 봄을 즐길 새도 없이 시어머니 방문처럼 와버렸다. 벌써 '입하'란다.

땀이 난 김에 욕실 청소를 시작했다. 두 개의 욕실에 모든 물건들을 물이 닿지 않을 곳들로 옮긴 후 락스와 세제를 물에 희석했다. (지금에서야 안 사실인데 락스와 세제를 희석하면 안 좋은 뭐가 나온다고 한다. 둘 중 하나만 쓰자) 파워 청소 시작. 벽과 바닥의 타일은 물론, 그 사이사이도 박박 거품을 내며 닦아 낸다. 욕조와 세면대, 변기 등 용도에 맞는 도구를 수술실 의사처럼 바꿔가며 전문적으로 청소한다. 마지막으로 욕실화도 싹싹 닦아내고 건조한다. 이렇게 청소를 하고 나면 희열을 느낀다. 그 희열 가득한 현장에서 샤워한 후 나오면 천국이 따로 없다.

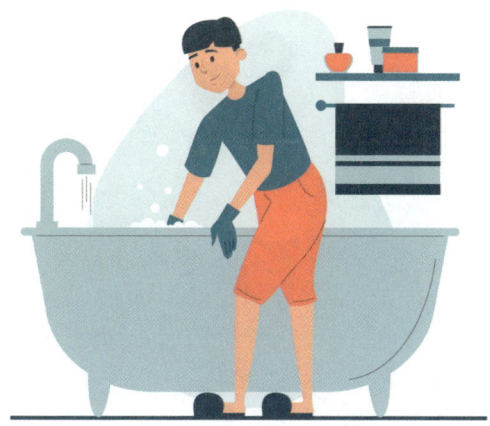

아내도 마침 씻고 나왔다. 튼살 크림을 바를 타이밍이다. 손을 깨끗이 씻고 손을 파리마냥 비벼서 손의 온도를 높인다. 그리고 크림과 오일을 2:1로 섞어 꼼꼼히 마사지하듯 바른다. 끙끙대며 튼살 크림을 바르고 있는 중에 아내가 너무 미안해하면서 나에게 말한다.

"여보 불쌍해, 무수리 같아, 미안해."

같이 한참을 웃으며 튼살 크림 마사지를 마무리했다. 이 튼살 크림 바르는 시간은 교감의 시간이다. 정말 감사한 시간이다.

그리고 원활한 소화를 위해 아내의 손을 잡고 단지 산책을 하는데 곳곳에 활짝 핀 꽃들이 우리의 마실을 반겼고, 밤이 되어 차가워진 공기가 온몸을 돌며 우릴 정화시키는 것 같았다.

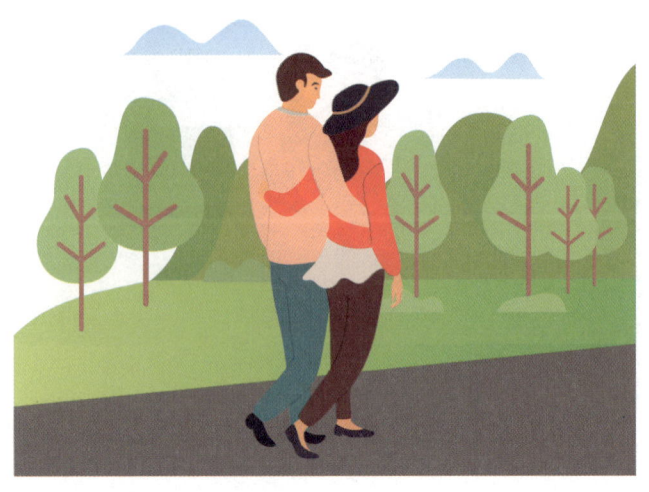

하루 동안 많은 일들이 있었다. 순간순간 쉼의 욕구가 고갤 들었지만 쉼보다 더 달콤한 아내의 미소에 힘이 났다. 네가 좋으면 나도 좋아 생각하고 있는데 아내가 말한다.

"나 때문에 힘들지."

여유 있게 웃어 보이고 마음속으로 대답했다.

"여보 때문에 힘든 게 아니라 임신이 힘든 거야."

이제 9주 차지만 벌써 안다. 임신은 힘든 것이다. 힘든 이 과정을 아내 혼자가 아닌 남편도 함께 해야 하는 것이 당연하고, 이 시간을 통해 부부의 유대감은 깊어질 것이다. 그렇기 때문에 남편도 임신해야 한다.

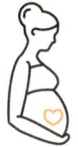

쿠바드 증후군
착각은 자유_ 임신 9주 차

얼마 전 극심한 어깨 통증과 함께 위를 불로 달구는 듯한 속 쓰림까지 겹쳐 잠도 자지 못할 정도로 아팠다. 이후 사나흘간 수시로 울렁거림과 소화불량이 지속되면서 굉장히 고달팠다. 평소 위장이 매우 튼튼하기 때문에 이런 경우가 낯설다. 아내가 겪는 입덧의 괴로움을 조금이나마 체감하며 대체 내가 왜 아플까를 생각하던 중 얼핏 들었던 단어가 생각났다. 그 단어는 바로 '쿠바드'였다.

남편이 경험하는 쿠바드 증후군(Couvade syndrome). 여러 자료를 종합 검색해 본 바, 쿠바드는 불어로 [알을 품다], [부화하다]라는 뜻을 가지고 있으며 아내의 임신 또는 출산에 있어서 남편 또한 아내와 같은 심리적, 신체적 증상을 경험하는 것이다. 더불어 불안의 한 형태로도 풀이된다. 아내의 임신 증상인 식욕상실이나 식욕증대, 메스꺼움이나 구토 등의 여러 가지 형태로 증상이 나타나며 남편과 아내가 높은 유대감을 가지고 있을수록 발생 확률이 높다. '환상임신'이나 '동정임신'이라는 단어로도 불린다.

이 쿠바드 증후군을 다시 공부해보며 내가 쿠바드 증후군이라는 근거를 찾기 시작했다. 일단 먹고 싶은 게 생각이 나지 않는다. 고기도 당기지 않는다. 며칠 전 까지만 해도 미친 듯이 먹을 것을 찾곤 했는데(사실 일평생 그랬다) 갑자기 딱히 식욕이 없다니, 빼박 쿠바드 증후군이라고 속단했다. 최근 그렇게 먹어댔던 것도 쿠바드가 먹덧의 모양으로 찾아왔던 것이 아닐까? 수사망을 좁히면 좁힐수록 퍼즐이 점점 완성되는 듯했다. 게다가 얼마 전엔 몸살 증상이 있었고, 지금은 울렁거리고 토할 것 같다. 아내가 겪는 증상의 대부분을 나도 함께 겪고 있는 것이었다. 이건 진짜 쿠바드다. 아가야, 아빠가 이렇게 엄마를 사랑한단다.

보통 증후군이라 하면 극히 일부의 사람들이 겪는 사건이라 여기며 아주 먼 이야기로 생각했는데 생각보다 많은 경험자들의 이야기가 있었다. 검색 결과, 입덧이 심한 아내의 남편들은 아내와 함께 구토나 메스꺼움을 겪으며, 먹덧이 심한 아내의 남편들은 함께 먹기 바빴다고 한다. 또 한 예로는, 임신한 아내가 피로감을 많이 느끼는데 남편 또한 피로감을 많이 느껴 자도 자도 피곤함을 떨쳐 낼 수 없었다고 한다. 이 글은 남편의 주작이 좀 의심되기도 한다. 근데 생각해 보니 나도 유독 피로감이 많이 느껴진다. (사실 일평생 그랬다)

더 놀라운 것은 실제로 쿠바드 증후군을 겪는 남성들은 프로락틴의 수치가 높아지고 테스토스테론 수치는 급격히 떨어지는 등 여성이 분비하는 페로몬에 의해 남성의 신경화학물질 또한 변화된다고 한다. 마음과 몸이 변하는 게 그냥 그렇게 느껴지는 것이 아닌 실제로 호르몬이 변한다는 것이다. 이렇게 함께 증상을 경험하는 경우는 아내의 임신에 공감을 많이 하거나 평소 아내와 유대관계가 매우 좋을 경우 더 높은 확률로 나타나기 때문에 쿠바드를 겪는 남편들은 자랑거리로 생각한다고 한다.

  이런 근거를 바탕으로 나도 쿠바드 증후군이라고 생각했다. 그래서 자랑스럽게 아내에게 말했다. 쿠바드 증후군이라는 게 있는데 나도 그런 거 같다고. 어제도 아팠고 오늘도 안 좋지 않았냐며 그럴듯하게 있는 거 없는 거 다 꺼내 근거를 가져다 댔다. 아내는 퍽이나 하는 표정으로 내 사랑의 근거를 부정한다.

"낮에 뭐 먹고부터 속 안 좋았다며, 잠 잘못 자서 어깨 아팠다며."

  난 내가 쿠바드 증후군에 걸렸다는 것을 증명해내야 했기에 며칠간 내 주장을 입증할 무언가를 찾으려 노력했다. 하지만 곧 몸이 좋아져 버렸다. 열심히 쌓아 놓은 내 지방들은 언제든지 힘쓸 준비가 되어있다는 듯 입은 옷 안에서도 존재감을 뽐내고 있었다. 그야말로 건강 자체였다. 이렇게 단기간에 겪는 쿠바드가 있나 검색해보니 딱히 뭐가 안 나온다. 그냥 몸이 잠깐 안 좋았던 거였다. 몸살은 잠을 잘 못 자서 그렇고, 식욕부진과 입덧 증상은 지금껏 어지간히 먹어댄 내 몸의 거부 반응이었다. 내 위장은 작작 먹으라는 신호를 주며 살아남기 위한 방어기제를 펼쳤었나 보다. 결국 나의 쿠바드 증후군은 해프닝으로 끝이 났다. 다행이다. 정말 중요한 것은 내가 더 건강하고 에너지가 넘쳐서 힘들어하는 아내를 잘 보필하는 것이니까.

  쿠바드 증후군은 보통 임신 3개월 이후부터 시작되고, 출산 후까지도 이어진다고 하는데 나는 아내와의 깊은 유대감에도 불구하고 쿠바드 증후군 절대 안 만나고 늘 건강해서 파워돌봄을 실행할 것이다. 남편들이여, 그 누구보다도 건강해야 합한다!

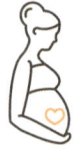

물먹는 임산부
양수 이야기_ 임신 9주 차

임신 9주 3일이 되었다. 처음엔 주수와 일수를 함께 말하는 것이 어색했다. 예를 들면, 9주면 9주지 왜 3일이 붙나 싶었다. 하지만 모든 '보편화됨'은 그럴만한 이유가 있다. **임산부의 몸과 태아는 하루가 다르게 변하고 성장하기 때문이다.**

아직 임신 초기이지만 임신 9주면 나름 익숙해질 만도 하다. 하지만 닦아내고 또 닦아내도 재차 가라앉는 요즘의 노란 송화 가루처럼 아기에 대한 불안함을 아주 떨쳐내기엔 이른 시기인가 보다. 걱정을 내던지려 해도 그게 잘 안 된다. 매일 기쁨과 기대 저 편에는 두려움도 함께 있다. 그저 기도하며 아내가 무리하지 않도록 돌보는 것이 내가 할 수 있는 최선의 일이다.

일을 하고 있는데 아내에게 전화가 왔다. 오늘은 입덧도 없고, 세게 찌르는 듯한 배 통증으로 인해 불안한 마음이 든다고 한다. 불안하거나 조금 이상하다 싶으면 예약일 이전에 내원해도 된다던 의사 선생님의 말씀도 있었기에 일단 아내 혼자라도 병원에 다녀오기로 했다. 계속 불안해하는 것보다 건강하게 잘 있다는 말씀 듣고 오는 게 아내의 마음에도, 태교에도 좋을 것이다. 임신이 처음이라 이렇게 불시에 찾아온 고강도의 반응은 우리로 하여금 어김없이 병원을 찾게 한다. 이제 병원에서도 마스크를 했음에도 불구하고 아내를 한눈에 알아본다고 한다. 구불구불하고 방도 많은 복잡한 병원 내부도 이제 나침반 없이 능숙하게 잘 찾아다닌다.

함께 병원에 가지 못하는 미안한 마음과 결과에 대한 초조함으로 아내의 전화를 기다렸다. 그리고 생각보다 빨리 아내에게 전화가 왔다. 진료를 마친 아내는 아기가 문제없이 잘 크고 있다는 기쁜 소식을 전해왔다. 다행이다. 다행이라는 말은 정말 이럴 때 쓰는 거지. 다행이다. 하지만 의사 선생님은 다 좋다는 말 끝에 한 가지 말씀을 덧붙였다고 한다.

"양수의 양이 적은 편이에요."

이 양수가 얼마나 중요하냐면, 외부 충격으로부터 아기를 보호하고 아기의 발육은 물론 항균 작용과 체온 유지에도 상당한 역할을 한다. 또한 분만 시 윤활유 역할을 하면서 아기가 쉽게 빠져나올 수 있도록 해준다. 양수가 적으면 '양수과소증'으로 태아의 골격과 근육에 안 좋은 영향을 줄 수도 있다고 한다. 하지만 우린 그 정돈 아니니 이제부터라도 적정한 양의 양수를 위해 노력해야 한다.

양수가 부족한 문제를 해결하기 위해서는 더욱더 많은 물을 섭취하라는 의사 선생님의 당부가 있었다. 하루 대략 2리터에서 2.5리터의 물을 마셔야 양수가 잘 순환되고 채워진다고 한다. **입덧으로 인해 물 먹기가 역하면 레몬 조각을 물에 넣어 먹는 방법도 좋은 방법 중 하나라고 친절히 안내해주셨다.** 그래서 아내는 그 날 이후부터 물 2리터 마시기에 도전했는데 쉽지 않다. 평소 물을 참 안 마시고 살았구나를 새삼 느끼게 되는 순간이었다. 생각해보니 나도 아무리 많이 마셔도 1.5리터 이상 마시지는 않았다. 아침에 챙겨 나온 0.5리터 생수병에 물이 아직도 남아있다. 물을 많이 마시기가 누워서 떡먹기 정도로 쉬워 보이지만 쉬운 게 아니었다. 물배가 차면 얼마나 부대끼던가. 장 내시경을 준비할 때 전 날 물을 엄청 많이 마시게 되어있다. 몇 리터를 몇 번에 걸쳐 나눠서 마시는 거니까 그렇게 힘들지 않을 것 같은데 실제 약을 탄 물을 계속 마시다 보면 물을 토하고 싶을 정도로 힘들다. (요즘은 약이 좋아져서 이렇게 많이 안 마셔도 된다고 한다) 이렇게 물을 많이 먹기란 쉽지 않지만 아내는 아기가 정량의 양수 안에서 건강하고 편안하게 자라기를 바라는 마음으로 열심히 물을 마시고 있다.

다시 말해 양수가 부족하면 물을 자주 마시자. 아침 출근길 라디오에서 나오는 '우리 물 좋은 물 백O수' 광고에는 임신부의 양수에 대해 이야기해준다. 요즘은 마치 누군가가 내 관심분야에 대한 알고리즘을 분석해서 삶에 적용시켜주는 분위기다. 농으로 이거 혹시 짐 캐리의 트루먼쇼 같은 거 아닌가 싶을 만큼 신기할 때가 많다. 내가 아내와 임신에 대해 몰두해있다는 증거겠거니 한다. 여하튼 그 생수 광고에서 말하길 임산부의 양수는 매일매일 새로 채워진다고 한다. 양수가 계속 머무르는 게 아니라 순환하며 새로운 양수로 채워지고 또 채워지는 구조라는 것이다. 그렇기 때문에 물을 많이 마시는 것이 중요하고, 미네랄이 많이 함유된 좋은 물을 먹는 것 또한 태아에게 매우 중요한 영향을 미친다는 것이다. 좋은 물을 많이 마시자. 아직까진 그냥 일반 생수를 사서 먹는데 오늘은 아내 전용으로 제일 비싼 생수를 사 가야겠다.

반면 조심해야 할 것은 양수가 너무 많아도 안 된다. '양수과다증'이라는 게 있는데 양수가 너무 많으면 태아의 위치를 알기 어렵고 심음을 듣기 어렵다고 한다. 임신부의 복부도 매우 불편해지고 호흡도 곤란할 수 있다. 정맥 압박으로 인해 복부와 외음부, 다리에 부종을 일으킬 수도 있고 이는 조기 진통이나 파수로 이어질 수 있으니 무턱대고 물을 많이 마시는 것도 안 된다. 리터를 측정할 수 있는 용기에 임신부가 먹는 물의 양을 체크해가면서 먹는 방법이 최선이다. 양수는 초음파로 양을 확인할 수 있으니 진료 시 확인할 수 있다.

아참, 탄산수를 준비해두는 것도 좋은 방법이다. 탄산음료는 높은 당분 때문에 임신부에게 좋지 않다. '내 몸 안에 흐르는 이온 포OO스O트' 같은 음료도 설탕의 함량이 높기 때문에 썩 좋은 방법은 아니니 청량감이 필요할 때는 탄산수로 조금이나마 속을 달래 보자.

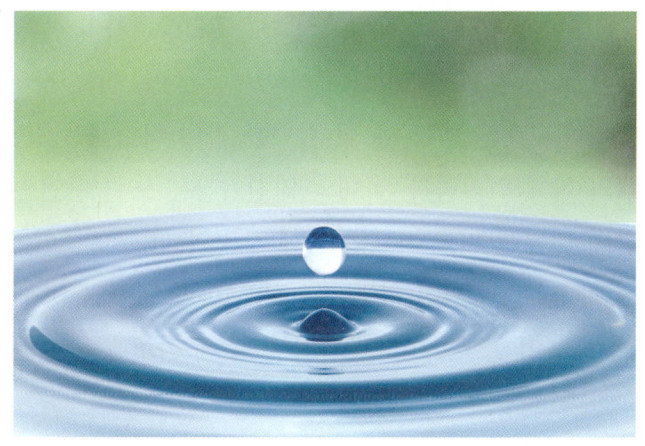

임신 초기는 먹고 싶은 건 못 먹고 먹기 싫은 건 먹어야 하는 시기다. 그 좋아하던 자극적인 음식들과 회, 초밥, 그리고 늘 마무리는 커피나 아이스크림이었는데, 이것들은 아내가 가장 좋아하는 음식인 동시에 기분 전환에 최고였던 음식들이다. 왜 맛있는 것은 죄다 안 되는 걸까. 아내는 이 모든 것을 최대한 참으며, 먹기 싫은 여러 영양제들과 임신에 좋다는 과일 종류들을 살기 위해 먹고 있다. 설령 좋아하는 음식이 앞에 나타난다고 해도 막상 먹으려면 입덧이 출동하는 현실이 참 안쓰럽고 괜히 미안하다. 차라리 내가 입덧을 했으면 좋겠는데 이놈의 건강은 변함없다. 아내에겐 '모두 다 내 뜻대로 되지 않는 시기'가 임신기인 것 같다.

아내에게 미안한 마음이 드는 만큼, 아내를 걱정하는 만큼 아내에 대한 마음이 커진다. 더 커질 마음이 없을 줄 알았는데 실로 어제보다 오늘 더 사랑하고, 오늘보다 내일 더 사랑하게 될 것 같다. 아내의 임신을 가장 가까이에서 지켜보며 돌보아야 할 사람이 바로 남편이어야 하는 이유가 이 때문이다. 관심 있게 지켜보고 있으면 분명 사랑의 새싹이 줄기 어디에선가 돋아나고 있을 것이다.

아내의 임신이 아내만의 임신이 아님을 늘 상기시키자. 남편도 임신한 마음으로 이 길을 걸을 때, 우리 부부는 더욱 더 성장하고 아름다워질 것이다. 그렇기 때문에 이 시기를 절대 허비해선 안 된다. 남편도 아내와 함께 임신하자. 아내의 임신기간은 노력의 연속이다. 같은 시공간에 있는 남편도 아내와 함께 노력의 연속이 끊이지 않아야 한다. 이것이 [남편의 임신]이고 여전히 부족한 남편인 내 매일의 결심이다. 아내가 이 글을 보며 "당신이나 잘 해"라고 말할까봐 까는 밑밥이기도 하다.

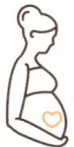

불안

불안의 형태로 표출되는 모성애
_ 임신 9주 차

아내는 거센 바람에도 땅속 깊이 완고하게 뿌리내려, 바람이 부는 대로 흔들려주는 나무다. 흔들려야 한다면 흔들려주겠노라 하며, 바람을 고스란히 받아내고 있다. 나는 행여나 나무가 아플까 싶어 걱정하며 주위를 맴도는 새다. 안절부절못하며 지켜보는 것 외엔 딱히 할 수 있는 게 없는, 그 나무에서 잘 쉬어가던 새다.

9주 차의 어느 날, 아내는 낯선 통증을 느꼈다. 배를 세게 꼬집는 것 같은 통증, 놀랄 정도로 배 안에서 무언가가 찔러대는 것 같은 느낌이 마음까지 닿아, 눌러 막고 있던 불안이 터졌다. 그래서 예약일보다 앞서 병원을 찾았다. 진료 시 특별한 소견은 없었다. 임신하면 원래 이렇게 아플 수 있는가 보나 생각하고 임신 앱을 보는데 엄마 가이드에 이렇게 쓰여 있다.

> "놀라지 마세요. 갑자기 움직이거나 할 때
> 사타구니 부위에 칼로 찌르는 듯한 통증을 느낄 수 있어요.
> 자궁을 지지하는 원형 인대가 늘어나서 그렇습니다."

아내가 겪은 통증은 정상적인 통증이었다. 상식적으로는 안 아파야 정상인데 반대로 통증이 있는 게 정상적이라니 참 얄궂은 사실이다. 얼마나 아프고 놀랐을까. 칼로 찌르는 듯한 느낌을 반복해서 겪었을 아내를 생각하니 그 칼에 내 살을 대어주고 싶다. 게다가 그 통증이 아기가 잘못되려는 통증으로 여겨졌다면 얼마나 두려웠을까. 이상하게 최대한 침착하려 했던 아내의 모습에서 불안의 최대치를 보았다.

임신 9주 차의 불안은 여기서 끝이 아니었다. 줄기차게 이어지던 입덧이 사라져 버린 것이다. 먹덧으로 시작했던 입덧이 지금은 말 그대로 우엑우엑 드라마판 입덧이 되어 입덧 3주 차를 보내고 있는 상황이었다. 점점 더 무언가를 먹기가 고역스러워지고 냄새조차 힘들어한다. 냉장고를 열었다가 닫기만 해도 그녀의 속은 뒤집힌다. 나는 뭐라도 꺼낼라치면 냉장고 내의 목적물 위치를 미리 예상하고 정확한 손놀림으로 꺼내야만 했다. 입덧이 제대로 찾아오니 먹는 재미라도 있었던 먹덧은 정말 감사한 덧이었다. 충분한 영양섭취라도 할 수 있으니 말이다. 입덧 중에도 아내는 최소한의 영양을 위해 이것저것 먹기를 도전하며 간간히 소량의 젤리나 사탕, 밀가루 음식으로 속을 달래고 있었다. 평소 아내가 좋아하던 과일과 음식을 늘 준비시켜 놓는 것도 남편의 지혜다. 또한 아내에게 식단을 맞춰 아내가 힘들어하는 음식은 함께 참고 아내가 찾는 음식을 함께 즐기는 것과 집안의 위생관리가 남편이 할 수 있는 고작의 일이다.

그런데 줄기차게 이어지던 입덧이 아직 끝날 시기도 아닌데 사라져 버렸다. 입덧의 사라짐은 몇 번이나 반복되었다. 짧게는 몇 시간, 길게는 하루 종일도 그랬다. 아기가 엄마에게 휴식을 주나 보다 생각하지만 불안의 끈을 놓기엔 태아를 향한 관심이 끝없다. 그래서 또 열심히 손을 놀려본다. 입덧 사라짐에 대해 검색해 보니 많은 임신부들이 겪는 현상이며 이 현상으로 인해 임신부들은 매우 불안해한다. 몸이 편해지면 좋아해야 하는데 오히려 불안해하는 것은 그들이 '엄마'이기 때문이다. 전에도 말했듯 내 아이만 건강하다면 이깟 고생하는 것쯤은 견딜 수 있다는 엄마의 마음이 잘 묻어있다. 모성애는 불안의 형태로 표출되고 있었다. 이렇게 몇 번 입덧 사라짐을 경험하고 나니 아주 편하게 말할 수 있다.

"라떼는 말이야 입덧이 몇 번이나 없어졌었지.
충분히 그럴 수 있어."

입덧은 일시적으로 사라질 수 있다. 그러니 입덧이 사라졌다면 불안한 마음을 최대한 버리고 침착하게 하루 이틀 정도 지켜보는 게 가장 중요하다. 그걸로 입덧의 시기가 끝난 거면 더할 나위 없을 것이고 다시 시작하면 받아들여야 한다. 계속 불안한 마음이 이어진다면 정신 건강을 위해서라도 내원하는 게 최선이다. 불안함에 찾은 병원이지만 득도 있었다. 아기를 조금 더 빨리 만나볼 수 있었다.

임신 9주 차의 태아는 탯줄이 형성되고 있고 팔과 다리가 보이기 시작한다. 3cm 남짓 크기의 아기가 엄마 배에서 힘차게 숨 쉬고, 또 자라고 있다는 게 실감이 나지 않지만 사실이기에 그저 놀랍다. 부모가 되는 경험은 위대한 창조 섭리에 한 발 더 다가가는 것이다. 아내야, 아가야 고맙다.

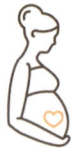

안정기

대체 임신 안정기는 언제인가요?
_ 임신 10주 차

"선생님, 대체 임신 안정기는 언제부터인가요?"

지난 초음파를 마치면서 의사 선생님께 여쭈었던 질문이었다. 이 질문에는 우리의 노파심이 진하게 묻어있다. 주변에서 안 좋은 소식들을 참 많이 접해 왔기 때문이다. 실제로 열에 한 가정은 슬픈 소식을 맞이한다고 한다. 살면서 유독 재수 없는 일이 많았던 나는 상식적인 확률상 지금부터는 좋은 일만 생길 거라는 마음으로 그 싫은 단어를 마음에서 지운다. 골라보는 것도 아닌데 TV에서도 유독 더 많은 임신 이야기가 나오고 마음 아픈 이야기들이 주를 이룬다. 심지어 TV 프로그램 동물농장마저도 그렇다. 그리고 과도한 맘카페 검색은 해롭다는 것을 알고도 정보의 바다를 서핑하다 보면 또 함께 마음 아파한다. 임신을 겪고 있다는 것 하나만으로 얼굴도 모르는 이들의 이 소식 저 소식에 같이 마음 아파하고 같이 기뻐하게 된다.

선생님께 안정기에 대해 묻기 전에 이미 많은 검색을 해보았다. 그런데 말하는 사람마다 안정기에 대한 소견이 달라 정확히 언제라고 답을 내리기가 힘들다. 그중에 가장 일리가 있는 말은 '임신에 안정기란 없다'였다. 열 달 내내 조심 또 조심하란 얘기다. 이 말에 나도 동의하지만 늘 조심하되 마음만은 좀 놓고 살아야 하지 않겠는가? 주차가 거듭 될수록 불안함이 조금씩 녹고는 있지만 더 안심할 수 있는 때가 언제인지 궁금했다. 인터넷에 떠도는 정보는 말 그대로 떠도는 정보다. 하지만 내가 신뢰하고 있는 의사 선생님께서 말씀해주신다면 그 정보가 참이 될 것이고 위로가 될 것이다. 그래서 의사 선생님께 직접 물은 것이다.

내 질문을 받은 의사 선생님은 이미 안정기는 없다는 눈빛이었다. 그리고 이내 "음~"을 한 번 하시더니 온유한 어조로 조심스레 말씀하셨다.

> "안정기는 없지만 그래도 17주 이후부터는
> 유산율이 현저히 떨어져요."

내심 12주 정도 말씀하시길 기대했는데 17주라고 말씀하시니 목이 빠져라 기다리던 방학이 연기된 것 같은 기분이었다. 하지만 17주만 지나면 우리를 괴롭히던 혹시나 하는 걱정들이 대거 소멸될 것 같은 기대가 생겼다. 이어 선생님은 아기가 건강히 있으니 조심은 하되 너무 염려는 말라고 덧붙이셨다.

결론적으로 임신에는 안정기는 없지만 일단 17주 차가 넘어가면 그래도 좀 마음을 놓을 수 있다는 말이다. 산달까지 늘 떨어지는 낙엽도 조심하되 마음은 평화를 유지하며 지내야 한다.

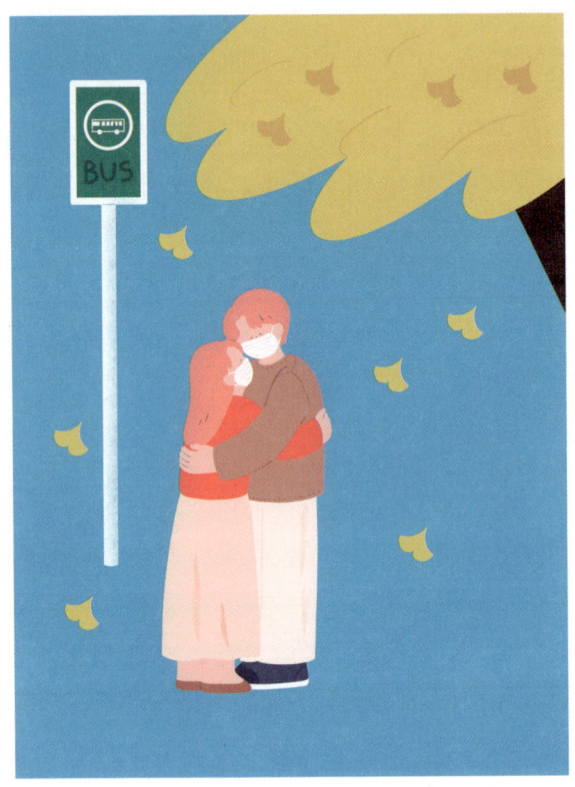

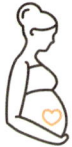

생명체를 넘어 인격체로
존재 그 이상의 의미_ 임신 10주 차

　9주 차 진료를 앞당겨 봐서 그다음 진료도 좀 빨라졌다. 그래서 10주 차가 되자마자 다시 병원을 찾았다. 병원에 빨리 가는 게 우리에겐 무언가에 대한 해소이기도 하지만 잦은 초음파로 인해 아기가 스트레스 받지 않을까 걱정도 되었다. 이에 대해 의사 선생님은 태아에게 '삐~' 하는 초음파 소리가 전해지긴 하지만 걱정할 수준은 아니라고 말씀하셨다.

　드디어 대기자 명단에 아내의 이름이 가장 높이 솟았다. 곧 아내의 사랑스러운 이름이 불리고 진료실로 들어갔다. 살짝 닫아도 쾅, 매번 큰 소리를 내며 닫혔다가 반동에 의해 반은 다시 열리는 슬라이드식 진료실 문은 고칠 생각이 없나 보다. 나는 이제 쾅 소리도 나지 않게, 다시 스르륵 열리지도 않게 능숙하게 문을 닫는다. 쉽지 않은 것을 결국 해내고 진료실 의자에 앉았다. 여느 때처럼 아내는 곧장 초음파실로 들어갔고 나는 "남편분! 들어오세요"라는 말을 초 단위로 기다리며 대기한다. 전만큼은 초조하지 않다. 그래 이렇게 편해지는 거겠지 싶다가 이상한 기운을 감지한다. 보통은 들어가서 초음파를 시작하고 나면 이래저래 이야기가 들리는데 오늘은 아무 소리도 들리지 않는다. 그 적막함이 '순간'을 '한참'으로 만들어버렸다. 적막을 깨는 소리가 들렸다.

"ㄴㅍㅐㅓ앋아올ㅅ요~"

분명 나한테 뭐라고 말하는 건데, 정확히 뭐라 하신 건지는 모르겠지만 타이밍상 남편분 들어오라는 소리다. "남편놈 들어오세요"라고 한 것 같기도 하다. 간호사 선생님이 바뀌었는데 이 분은 목소리가 작으시다. 평생 눈치 하나로 지금까지 살아남은 나는 일단 알아듣고 불안함으로 막혀있던 숨을 나눠 쉬며 초음파실로 들어갔다. 들어가자마자 아내의 얼굴을 쓱 보고 바로 모니터로 시선을 향했다. 그리고 아기가 잘 있는 것을 확인했다. 잠시 적막했던 것은 그냥 아무 이유 없었던 것이다. 다들 모니터에 집중하고 있었나 보다.

나도 이제 초음파를 좀 본다. 아기의 전부 같았던 심장은 이제 몸의 일부가 되어 큰 별 작은 별의 모습으로 반복하며 운동하고 있었고 정확히 이등신의 모습으로 우리에게 인사했다. 안녕, 아가야! 난 그냥 등신인데 우리 아가는 현재 이등신이구나.

잘 보아야만 어디가 머리이고 어디가 엉덩이인지 알 수 있다. 언뜻 보면 엉덩이가 머리 같고 머리가 엉덩이 같다. 머리와 엉덩이를 구분하고 나면 팔과 다리를 볼 수 있다. 이제는 '팔다리가 생겼다' 정도가 아니라 '팔다리가 있다'라고 할 수 있을 정도로 확연해졌다. 의사 선생님은 아기의 크기를 잘 잴 수 있는 초음파 각도에 다다르면 마우스 포인터를 이용해 크기를 잰다. 크기를 재면 우측 하단에 측정한 크기와 출산예정일이 기록된다. 3.44cm의 크기를 기록했다. 요놈, 또 컸다.

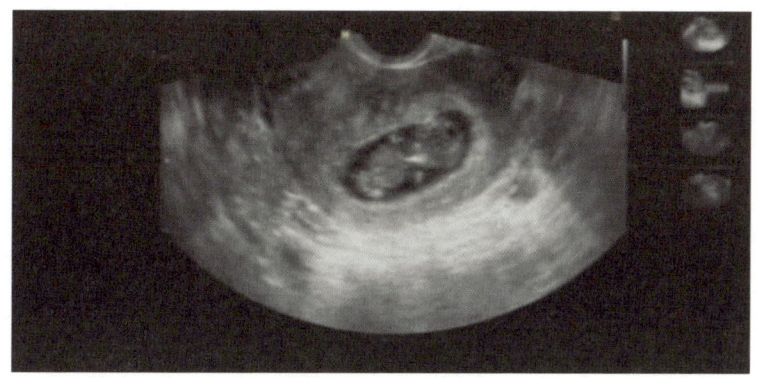

임신 10주 차 초음파

병원에 갔다가 집에 돌아오면 묘한 여운이 남는다. 아내는 계속해서 초음파 영상을 본다. 엄마는 그렇다. 아빠는 따라갈 수 없는, 말로 표현할 수 없는 무언가가 엄마에겐 더 있다. 아내는 분주히 움직이고 있는 내게 이렇다 저렇다 수다를 청한다. 이어 종이와 자를 꺼내 3.44cm로 접은 뒤 배에 가져다 대며 말한다.

"예쁨이는 지금 여기서 이 크기로 있는 거야!"

확실히 평소보다 살짝 높아진 텐션이었다. 이 풍경이 얼마나 아름답고 소중한지는 경험해본 사람만이 알 것이다. 이제 나는 아내 배 속의 아기가 생명체를 넘어 인격체로 느껴지기 시작했다. 열 달 동안 서서히 완성되어서 출산 후부터 성장하는 줄 알았는데, 엄마 배 속에서 이미 완성되어 그곳에서 잘 자라다가 세상에 나오는 것이었다. 따지고 보면 아내는 임신과 동시에 육아를 시작한 것이다. 이미 수고와 희생을 선택하여 감내하고 있는 아내를 위해 무얼 해도 부족한 느낌의 요즘이다.

10주, 임신한 지 꽤 된 것 같은데 이제 4분의 1선을 겨우 넘었다. 하지만 지금이 5월인데 올해 12월이면 아기를 만날 수 있다고 생각하니 시간 참 빠르다. 그래서 10주는 임신 초기임에도 불구하고 임신에 대해 다 아는 것처럼 느껴지는 때다.

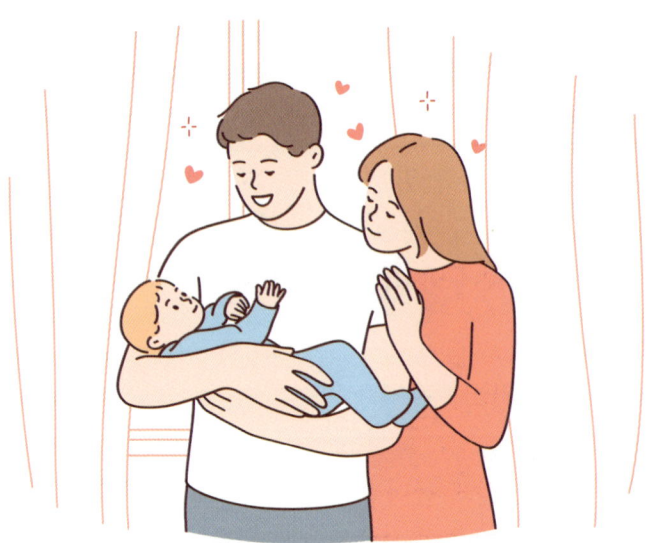

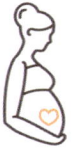

아내의 치료자
남편_ 임신 11주 차

아내는 여전히 자신과의 싸움 중에 있다. 입덧하는 아내에게는 아무 일이 없어도 아무 일이 있는 것이다. 며칠 전 아내가 너무 충격적인 글을 봤다며 사색이 되어 내게로 왔다. 어떤 사람이 인터넷에 올린 "입덧은 언제까지 하나요?"라는 질문에 "출산일에도 입덧으로 토하고 출산하러 갔어요."라는 댓글이 달린 것이다. 생각만 해도 끔찍하다. 나는 이미 임신관련 책에서 공부해 놓은 지식으로 두려움에 떨고 있는 아내의 마음을 안정시켰다.

> "보통 입덧은 임신 7-9주에 시작되고
> 대개 12주 정도부터 서서히 수그러든대.
> 정말 긴 사람은 20주까지 간다더라고.
> 조금만 더 애쓰면 좋아질 거야."

내 말에 대한 신뢰도가 크게 없는 아내이지만 작게나마 화색을 띠며 안도했다. 역시 아는 것이 힘이다. 나는 아내의 입덧에 대비하기 위해 많은 먹거리들을 저장해두었다. 하지만 여전히 찾는 것만 찾는다. 보통 상큼하고 차가운 음식, 달달한 과일이나 젤리 정도를 찾는다. 좋아하진 않지만 그나마 먹을 수 있는 음식들은 빨갛게 무친 나

물이나 구황작물들, 기름기가 적은 음식, 냄새가 약한 음식들이다. 지난 주말 오전엔 아내가 김치볶음밥을 먹고 싶어 해 얼른 만들어 봤다. 하지만 아내는 먹지 못했다. 내가 평소처럼 치즈를 넣었기 때문이다. 앞으로 토핑은 꼭 물어보고 추가해야겠다.

넣었던 치즈는 당근이나 양파처럼 다시 꺼낼 수가 없다. '엎지른 물'처럼 '볶아버린 치즈'라는 표현도 충분히 쓸 법하다. 최근 김치볶음밥 외에도 아내가 찾는 먹거리들은 아이스크림, 떡, 김치전, 초밥, 빵, 냉면, 생라면, 불닭 김밥, 요거트 음료 등이 있다. 내가 나름 고심해서 냉동이나 냉장에 저장해 놓은 음식 리스트는 이 중에 하나도 없다. 실패다. 임신부의 속을 달랠 수 있다는 포O칩도 잔뜩 사놨는데 나만 먹는다.

아내의 입덧에 조금이라도 도움이 되고자 나는 항상 아내의 상태를 살피며 생각을 묻는다. 먹고 싶은 게 없는지가 가장 잦은 질문이다. 그럼 보통 없다고 한다. 그럼 나는 세상 모든 음식의 이름을 대가며 다시 한번 되묻는데 아내는 그때마다 내가 말하는 음식에 대해 생각만 해도 울렁거린다며 그만 얘기하라고 손사래를 친다. 평소엔 그렇게 좋아하던 것도 거절한다. 어쩌다 보니 괜찮던 속도 거북하게 만들어버릴 때가 있다. 그래서 요즘은 음식 추천을 하지 않고 아내가 무언가를 찾을 때 바로 액션을 취하려고 연중무휴 항시대기 중이다.

이제 아기는 탯줄을 통해 영양을 공급받고 있다. 그래서 입덧 중임에도 불구하고 어느 정도 균형 잡힌 식사가 중요하다.

입덧을 검색해 보면 구토와 구역은 임신 중 흔한 증상이지만 이로 인해 임신부의 삶의 질이 떨어질 수 있다고 되어 있다. **이 떨어진 삶의 질을 높여줄 사람은 남편 말고는 없다.** 아내의 떨어진 삶의 질을 높여줄 수 있는 게 남편이 아니라 다른 무엇, 또는 다른 어떤 사람이라면 그 남편은 스스로를 돌아봐야 할 필요가 있다. 곧 끝날지도 모르고 어쩌면 더 오래 입덧이라는 덫에 걸려 고생할 아내를 위해 남편들은 오늘도 더 부지런히 센스를 쥐어짜서라도 발휘해야 한다.

입덧 완화에 있어서 시원하고 맑은 공기, 또는 바람을 쐬는 것이 도움이 된다고 한다. 임신부에게 가벼운 산책도 좋다니 일석이조다. 그래서 나는 아내와 함께 밤 산책을 자주 하려고 한다. 입덧이 완화되는지는 모르겠지만 아내의 기분이 조금은 환기되는 것을 본다. 그럼 나도 좋아진다. 내가 좋기 위해서는 아내를 좋게 해야 한다. 결국 아내를 좋게 하면 나도 좋아진다. 그럼 아기도 좋을 것이다.

> 이제 임신 11주 차에 접어들었다. 아기의 신체기관은 자리를 잡았고, 여전히 심장은 일반 성인보다 빠르게 뛰고 있다. 양수에 둥둥 떠 헤엄을 치기도 한다. 중요한 감각을 배우고 있는 시기이고 이등신에서 삼등신으로 변해가는 과정이기도 하다.

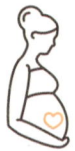

태교
마음의 방을 밝히기_ 임신 11주 차

　임신은 한 번도 올라보지 못한 높다란 험산을 등반하는 것과 같다. 진입로를 지났을 뿐인데 이미 기선제압 당했다. 정상까지 도달하는 길들이 진입로에 비해 무난하길 바란다.
　지금은 종영했지만 〈슬기로운 의사생활〉이라는 드라마가 있었다. 아내가 좋아하는 배우들이 총출동하는 드라마다. 그래서 목요일 밤마다 함께 즐겨 보곤 했는데 그 배우에 그 작품이다. 나이가 먹어서 그런지 TV만 켜면 그저 그렇고 그래 보여 TV에 대한 마음이 시들해져가고 있었는데 유독 목요일 밤의 우리 눈빛은 어느 때보다도 빛나고 있었다. 여러 전공의 의사들 중 산과 양석형 교수의 진료실에 자주 등장하는 임신 가정이 있다. 그 부부는 유산 경험이 있었고 이후 찾아온 아이를 지켜내려 하지만 수월하지가 않다. 병원에 올 때마다 불안한 상태임을 알게 되고 슬퍼한다. 그때마다 산과 의사인 양석형은 담담하게 위로하고 함께 잘 지켜내 보자고 한다. 풍기는 뉘앙스로는 이들은 마침내 순산할 것 같았고, 다행히 진짜로 순산했다. 좀 더 정확히 말하자면 세상에 '순산'이란 없으니 그들은 잘 견디고 버텨 건강한 아기를 출산했다. 그저 역할극에 불과한 장면이지만 우리 부부도 그들과 함께 기뻐했다. 하지만 누가 봐도 이들의 과정은 난산이었다. 이렇게 어떤 이들은 적당한 순풍에 잘 밀려가는 돛단배처럼 안정적인 열 달을 보내기도 하겠지만 또 어떤 이들은 열 달을 애매하게 추운 날의 살얼음판 걷듯 보내는 이들도 있다. 그리고 그 안에서 발생하는 감정과 신체의 변화는 언젠가 와지직 깨져버릴 것 같은 불안감을 갖게 만든다.

이제 부부의 감정을 아기가 공유한다고 한다. 아기가 엄마의 감정을 공유하는 것은 당연하게 느껴지지만 물리적으로 어디 하나 연결되어 있지 않은 아빠의 감정까지 공유할 수 있다는 말은 납득이 되지 않는다. 그러나 아빠의 감정을 엄마가 바로 느끼기 때문에, 아빠의 감정은 엄마를 통해 아기에게 전달될 것 같다. 그러니 부부 모두의 정서가 평온해야 엄마 배 속의 아기도 더 편안하게 쉴 수 있을 것이다.

임신부가 태아에게 좋은 영향을 주기 위해 몸과 마음, 감정과 행동과 언어 등을 정화해 배 속의 태아에게 좋은 환경을 만들어주고, 끊임없이 사랑과 애정을 보여주는 것을 바로 '태교'라고 한다. 한 마디로 좋은 태교는 임신부의 마음이 기쁘고 평온한 상태여야 한다는 것이다. 그리고 이 태교는 혼자의 의지로 이뤄나갈 수 있는 게 아니라 많은 주변 환경, 특히 남편과의 유대감이 절대적으로 중요하다. 임신이라는 여정에 있어서 남편의 역할이 얼마나 중요한가를 매일 깨닫는다.

나는 아내가 행복하길 바란다. 감정이 요동친다는 임신 중에도 평안하길 바란다. 즐겁길 바란다. 아내 안에 근심이 없기를 바란다. 아내 안에 불안이 없기를 바란다. 이런 내 욕심과 소원만으로도 아내의 상태가 최고가 된다면 나는 30일 금식기도도 마다하지 않을 것이다. 하지만 내 감정마저 내 바람대로 되지 않는 것이 삶이다. 어려움 가운데 알아가야 할 것들이 참 많은가 보다. 어떤 것도 마음과 바

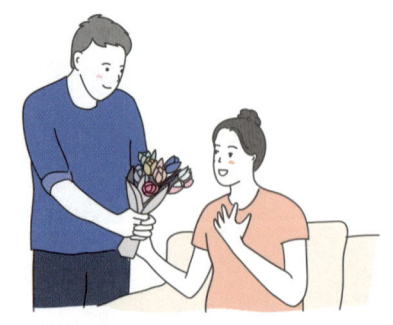

람만으로는 실현될 수 없기에 나는 내가 할 수 있는 작은 무어라도 찾아낸다. 그 작은 것이 아내에겐 감동이 되고 우리 아기에겐 건강이 되리라. 그리고 좋은 태교의 마중물이 되리라.

여느 때처럼 아내보다 먼저 잠들고, 함께 일어나 바쁘게 출근해서 일을 하고 있었다. 우린 출근해도 메시지로 수다를 나눈다. 그러다가 아내의 톡에 마음이 철렁했다.

"나 사실 어젯밤에 혼자 거실에서 울었어."

이런, 뭐 말로 표현할 길이 없다. **괜찮아 보였는데 정말 괜찮아 보이기만 했구나.** 퇴근길에 어두운 아내의 마음을 밝게 해 줄 무언가가 필요하다고 느꼈다. 아내의 마음속 방에 불을 켜야 한다. 먼저 유기농 빵집에 가서 밤 식빵을 하나 사고 퇴근길에 자주 보았던 어느 꽃집으로 향했다. 그리고 가장 밝은 색의 꽃들로 적당한 크기의 다발을 만들어달라고 요청했다. 어느 글에서 봤는데 꽃 선물로도 태교가 될 수 있다더라. 그걸 '꽃 태교'라고 한다나?

집에 도착해서 현관문을 열자마자 꽃을 전달했다. 아내는 꽃을 보고 적당히 좋아했다. 꽃에 너무 가까이 가지 말라고 했다. 이제 사 온 꽃인데 여보의 외모에 눌려 금방 시들어버리면 아까우니 가까이 가지 말라고 했다. 좋은 냄새가 코를 찔러 식탁을 보니 저녁이 준비되어 있다.

입덧 때문에 약해진 비위에도 거의 매일 저녁을 준비해 놓는다. 아내의 고생에 밥이 안 넘어갈 줄 알았는데 입안에서 녹는다. 짐을 정리하는데 책상에 편지가 하나 놓여있다. 오늘도 수고했다며, 그리고 그동안 수고했다며 용돈과 함께 손 글씨를 넣어 놓았다. 감동이다. 오늘은 내가 감동 주려고 했는데 또 졌다.

 내가 좋은 남편이 되려는 이유는 내가 좋은 사람이라서가 아니라 아내가 좋은 사람이기 때문이다. 내가 아내에게 좋은 기분을 주고 싶은 이유는 아내가 먼저 나에게 좋은 기분을 알려주었기 때문이다. 가장 좋은 태교는 진심으로 사랑할 때 나오는 말과 행동들일 것이다. 우리 아기도 이 아름다운 영향으로 건강하게 성장하고, 넘치게 사랑받고, 또 그 사랑을 잘 전할 수 있는 아이가 되길 기도한다.

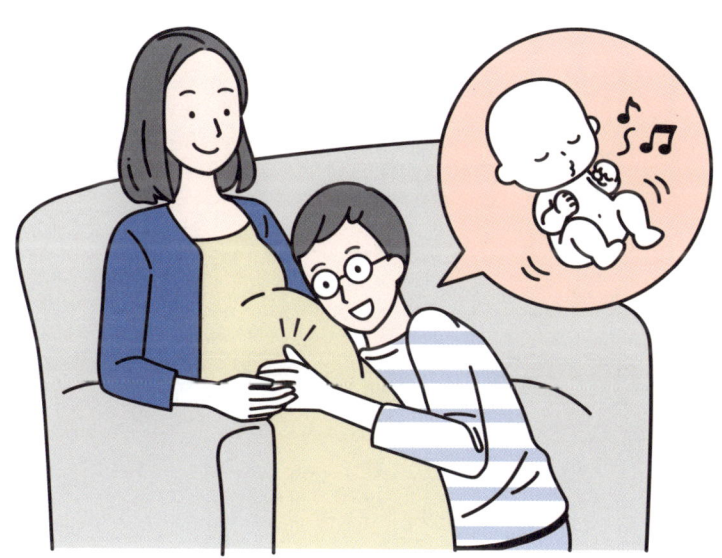

하프타임

임신 중기

12-27주
4-7개월

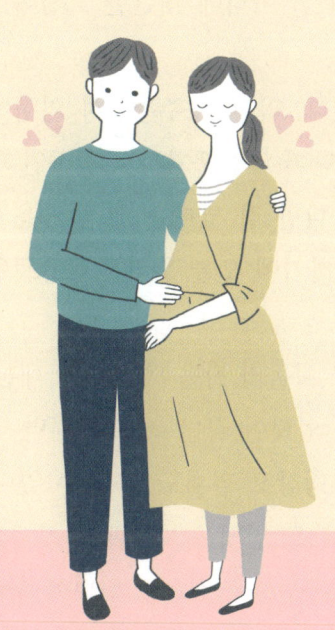

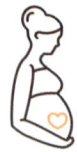

반가운 말 한마디

1차 기형아 검사와 입체초음파
_ 임신 12주 차

"여보도 정말 고생 많았어."

12주 동안 정말 고생 많았다는 내 말에 대한 아내의 대답이다. 나는 별로 고생한 것도 없는데 이 한 마디에 대단한 고생이 있었다는 듯 마음이 녹았다.

이제 드디어 12주 차가 되었다. 임신 12주는 1차 기형아 검사를 하는 시기다. 기형아 검사라는 단어에서 풍기는 부정적인 향에 비해 실제로는 크게 불안하지 않다. 다만 잘 있다는 그 반가운 한마디는 임신 기간의 삶을 더 풍요롭게 하기에 오늘 우리는 풍요로워지러 병원에 간다.

일찍 일어나 모자를 눌러쓰고 서둘러 집을 나섰다. 아내는 가는 길 차 안에서 속 쓰림을 호소했다. 입덧이 끝난 건 아니지만 전보다 많이 좋아져 이제는 고기도 먹고 냉장고 냄새도 맡을 수 있다. 하지만 여전히 속 쓰림은 남아 있다. 그래도 입덧은 보통 12주부터 사라진다고 하는데 기가 막히게 아내도 12주를 기점으로 입덧이 사라지고 있는 중이다. 입덧으로 고생하는 분들 조금만 더 힘내세요. 거의 대부분의 사람들은 이쯤 서서히 끝나간다고 합니다.

일단 속 쓰려 하는 아내는 무엇이라도 먹어야 한다. 아침 먹을 여유가 없어서 편의점에 들렀다. 오늘 검사가 얼마나 걸릴지 모르니 속 쓰림만 잠재울 겸 초코우유와 편의점 김밥으로 아침을 때웠다. (단것을 먹고 초음파를 보면 태아가 좀 더 활동적이다)

여느 때처럼 좁고 경사진 지하 주차장에 곡예 하듯 들어가 주차를 했다. 처음엔 뭐 이런 주차장이 다 있냐며 볼멘소리를 했는데 지금은 아내마저 능숙하다. 평일이라 그런지 사람들이 많지 않았다. 여기저기 지나다니는 임신부들의 모습은 모두 제각각이다. 아내처럼 누가 봐도 임신부가 아닌 것 같은 사람들부터 적당히 배가 볼록한 사람들, 출산이 얼마 남지 않았다는 것을 한눈에 알아볼 수 있는 만삭의 임신부들, 그리고 출산 후 환자복을 입고 지나다니거나 휠체어에 앉아 복도를 오가는 사람들. 모두 다 내 존경의 대상들이라 마음으로 열렬히 응원하게 된다.

먼저 초음파실로 향한다. 오늘은 처음으로 복부 초음파를 통해 입체 초음파까지 본다. 들어가자마자 자리를 잡았다. 아내는 초음파 침대에, 나는 보호자 의자에 앉았다. 아내 배에 차가운 젤을 응가 모양으로 짜내고 기기를 가져다 댔다. 그리고 바로 우리 아기의 모습이 모니터에 등장했다.

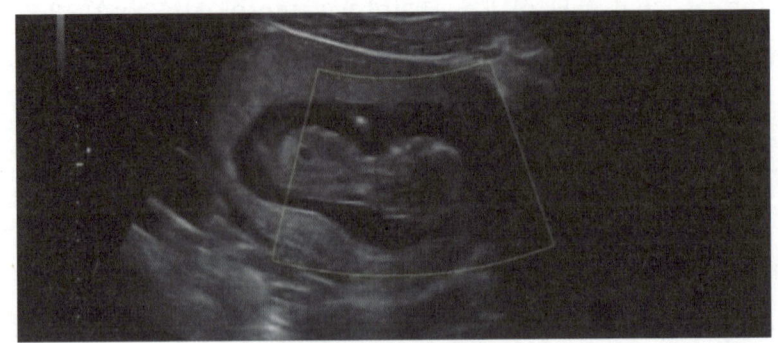
임신 12주 차 초음파

'풉' 하고 웃음을 뱉다 삼켰다. 교과서인가? 태아같이 생겼다. 아니, 태아가 맞는데 이게 너무너무 태아 같지 않은가? 손으로 그려보라고 해도 정말 잘 그릴 수 있을 만큼 확실한 선을 가진 태아다. 정말 많이 자랐다. 이제 정말 사람이다. 전화하면 받을 것 같고, 길 물어보면 알려줄 것 같다. 이제 그저 아내가 '임신했다'가 아니라 우리 눈앞에 '생명이 찾아왔다'

초음파가 이리저리 아기를 비췄다. 심장도 참 잘 뛰고 있었다. 초음파 담당 선생님은 마우스 포인터로 목의 두께와 아기의 키 등을 측정했다. 초음파만 하시는 분이라 그런지 베테랑처럼 아내의 배를 여기저기 시원하게 가로지르며 능숙히 할 일을 하셨다. 그때 아기는 꼬물꼬물 움직이다가 팔과 다리를 꼬았다. '나 쉬운 태아 아니다'라고 어필하는 것 같았다. 그리고 곧 말로만 들었던 입체 초음파를 볼 수 있었다. 그림자

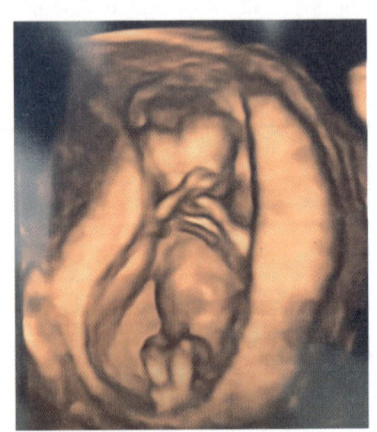
임신 12주 차 입체 초음파

처럼 보던 일반 초음파와는 다르게 원근감과 질감까지 느껴지는 듯한 입체 초음파는 신세계였다. 처음 나왔던 휴대폰의 단음 벨소리를 듣다가 16화음 오케스트라 휴대폰 벨소리를 들었을 때의 상향감이라고 하면 많이들 이해하실까? 여하튼 아직 이목구비나 성별을 구별할 만큼 뚜렷하진 않지만 입체 초음파는 확실히 머리와 몸, 팔과 다리, 탯줄과 아기의 움직임을 더 섬세하게 보여준다.

황홀한 초음파를 마친 후 상담실에 가서 간단한 문진을 했다. 병력이나 수술력 등을 확인하고 산전검사의 항목을 체크했다. 예를 들면 풍진이나 A형 간염, B형 간염, 수두 등이었다. 오늘 또 한 번의 채혈을 통해 다시 필요한 항체들을 확인할 거라고 했다.

상담실에서 나와 담당 의사 선생님을 만났다. 드디어 오늘 1차 기형아 검사의 결과를 들을 시간이다. 촬영된 초음파를 이리저리 보며 매우 또박또박 말씀하시기 시작했다. 가장 긴장되는 순간이었다. 일단 오늘 검사 결과로는 목 두께 수치 정상, 태아의 크기도 정상, 코뼈도 잘 자랐고 뇌의 발달도 잘 되고 있단다. 탯줄도 잘 있고 손발도 잘 발달하고 있다고 한다. 부족했던 양수도 이제 적당하다고 하신다. '물 먹느라 고생했어 여보. 쉬 싸느라 고생했어 여보.'

요즘 나에게 있어서 최고의 순간은 아내가 건강하다는 소리와 아기가 잘 있다는 소리를 들을 때이다. 게다가 오늘은 의사 선생님의 입에서 '안정기'라는 단어가 나왔다. 전에 썼듯이 임신에 있어서 안정기란 없지만 그래도 아주 조금이라도 안심할 수 있는 단계에 오면 '안정기'라는 단어를 쓰나 보다. 의사 선생님께서 안정기에 들어섰으니 무리하지 않는 선에서 조금씩 활동해도 좋다고 말씀하신다. (산책은 30분부터 조금씩 늘려가는 게 좋다고 한다) 선생님의 '안정기' 거론은 마치 마법의 주문처럼 우리 마음을 안정시켰다. 반가운 말은 백

번 천 번 들어도 좋다. 이 반가운 말 몇 번 더 들으면 곧 산달이 되겠다.

그렇게 진료실에서의 조우를 마치고 다음 예약일을 잡았다. 함께 오고 싶어서 토요일로 잡았다. 이제 4주를 기다려야 한다. 지금까지의 병원 방문 간격 중 가장 긴 시간이다. 기다림의 시간이 참 길겠구나 생각하며 수납을 하고 채혈을 했다. 수납은 10만 원 중반의 금액이 나왔고 국민행복카드는 곧 동이 날 예정이다. 아 참, 가입한 태아보험의 1차 선물을 받고 2차 메인 선물을 고를 수 있는 선택안도 받았다. (태아보험은 임신 22주 전에 드는 게 좋다)

2차 기형아 검사는 한 달 뒤다. 오늘 검사한 항목 중 결과를 조금 기다려야 하는 것은 전화로 안내를 해주신다고 했고, 최종 검사 결과는 2차 검사까지 한 뒤에 알 수 있다고 한다. 지난 시간도 그랬고 오늘도 그랬듯 다가올 모든 임신의 시간은, '걱정이 사치였구나'를 자각하는 순간이 될 것이다.

아내와 집으로 돌아갈 때의 마음은 바람 한 점 없는 날씨에도 두둥실 떠다니는 민들레 씨 같았다. 2주 동안 얼마나 자라 있을까, 잘 자라고 있을까, 몸 상태가 썩 좋지 않았는데 건강하게 있는 걸까, 이렇게 매일매일 수십번씩 궁금했는데 이제 해소를 넘어 해결이 된 느낌이었다. 여전히 성별이 궁금하긴 하지만 중요하지 않다. 집에 도착해서도 우린 아기 이야기를 한다. 아내는 초음파 영상을 놓질 않는다. 엄마다. 이미 엄마다.

이제 큰 산 하나를 겨우 넘었다. 앞으로도 크고 작은 고개들을 계속 넘어야 한다. 혼자 가면 어려운 길이지만 둘이 가면 완주하고도 힘이 남아 돌거라는 생각으로 열심을 다하려 한다. 내가 아무리 고생을 한다 한들 아내가 하는 고생의 반만이라도 따라갈 수 있을까. 사실 처음부터 내가 말하고 있는 '남편도 임신해야 한다'는 말은 되지도 않는 말이다. 다만 그 마음으로 임신의 여정을 진정성 있게 걷는다면 아내가 더 힘을 낼 수 있지 않을까. 어떤 노래의 가사처럼 '피곤하면 잠깐 쉬어 가자', '물이라도 한 잔 마실까' 하며 같이 걷다 보면 도착해 있으리라.

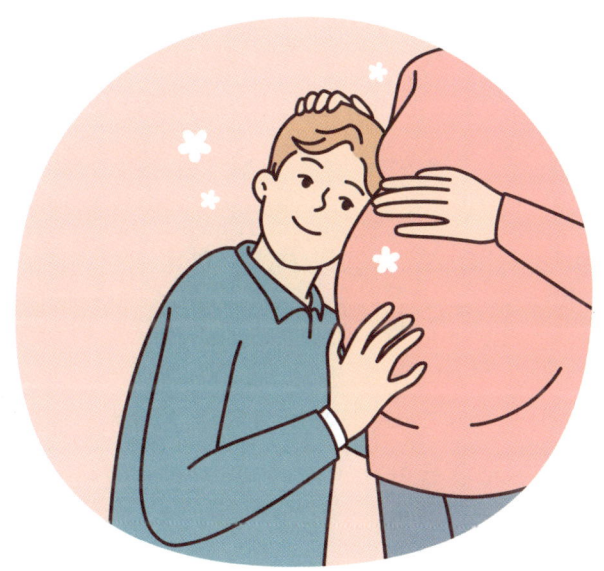

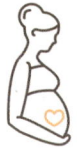

애초에 다 내 일이었다
집안 일

"임신은 축복이다."

그러니 임신의 과정을 거쳐 이 땅에 태어난 우리는 모두 축복된 존재들이다. 하지만 임신의 최전선에 있는 당사자인 아내는 기대감과 함께 불안감 등 여러 감정적, 신체적 변화를 맞이하게 된다. 건강한 아기를 출산하고 사랑스러운 부부관계를 유지하기 위해서는 예비 아빠인 남편이 적.극.적.으.로. 임신 기간을 함께 해야 한다. 절대 아내가 홀로 싸우고 있다고 생각하게 만들지 말자. 내 편이 있다는 것은 생각보다 큰 힘이 될 수 있다.

어떤 책에서 남편이 꼭 해야 할 집안일을 소개하는 내용을 보았다. 그걸 계기를 스스로를 돌아보고 몇 주 간 직접 해보니 어마어마한 결론에 이르게 됐다.

내가 아내를 도와주겠다며 하고 있는 거의 모든 가사 일들이 애초에 다 내 일이었다.

집안일을 열심히 하며 생각해보니 아내를 위해 하는 게 아니었다. 내가 먹을 밥을 내가 짓고, 내가 먹은 식기를 내가 설거지하고, 내가 먹다 남긴 음식물을 내가 버리는 거였다. 내가 버린 쓰레기를 내가 분리배출 하는 거였고, 내가 더럽힌 집을 내가 청소하는 거였고, 내가

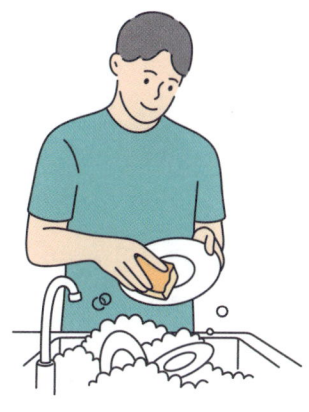

입었던 옷을 내가 빨래하고, 내가 입을 옷을 내가 널고 개켜 정리해두는 것이었다. 내가 먹을 먹거리들을 사기 위해 장을 보는 것이었고, 내가 키우는 화초에 내가 물을 주는 것이었다. 아내를 위해 발 벗고 나서서 하고 있는 일들의 대부분이 사실 아내를 위한 일이 아니라 내가 당연히 해왔어야 할 일들이었다. 솔직히 좀 충격적이었다. 아내는 수년간 공동의 일을 자기 일이라 여기고 묵묵히 남편을 돕고 있었다.

그렇기 때문에 남의 편 되기 쉬운 우리 남편들은 더 많이 경험하고 깨달아야 한다. 그리고 노력해야 한다. 내가 본 책에서 소개하는 몇 가지 남편의 역할을 참고해서 정리해보았다. 남편의 임신에 한 걸음 다가서는 방법들이다.

1. **아내의 몸과 마음을 이해한다:** 입덧이나 호르몬 변화로 인한 감정 기복, 또는 신체적 변화 등을 보며 절대 비난하거나 낯설어해서는 안 된다. 수분이 필요했던 스펀지처럼 기다렸다는 듯이 수용하고 흡수하며 더 따뜻하게 바라보자. 남편은 임신을 실제로 겪어보지 못하기 때문에 완벽한 이해는 있을 수 없을지라도, 완벽한 이해를 향해 애쓴다면 언젠가는 그 마음을 아내가 읽어줄 것이다.

2. **아내가 필요한 것을 알아둔다:** 특히 임신 초기엔 식욕이 떨어지고 쉽게 지친다. 함께 많은 시간을 보내며 곁에서 챙겨줄 수 있는 것들을 미리 준비하자. 먹을 것은 물론이고 임신 중기 이후에는 손 발 저림과 부종이 생기므로 마사지를 해주면 좋고, 먼 곳으로 외출하지 못하는 아내를 위해 가까운 곳으로 자주 산책하며

아내의 컨디션에 대해, 그리고 태어날 아기에 대해 충분한 대화를 주고받으며 소소한 행복을 누리자. 요즘은 특히 산책하기 좋은 날씨라서 아내와 아주 잠깐이라도 나갔다 오곤 하는데, 그 시간은 길가에 핀 이름 모르는 꽃처럼 싱그럽다.

3. **아기에 대한 사랑을 표현한다:** 임신 초기엔 태동도 없고, 아내의 배가 많이 나와 있지도 않기 때문에 아기에 대한 존재를 실감하기가 쉽지 않다. 그렇다고 태어날 아기에 대해 무심해서는 안 된다. 남편의 무관심이 아내에겐 상처가 될 수 있다. 또한 혼자 헤쳐가야 할 길로 생각될 수 있다. 그렇기 때문에 아기에게 사랑스러운 태명을 지어주고 아내의 배를 쓰다듬으며 말을 건네는 등의 애정과 기대감을 표현하자. 나는 매일 아기가 자라고 있는 배 위에 조심스레 손을 대고 기도한다. 아기를 위해 기도하기도 하지만 아기를 품고 있는 사랑하는 아내를 위해 더 기도한다. 위에 말한 것처럼 처음엔 아내의 배에 아기가 있다는 게 실감이 되지 않았지만 12주 차를 지나고 있는 지금은 그 존재가 확실하다.

4. **담배를 끊고 술을 자제한다:** 애초에 담배와 술을 하지 않는 나는 정말 잘 지키고 있다. 담배는 2차 간접흡연뿐만 아니라 3차 간접흡연까지 있다고 하는데 이 또한 임신부에게는 매우 위험하다고 한다. 담배는 줄이는 게 아니라 끊는 것이다. 술 또한 몸에 밴 냄새로 인해 아내의 구역감을 불러일으킬 수 있으며, 술을 좋아하는 부부였다면 이제 더 이상 좋아하던 것을 즐기지 못하는 아내를 위해 함께 참는 모습도 아내에겐 감동이 될 수 있을 것이다. 나는 술, 담배는 참을 일이 없는 대신 치킨과 고기를 줄여가고 있다. 엄청난 정신력으로 말이다.

5. **정기검진은 함께:** 매번 강조하지만 병원은 함께 가는 것이다. 아내를 위해서이기도 하지만 남편을 위해서이기도 하다. 함께 가면 아내와 태아에 대해서 더 자세한 정보를 들을 수 있고, 궁금증을 해결할 수도 있다. 특히 병원에서 만나는 태아의 심장소리와 초음파 모습이 주는 감격은 현장이 아니면 절대 만끽할 수 없다. 아내만 병원에 가면 남편은 100 중에 50만을 알게 될 것이지만, 함께 간다면 100 중에 90을 알 수 있을 것이다. 이것은 내가 알고 모르고의 차원을 넘어 아내를 이해하고 감정을 공유하는 부분에 있어서도 매우 큰 역할을 한다. 또한 아내만 병원에 가게 되면 아내의 감정은 100 중에 50이 될 것이고, 남편이 든든하게 함께 간다면 아내의 감정은 100 중에 90 이상이 될 것이다. 앞으로의 병원 일정도 함께 할 수 있을지는 미지수이지만 매번 비상한 잔머리를 굴려 노력할 것이다. 회사는 임신 기간 남편의 병원 동행 외출을 장려하고 독려하라. 더 나아가 병원 예약 시스템과 근로복지공단이 협력하여 자동적으로 아내의 병원 일정에 맞게 회사 정문에 벤을 준비시켜주어 집에서 아내를 픽업한 후 병원에 함께 갈 수 있게 해 주었으면 좋겠다. 기가 막힌 공익사업 아이템이다.

6. **집안일은 공동의 일이다:** 임신 초기는 여러 환경과 상황으로 인한 유산의 위험이 도사리고 있다. 그렇기 때문에 아내는 무리하지 말아야 하며 절대 안정을 취해야 한다. 아내와 태아의 안전을 위해 남편은 이전보다 부단히 애쓰며 자기 할 일을 해내야 할 것이다. 집 안의 위험한 요소도 제거해야겠다. 미끄러운 곳에 미끄럼 방지 매트를 붙인다던지, 욕실 바닥은 늘 물이 잘 마르도록 환기에 신경을 써야 한다. 사용빈도가 잦은데 높은 곳에

있는 물건이 있다면 낮고 접근하기 편한 곳으로 옮긴다. 임신부의 영양은 태아에게 집중되기 때문에 저혈당 현기증이 일어나기 쉽다. 게다가 호르몬의 불균형으로 인해 아내의 균형 감각이 예전 같지 않을 수 있다. 그러니 아내가 높이 올라서는 일은 없게 하자. 또한 굳이 필요 없는 물건들은 잘 정리하는 등 안정적이지 않은 자세를 취하게 만드는 모든 환경을 제거하자. 깔끔히 정돈된 환경을 만들어줌으로써 아내의 정서에 한몫해보자. 기억하자. 내가 안 하면 아내가 한다. **내가 하면 아내가 쉰다. 과잉보호하자.**

7. **먼 곳으로의 여행이나 무리한 일정은 자제한다:** 우리의 우선순위는 아내와 태아의 안전이다.

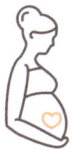

하루도 같은 날이 없다

세상에서 가장 아름다운 변화
_ 임신 13주 차

임신 13주 0일을 맞았다. 40주에 출산한다고 생각하니 이거 뭐 아직 한 참 남았다. 그래도 이 기다림이 지루하지만은 않다. 우리 아기는 매일 아름답게 빚어지고 있으며, 우리는 그 성장을 바라보며 시간을 보내고 있기 때문이다. 아직 임신 2기, 더 정확히 말해 임신 중기 초반을 지나고 있는 초보 임신 가정이지만 우리가 경험한 바, **임신이라는 경이로운 시간은 하루도 같은 날이 없다.**

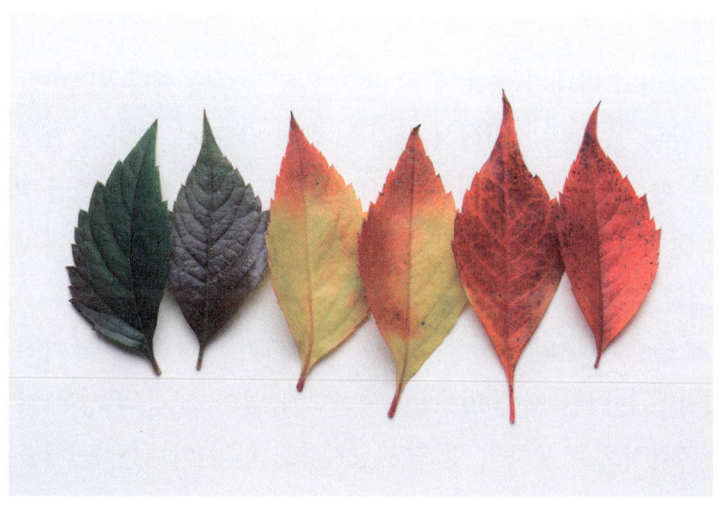

아내는 직장을 쉬게 되었다. 더 안전한 출산을 위하여, 더 건강한 임신기를 위하여 내린 우리의 선택이었다. 누구보다 열심히 일하는 아내는 조심한다 하여도 무리할 가능성이 농후하다. 이제 아내가 일을 쉬니 한결 마음이 놓인다. 하지만 아내는 예약된 경단녀에 마음이 편치 않을 것이다. 게다가 일을 하며 활력을 얻었던 아내이기에 일을 쉬는 것 자체가 희생이고 포기였을 것이다.

아내에게 일어나는 감정적, 신체적 변화는 마치 교과서를 옮겨 놓은 듯하다. 요즘 아내는 빈뇨 현상을 겪고 있다. 쉽게 말해 화장실에 가는 횟수가 늘었다. 아마 자궁이 점점 커지면서 방광을 비롯한 장기들을 조금씩 밀어내고 있나 보다. 지금도 잠깐 산책하려고 나왔는데 쉬가 자주 마려워 집에 들어갈 거라는 메시지가 왔다. 양수 부족 이야기를 들은 바 있어서 물도 권장량만큼 먹으려 노력하다 보니 더 그렇다. 보통 불편한 게 아니겠다. 그리고 끝난 줄 알았던 입덧은 아직 남아있다. 가장 심했을 땐 특정 음식의 냄새도 견디지 못할 정도였고, 조금 나아졌을 땐 냄새는 맡지만 먹진 못하였고, 지금은 겨우 먹을 수 있는 정도이다. 그래서 다시 고기반찬을 식탁 위에 올리기 시작했다.

아, 그리고 아내가 평소에 잘 먹지 않던 음식을 찾는다. 바로 돈가스다. 아내가 본인이 원해서 돈가스 집에 간 것은 아마 살면서 손가락으로 셀 수 있을 정도일 텐데, 최근에 두 번이나 돈가스를 먹으러 갔다. **단백질이 풍부한 돼지고기가 이 시기에 좋다던데 아내의 몸이 단백질을 원했나 보다.**

이제 슬슬 아내의 체중에도 변화가 생기기 시작할 때다. 아직은 먹덧 시기에 늘어난 체중 말고는 큰 변화가 없다. 보통의 경우 이 시기부터 본격적으로 체중의 변화가 생긴다고 하니 아내는 곧 체중이 불어날 것이다. 체형과 체중은 큰 변화가 없지만 아랫배가 점점 단단해지면서 태아의 공간을 더 명확하게 느끼고 있다.

임산부에게 찾아오는 또 하나의 변화는 '체력의 저질화'이다. 임신으로 인해 몸이 무거워지는 것은 물론이고, 격하게 움직이지 못하고 힘을 쓰지 못하는 기간이 길어지다 보니 근력들이 약해진다. 그래서 잠깐의 가사에도 쉽게 지치고 힘들어한다. 한두 시간도 거뜬히 도보하던 아내는 이제 이삼십 분만 걸어도 온 몸에 피로감을 느낀다. 가벼운 산책을 해도 좋다는 의사 선생님의 말대로 스스로 조금씩 움직이려는 아내의 모습에 또 한 번 아기를 향한 모성애를 느낀다.

요즘 아내의 행동 하나하나는 모두 아기를 염두에 두고 있다. 의지적으로 더 움직이는 것도 그렇고, 낮잠을 자는 게 아기에게 좋다니 피곤을 느낄 때 일부러라도 낮잠을 청한다던지(실제로 임신부는 잠이 많아진다), 먹고 싶은 것은 한정되어 있지만 그렇지 않은 음식들도 열심히 먹으려 노력하는 것도 모두 배 속에 아기를 위해서이다. 말은 하지 않지만 행동 하나하나를 천천히 들여다보니 모두 아기를 위함이었다.

임신 앱에 보니 빠르면 14주부터 임신선이 생길 수 있다고 한다. 임신선은 자궁이 커짐과 동시에 배의 살 또한 늘어나면서 그 안에 혈관이 드러나는 것이라고 한다. 대게 배꼽을 기준으로 일자로 생기며 임신 후에는 엷어지거나 없어진다고 하지만 관리를 잘해주지 못하면 그대로 남는 경우도 있다고 한다. 미리미리 튼살 크림을 가슴선까지 잘 발라주고 자주 마사지하는 것이 대안이니 계속해서 열심히 오일 마사지를 해야 한다.

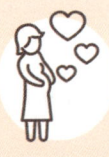

13주의 태아는?

오늘의 우리 아기의 키는 7~8cm가 되었을 것이다. 이제 제법 크다. 복숭아 크기를 짐작하면 된다. 그리고 손가락뿐만 아니라 손톱도 생겼다. 그 손가락으로 무언가를 쥘 수 있으며(탯줄 등) 입이 발달하여 손가락을 쪽쪽 빠는 동작 또한 가능하다고 한다. 즉 반사신경이 발달한 것과 마찬가지다.

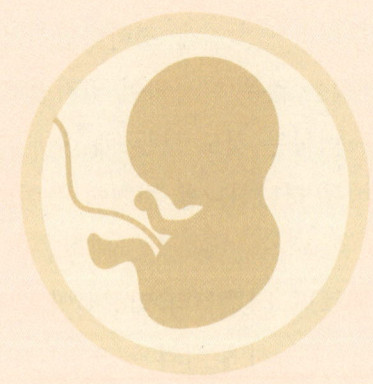

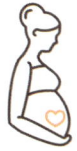

배 속에서 시작된 육아
예비가 아니라 이미_ 임신 13주 차

  영원할 것 같았던 순간들이 찰나가 되어 벌써 넉 달이라는 시간을 보냈다. 서른이 넘도록 반바지에 큼지막한 후드티 걸쳐 입고, 탄산음료의 뚜껑이라도 되는 듯 스냅백을 한몸처럼 머리에 얹고 다니던 내 모습에, 아버지는 왜 나이에 안 맞게 애들처럼 그리 입고 다니냐고 뭐라고 하셨다. 실제 나이만큼 성숙해지기엔 아직 준비가 안 되어 있었기 때문에 나잇값과 책임감에 대한 회피적 방어기제의 한 형태였을지도 모르겠다. 셔츠를 입는 순간 알 수 없는 무언가가 어깨를 내려 누르는 것 같았다.

  지금도 마치 그때의 느낌과 비슷하다. 임신한 지 엊그제 같은데 석 달을 훌쩍 넘겼다. 이 정도면 임신에 대해, 아기에 대해, 임신한 아내에 대해 충분히 알고 스스로도 아빠로서 준비되어 있어야 하셨시만 여전히 임신 중기라는 게 실감이 나지 않는 나는, 아직 초보라 잘 몰라도 되는 사람이라고 믿고 싶은 거겠다. 어제 육아전쟁 블로그를 정독해서 그런 것일까. 하지만 긍정적으로 생각해보니 모두 이러한 과정 안에서 알아가는 것이고, 내가 좀 느리다는 생각은 더 잘하고자 했던 욕심에서 나오는 스스로만의 평가일 것이다. 학습이 늦더라도 결국 배우고 성장하고 있다는 것이 가장 중요할지도 모르겠다. 누가 준비된 남편의 마음으로 결혼을 하고, 준비된 부모의 마음으로 아기를 맞이하겠는가. 모두 어린 마음으로 어른의 때를 살다가 보니 어른이 되어 있는 거겠지. 나도 아기와 함께 크는 거겠지.

우린 이미 부모다. 어떤 이들은 이 시기(임신기)의 정체성을 예비 엄마나 아빠로 정의하기도 하는데 아기가 세상에 나온 시점이 진짜 엄마, 아빠가 되는 시점이라고 단언하기는 어렵다. 그래서 예비 엄마나 예비 아빠라는 단어는 임신을 준비하는 기간에 쓰이는 게 더 적합하고, 착상에 이어 배아에서 태아로 바뀌어 불리는 임신 확정의 그 순간부터 실질적인 부모의 시작이라고 칭하는 것에 대한 모자람은 없어 보인다. 아기를 태에 품기 시작했을 때부터 부모는 아기의 건강한 성장을 위해 부단히 애쓰기 때문에 이미 육아가 시작된 것이다. 그래서 나는 이미 아빠이고 우린 이미 부모라고 말하고 싶다. 더 그럴 것이 아기는 아내의 배 속에서 호흡하고 있고, 먹고 마시고 싸고 자기도 한다. 신경계도 발달했고 몸의 모든 구조가 완성되는 단계에 이르렀다. 우리와 사는 공간이 다를 뿐, 이미 우리 아기는 사람이다. 진짜인지는 모르겠으나 아내는 벌써 태동 같은 것을 느꼈다고 한다. 보통 태동은 20주부터 자각하는 경우가 많다고는 하나, 찾아보니 아내가 느꼈던 꼬르륵, 톡톡톡, 똑똑똑, 이런 반응들이 태동일 수도 있다고 한다.

어쩌면 임신을 겪었던 임신, 출산, 육아 선배들이 이 글을 본다면 '강백호 풋내기 슛 하는 소리' 하고 있다고 생각할지도 모르겠다. '임신 별거 있냐'라는 별로인 마인드를 가진 사람도 있을 것이고, '라떼는 말이죠'하며 더 드라마틱했던 임신기에 대해 이야기할 사람이 있을지도 모르겠다. '그땐 시작에 불과합니다'라며 마음 단디 먹으라는 어드바이스를 해주는 이도 있을 것이다. 어디서 주워들은 말로는 아이는 배 속에 있을 때가 가장 편하다고, 기어 다닐 때가 편했다고, 아장아장 걸어 다닐 때가 편했다고 한다. (뭐야, 결국 계속 힘들다는 얘기잖아?) 내가 출산과 육아를 경험하고 난 다음에 다시 이 글들을 본다면 똑같이 말할 수도 있겠다. 사람의 기억력은 생각보다 좋지 않다.

여하튼 임신 시작부터 이렇게 말 많고, 고민 많고, 유난 떨고, 세상 진지한 나 같은 남편을 보면서 혹자는 이 사람 참 과하다고 생각할 수 있겠다. 스스로 찔리는 건가. 그런데 이게 옳다. 세상의 모든 엄마는 임신을 안 순간부터 임신에 대해 몰두하고, 고민하고, 세상 그 무엇보다 그 누구보다 진지하고 심각할 것이다. 옆에 있는 남편이 그 과정을 함께 해야 그게 [남편의 임신]인 거지, 아내 혼자 힘들면 그건 [남편의 배신]인 거다. 잠깐만 정신 줄을 놔도 '남편의 임신'에서 '남편의 배신'으로 흐를 테니 정신 똑바로 차리고 아내의 마음과 몸에 누구보다도 집중력 있게 관심하고 공감해야 할 것이다.

그래서 난 앞으로도 세상 진지하고 심각하길 원한다. 진지와 심각은 '불안'이라는 말과는 다르다. 그렇기에 우리 두 사람은 늘 마음의 평화와 새 생명에 대한 기쁨으로 출산을 기다릴 것이다.

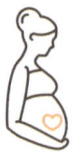

임신부가 날 것을
먹어도 될까?

초밥 도전기

　아내의 최애 음식은 초밥이었다. 회전초밥은 아내의 혈액마저 건강하게 회전시킨다. 우리는 임신 전부터 나중에 임신하면 이렇게 좋아하는 초밥도, 활어회도, 육회도, 게장도 다 못 먹음에 미리 아쉬워했고 먹을 수 있을 때 잘 먹자라고 생각해왔다. 그래서 가까운 초밥 집이나 게장 집은 늘 우리의 단골 가게였다. 그런데 이제 진짜 임신을 했다. 임신에 대해 전혀 모르는 나도 임신부는 날음식을 조심해야 한다는 사실을 알고 있다. 날음식을 먹고 탈이 나면 약도 못쓰기 때문이다. (임산부를 위한 처방이 있다고는 하지만 어떤 약도 썩 반갑지 않은 시기다) 식중독에 걸려 장염 등의 질병이 생겨도 그냥 생으로 버텨야 할 수도 있다는 것이다. 아내의 위장이 건강한 편이 아니기 때문에 조금 더 조심스럽다. 정말 초밥을 멀리 할 때가 된 것이다. 잘 참을 수 있을까.

문제는 입덧 시기였다. 먹지 못하는 음식이 너무 많다. 아내는 어지간한 음식 앞에서는 식음을 전폐했다. 하지만 잘 먹어야 하는 시기이기에 아내가 먹을 수 있는 음식 찾기란 나에게 주어진 최대의 미션 같은 것이었다. 그러나 임신부가 안심하고 먹을 수 있는 음식 중에 아내가 간절히 바라는 음식은 없었다. 아내는 입덧 중에도 오직 초밥만 당겼기 때문이다. 몇 날 며칠을 참고 참다가 결국 초밥을 먹기로 했다. 그러면서도 불안해서 검색창에 임신부 초밥, 임산부 초밥을 검색했다. 우리와 같은 고민을 가진 임신 가정이 엄청 많았다. 그 많은 글들을 하나하나 검색해 본 결과 세 부류의 사람들로 나뉘었다. 절대 먹으면 안 된다는 사람들, 정말 신선한 곳을 찾아서 조심스레 먹는다는 사람들, 그냥 막 먹는 게 정신건강에 좋다는 사람들이었다. 우리는 전자는 못할 거 같고 후자도 찜찜해서 못할 것 같았다. 그래서 중자, 곧 안심하고 먹을 수 있는 가게를 찾겠다는 결심을 했다.

한때 요식업에 몸담았던 나는 식당의 위생과 음식의 신선도에 있어서 회전율이라는 것이 얼마나 중요한지 알고 있다. 준비된 시재료의 재고가 빨리빨리 소진되어야만 신선한 음식이 우리 식탁에 올려진다. 회전율이 좋은 식당은 식자재의 선입선출 또한 잘 지켜지기 마련이다. 그래서 가능하면 임신 중에는 바쁜 가게가 좀 더 믿음직스럽다. 계속 검색을 했고 신뢰가 가는 가게를 발견했다. 가깝진 않았다. 하지만 초밥을 먹겠다는 일념으로 출발했다. 임신한 아내가 조수석에 있기 때문에 최대한 조심스럽게 가속 페달을 밟고 조향장치를 돌린다. 그리고 드디어 초밥집에 도착했다. 주차를 하고 회전초밥집으로 향하는 그 발걸음은 사람의 윗배를 정말이지 설레게 한다.

얼른 자리하고 능숙하게 물, 숟가락과 젓가락, 초생강과 락교, 간장과 초장, 겨자를 세팅했다. 아내와 나는 손발이 척척 잘 맞는다. 내가 컵에 물을 따르고 숟가락과 젓가락을 세팅할 때 아내는 초생강과 락교를 준비된 찬그릇에 넉넉히 담는다. 그사이 나는 또 겨자를 적당히 찬그릇 모퉁이에 덜어놓은 후 리필용 간장과 초장에 다신 손 안 대겠다는 마음으로 넉넉히 채워놓는다. 그러고 나면 우리 앞에 장국이 도착함과 동시에 회전 초밥을 하나 둘 분주하게 식탁에 가져다 놓는다.

아내와 나는 푸드 파이터처럼 열심히 접시를 비우고 쌓아갔다. 활어가 초밥을 살포시 덮고 있듯, 우리의 마음도 따듯하게 덮여가는 중이었다. 임산부는 몸 컨디션도 중요하지만 기분도 정말 중요하다. 그런 의미에서 먹는 행위는 매우 중요한 영역이겠다. 그렇게 만족의 배두드림을 하며 가게를 빠져나왔다.

입덧으로 인해 제대로 식사를 하지 못할 바엔 조심스러운 음식일지라도 믿을 수 있는 곳에서 제대로 된 한 끼를 먹는 게 낫다. 이것은 몸에도 정신에도 매우 중요한 결정이다. 의도대로 아내가 맛있게 배불리 먹었다. 이렇게 기분 좋을 수가 없다. 초밥집에 다녀오고 난 후 아내는 소화도 잘 시키고 탈도 나지 않았다. 결론적으로 **임신부 아내에게 날음식은 그저 피해야 하는 존재만은 아니다**. 우리 아기도 건강하다. 하지만 개인차가 있을 수 있으니 조심하라. **먹을 거면 가장 신선한 날음식을 찾아라. 계절에 유의하라. 참아진다면 참는 것도 방법**이지만 참아지지 않는다면 기분 좋게 한 끼 하자.

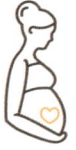

돌봄의 연속성
위대한 순환

　우리는 결국 어떠한 패턴 안에 살아가게 된다. 다시 말하면, 어떠한 연속성 안에 살아가게 된다. 가끔 '일탈'이라 불리는 '패턴에서 벗어난 행함'도 우리가 살아가는 패턴 중 하나일 것이다. '벗어남' 또한 인생을 크게 보았을 때 일반적인 연속성 안에 간헐적 형태로 드러나기 때문이다. 이런 행함의 패턴이 있는가 하면 정서(情緖)적 패턴도 분명히 존재한다. 내가 어떤 것에 에너지를 쏟게 되면 분명 어떤 것으로부터 다시 에너지를 공급받아야만 한다. 마치 심장처럼 말이다. 쏟은 만큼 채워져야 몸과 마음이 계속 살아 숨 쉴 수 있는데 이를 정서(emotion)적 패턴이라고 표현하고 싶다. 정서적 패턴이 무너지면 우리의 삶은 완전히 흔들릴 것이다. 정서적 패턴이 무너지면 결국 행함의 패턴도 무너질 것이나. 그렇기 때문에 안정적인 정시를 유지할 수 있는 에너지는 꾸준히 공급되어야 한다. 이를 위해서는 무엇보다도 구성원들 간의 '**돌봄의 연속성**'이 중요하다.
　현재 우리 가정의 분업은 이렇다. 아내는 배 속의 아기를 돌보고, 나는 아내를 돌본다. 그럼 나는 누가 돌보나? 아내가 돌본다. 우리는 돌봄의 연속 안에 살고 이 연속성은 소진될 때마다 서로 채워나가는 위대한 순환을 만들어 낸다. 위대한 순환의 한 예로, 아내가 얼마 전 나에게 해주었던 말이 있었는데 바로

"애써줘서 고마워"

라는 한 마디였다. 모든 수고와 피로가 다 증발되고 새 힘이 채워지는 순간이었다. 여전히 이기적이라는 생각이 들어 미안함이 컸는데 애써줘서 고맙단다. 이 말은 '이 정도면 잘하고 있다'는 만족감이 아닌 '더 잘해야겠다'는 마음을 먹게 한다. 게다가 더 잘할 수 있는 힘이 생긴다. 지금 생각하니 약간 조련당한 느낌이긴 한데, 결론은 '돌봄'의 연속성으로 인한 '위대한 순환'은 생각보다 사소한 부분에서부터 일어난다는 것이다.

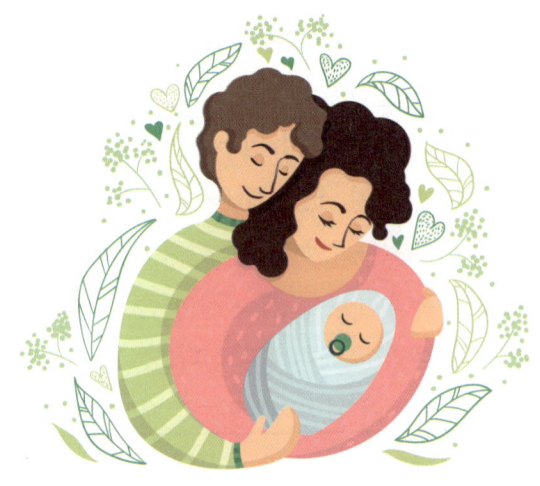

임신한 아내를 위한 내 모든 노력은 지금뿐만 아니라 앞으로를 위함이다. 물론 내 안위의 문제도 분명히 있다. 시시때때로 내 생존의 본능이 발현되고 있는 것도 부정할 수 없다. 하지만 더 중요한 것은 아내가 임신의 때를 생각하는 게 서운함이나 분노를 끌어올리는 일이 되지 않도록 하는 것이다. 이 임신의 시간이 불안함과 두려움만으로 가득 차 있다면 훗날 분명 다신 걷고 싶지 않은 길, 또는 상처로 얼룩진 기억으로 남아 버릴 것이다. 그리고 그 기억이 재생될 때마다 스스로와 상대에게 수시로 화살을 쏘아 올릴 것이다.

아내가 임신의 때를 생각하는 게 행복한 기억을 소환하는 일이 되었으면 한다. **아내가 임신의 때를 생각할 때마다 스스로가 존귀한 존재라고, 새 생명은 무엇도 비길 수 없는 축복이었다고 말할 수 있었으면 좋겠다.** 그 마음으로 품는 아기도 분명 행복할 것이다. 내 욕심이겠지만, 지금 이 임신기뿐만 아니라 엄마로 살아가는 모든 순간이 감사로 진하게 채색되길 원한다.

아내가 부엌 한편에 쪼그려 쉼을 청하는 것이 유일한 평화가 되지 않기를, 시원한 냉수 한 잔이 해갈의 전부가 되지 않기를 바란다. 몸과 마음이 건강한 아름다운 가정의 남편으로 살고 싶다. 그러기 위해 오늘도 성장해야 한다. 춥고 고된 겨울에 웅크린 채로 그저 상온의 날을 기다리는 게 아니라 더욱더 해결된 봄을 맞기 위해, 더 나은 내일을 누리기 위한 부지런함으로 매일을 살아가야 한다. 바로 이 마음이 아내와 태어날 아기가 나에게 준 큰 선물이다.

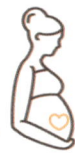

우리 아내가 달라졌어요
동맹_ 임신 14주 차

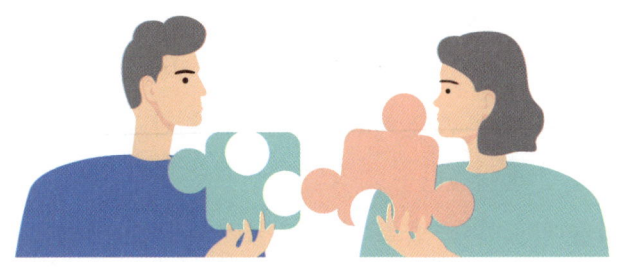

임신 초기를 무사히 넘기고 임신 중기를 달리고 있다. 임신 14주 빠밤! 임신 초기를 이제 막 마친 입장에서 지난 시간을 돌아보니 마치 처음 플레이해보는 게임에서 첫 미션의 왕까지 가는 길 같았다. 온통 위험이 도사리는데 나는 아직 조작법이 낯설다. 필살기를 쏴야 하는데 조작 버튼이 헷갈려 애먼 것을 누르고 난리다. 딱총 하나 들고 길을 가자니 너무 두렵기도 하고 갑자기 튀어나온 돌발 상황에 "이거 뭐야!" 소리가 절로 나오기도 했다. 하지만 결국 그 관문을 잘 통과하고 다음 판으로 넘어갔다. 어려움을 잘 이겨내고 다음 판을 건강하게 만날 수 있었던 이유는 주어진 미션이 2인용이었기 때문이다. 1P(아내) 혼자 수행하는 미션이 아니라 2P(남편)가 함께 동맹(부모)이라는 이름으로 서로 의지하고 지원하며 위험을 물리쳤기 때문이다.

임신 초기의 임산부는 조심해야 할 것이 무수히 많다. 입 밖에도 내기 싫은 단어인 '유산'은 거의 대부분 임신 초기에 일어난다. 그래서 임신 초기가 끝나는 12주가 마치면 안정기라는 표현을 쓰기도 하고, 이제 주변에 아이가 찾아왔음을 알려도 되는 시기라고 말한다. 12주가 넘게 되면 유산율은 1% 후반대까지 떨어지고 17주가 넘으면 그보다 더 낮은 확률이 된다고 하니 임신 초기가 중요하지 않을 수가 없다. 그래서 임신 초기의 임산부는 임신하자마자 개복치의 마음으로 모든 것을 조심하기 시작해야 한다.

사실 임신 초기뿐만 아니라 임신 중기, 후기, 그리고 출산 후까지도 조심해야 할 것들은 지천에 널려있다. 남편은 아내만 조심하면 되는데 아내는 먹을 것부터 시작해서 늘 해왔던 일상에서의 모든 것에 대해 조심해야 한다. 실제로 아내의 삶은 큰 변화가 생겼다. 그렇게 즐겨 먹던 커피 한 잔, 허브티 한 잔도 맘 편히 마실 수가 없고(하루 한 잔 정도는 괜찮다지만 좋을 건 없을 것 같아서 자제한다) 평소처럼 좋아하던 음식을 마음껏 먹을 수도 없다. 눈앞에 해야 할 일이 보여도 무리가 될 것 같은 일들은 할 수가 없고, 능숙히 하던 운전도 모두 나를 공격할 것만 같은 두려움이 생겨 어렵기만 하다. 멋진 곳으로의 여행은 아예 마음 저편 '언젠가'라는 시간 속에 접어두었.

살이 붙어도 살이 빠질 만큼 다이내믹하게 운동하지 못한다. 식단 조절을 할 수 있는 것도 아니다. 며칠 전 아내와 산책을 하는 중에 아내는 너무 뛰고 싶다고 했다. 뛸 수 있는데도 뛰면 안 되는 상황이 임신인 것이다. 먹을 수 있는데도 먹으면 안 되는 상황이 임신인 것이다. 옮길 수 있는데도 옮기지 못하는 상황이 임신인 것이다.

평상시엔 아무 문제없이 잘하던 일을 혼자 할 수 없게 되었을 때, 즐겨 먹던 무언가를 더 이상 즐기지 못할 때 아내에게 찾아오는 감정적 무력감은 임신이라는 시간을 더욱더 더디게 만들고 힘들게 만든다. 그리고 호르몬의 변화와 배 속 태아가 잘 자라고 있을지에 대한 조바심으로 인해 심리적으로도 불안정한 상태에 노출된다. 새 생명이 찾아온 임신은 분명한 축복이지만 아내의 삶은 커다란 변화로 인해 환희만 존재하진 않는다.

하지만 남편의 생활은 큰 변화가 없다. 늘 먹던 것을 먹고, 늘 하던 것을 한다. 조그마한 변화라면 아내가 임신으로 인해 하지 못하는 몇 가지 가사 일들을 지원할 뿐이다. 하나 더 있다면 책임감으로 인해 조금 더 일을 열심히 하게 된다는 것 정도다. 어깨가 무겁지만 내리누르는 정도는 아니다. 어쨌든 내 삶을 잘 들여다보니 임신 전이나 후나 비슷하게 살아가고 있다. 오히려 살만 뒤룩뒤룩 찌고 있어 만삭 임산부의 체형에 가까워지고 있다. 삶의 변화가 별로 없는 게 죄는 아니겠지만 미안한 마음이 생기는 게 당연하다. 그래서 우리는 아내와 동맹을 맺고 한 목표를 위해 각자의 본분을 다해야 한다. 임신은 **아내 혼자 싸우는 1인용이 아니라 남편과 함께 미션을 수행하는 2인용이다.** 그리고 이 2인 동맹 관계에서 남편이 할 수 있는 고작의 일은 아내의 심정을 더욱더 공감하고, 혼자 걷는 길이 아니라는 것을 수시로 상기시켜주며, 할 수 있는 것을 찾아 실행하는 것이다. 그렇게 하기 위해서는 임신에 대해 공부하고 임신에 대한 많은 이야기를 아내와 공유해야 한다.

임신 관련 책을 보니 임신 초기에 조심해야 할 부분에 대해 다루고 있는데, 몇 가지 참고하여 임신 초기 대표적인 주의사항에 대해 정리해보았다(「임신출산육아 대백과」 삼성출판사 참고). 임신에 있어서도 분명 아는 것이 힘이다. 아는 것 자체가 공감이다. 아는 만큼 행할 수 있다.

1. **카페인 섭취에 주의한다**: 인스턴트나 가공식품에 많이 함유되어 있는 조미료나 염분이 혈압과 당뇨, 영양상태의 불균형을 초래할 수 있다. 특히 조심해야 할 것이 카페인인데 중추신경을 자극하는 물질이기 때문에 많이 섭취하면 인체와 태아에게 나쁜 영향을 줄 수 있다. 생각보다 많은 식품에 카페인이 함유되어 있기 때문에 성분을 확인하는 습관이 필요하다. 커피가 너무 간절히 먹고 싶다면 디카페인 커피를 적정량 섭취하자.

2. **음식은 양보다 질이다**: "임신부 잘 먹어야 한다는 말은 옛말이다."라는 말이 있다. 임신부의 하루 권장 칼로리는 임신 전과 별로 차이가 없다. 그러니 양을 늘리기보다 단백질이나 비타민 등을 주로 섭취할 수 있도록 하고 고기의 살코기나 등푸른생선, 신선한 제철 과일과 채소를 즐겨 먹는 게 좋다. 또한 입덧 중이라면 음식 섭취가 어려울 수 있으니 자주 여러 번 나누어 음식을 섭취하도록 노력하고 특히 입덧이 심한 아침 공복 중엔 크래커나 신선한 과일을 먹는다. 더운 음식보다 찬 음식이 냄새가 적고 위 점막을 자극하지 않으므로 먹기가 수월하다.

3. **조금씩 천천히 먹는다**: 임신 초기에는 소화가 잘 안 된다. 또한 중기에 들어서고 배가 커지기 시작하는 것은 자궁이 커지는 것인데, 이때 다른 장기들에 자궁에 밀리게 된다. 이에 따라 소화기능은 떨어지고 조금만 먹어도 과식한 것 같은 과한 포만감이 찾아온다. 그러니 조금씩 천천히 먹기를 권장한다.

4. **빈혈 예방 음식 섭취**: 임신부에게 가장 부족하기 쉬운 영양소가 철분인데 철분의 결핍은 빈혈이 되기 쉽고 이로 인해 난산의 위험이 커진다. 영양제도 효과가 있겠지만 음식을 통해 섭취하는 것이 가장 좋은데 철분이 풍부한 식품으로는 돼지 간, 쇠고기 간, 등푸른생선, 어패류(익혀 먹자), 콩류, 녹황색 채소, 달걀, 해조류 등이 있다.

5. **태아의 뇌 발달을 위한 음식 섭취**: 호두, 잣, 땅콩, 아몬드, 밤 등의 견과류와 참깨, 호박씨, 해바라기씨 등의 종실류를 항상 준비해놓고 수시로 먹는 것이 좋다.

6. **생선회나 덜 익은 고기 자제**: 모든 음식은 완전히 익혀 먹는 게 안전하다. 덜 익힌 고기를 통해 톡소플라스마에 감염될 수 있기 때문이다. 오래된 음식은 과감히 버리고 의심되는 음식은 입에 대지 않는다. 탈이 나도 약 먹기가 쉽지 않다. 태아에게 영향이 갈 수 있기 때문이다. 만약 탈이 난다면 의사의 처방에 따라 약을 복용해야 한다.

7. **면 소재 흰색 속옷을 입는다**: 배를 따뜻하게 해 줄 넉넉한 사이즈의 통기성이 좋은 면 소재의 옷이 좋고, 질 분비물과 출혈을 확인할 수 있도록 백색 속옷을 입는 게 좋다.

8. **집안일을 무리하게 하지 않는다**: 배의 무리는 자궁의 수축을 불러일으킬 수 있다. 조금이라도 배가 뭉치거나 무리가 된다 싶으면 절대적으로 안정을 취한다.

9. **성관계는 되도록 피한다**: 임신 11주까지는 성관계를 하지 않는 것이 안전하다. 감염의 우려가 있으며 임산부의 몸은 예민해져 있기 때문이다. (그렇다면 11주 이후는? 임산부의 컨디션과 남편의 열정에 따라 결정되겠다) 가능하면 많은 대화로 부부 간의 관계를 돈독히 하자.

10. **사람 붐비는 곳엔 가지 않는다**: 사람들 사이에서 부대끼게 되면 배에 충격이 갈 수 있고 몸의 피로가 가중된다. 전염성이 있는 질병에도 노출이 되니 특히나 더 조심해야 할 대목이기도 하다.

11. 편안한 음악을 듣는다: 어느 정도의 주수가 되면 태아의 청각기능이 발달하기 때문에 엄마가 듣는 소리를 태아도 그대로 들을 수 있다. 편안하고 조용한 음악을 들으면 마음이 편안해진다. 억지로 들으면 스트레스가 될 수도 있기 때문에 좋아하는 분야의 음악을 기분 좋게 듣는 게 중요하다.

12. 낮잠을 조금씩 잔다: 임신 초기엔 시도 때도 없이 졸음이 찾아온다. 이것은 태아가 건강히 자라고 있다는 신호이기도 하니 너무 염려하지 말고 졸릴 땐 낮잠을 조금씩 잔다. (낮잠을 많이 자면 밤잠을 못 잘 수 있고, 불안정한 수면 패턴은 심리적으로도 영향을 끼친다) 직장 등의 이유로 낮잠이 어려울 땐 주변의 양해를 구하고 20여 분이라도 낮잠을 청하면 한결 몸이 가벼워지는 것을 느낄 수 있다. 졸음이 쏟아지는 이유는 태아에게로 가는 에너지를 소모하고 있기 때문이라고 한다.

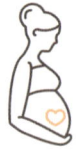

내가 물 박사가 된 이유
좋은 양수를 위하여

지금껏 우리는 생수를 사다 먹었다. 생수를 사 먹기 위해 튼튼한 카트도 구입하였고, 날 잡고 잔뜩 사다 놓은 생수를 베란다 한쪽에 테트리스하듯 멋지게 쌓아 올려놓으면 그만큼 든든한 게 없었다. 아주 어릴 적 날이 서늘해지는 계절이 되면 연탄 아저씨가 리어카에 연탄을 가득 실어와 집 창고에 까마득히 쌓아 올려주던 기억이 난다. 그걸 보고 있자면 올 겨울도 따뜻하게 보낼 수 있을 것만 같은 느낌이 들어 안심이 됐는데, 생수를 수십 개 쌓아놓고 볼 때의 기분이 그때와 조금 비슷하다.

이렇게 열심히 생수를 사서 먹은 지가 꽤 되었다. 2인 가구이기 때문에 물을 많이 소비하지 않아 생수를 사 먹는 게 효율적이었다. 그런데 임신 초기, 아내의 양수가 부족하다는 의사 선생님의 말씀에 우리는 그때부터 물먹는 하마가 되었다. 임신부의 하루 물 섭취 권장량과 더불어 성인 남성의 하루 물 섭취 권장량까지 알게 되면서 하루 2리터 이상을 목표로 서로 물배를 채우기 시작했다.

아내가 좀 더 좋은 물을 마셨으면 하는 마음이 들었다. 어떤 생수는 물치고는 너무 비싸다 생각될 정도의 가격이기도 하지만 이제 가격이 문제가 아니다. 아내가 좋은 물 먹고 건강하면 그만이다. 아기가 좋은 양수에서 행복하게 수영하면 그만이다. 그래서 좋은 물에 대해 공부하기 시작했다. 조금만 알아봐도 생수라고 다 똑같은 것이 아님을 알 수 있었다. 생수마다 칼슘, 칼륨, 마그네슘 등 영양소 함량이 다 다르고 특히 불소 함유량에서 큰 차이가 있기 때문에 기왕이면 **임신부는 작은 차이일지라도 좋은 물을 먹는 것이 좀 더 건강한 양수를 만들어낼 수 있다.**

플루오린이라는 원소인 불소는 치아에 유익한 역할을 한다. 실제로, 불소가 비교적 많이 함유된 물을 마시는 마을 사람들의 치아 건강과 불소 함유가 비교적 적은 물을 마시는 마을 사람들의 치아 건강에 차이가 있다는 연구 보고가 있었다. 이 불소가 치아우식증, 즉 충치 발생을 억제시키기 때문이다.

지금은 안 할 테지만 내가 초등학교에 다닐 땐 월요일마다 불소하는 시간이 있었다. 반별로 수돗가에 모여 불소 용액을 입에 한참 머금고 있다가 뱉어내는 시간이었다. 선생님께서는 불소를 뱉어낸 후에 입에 남아있는 불소를 삼키지 않도록 주의하라고 하셨다. 이 때문에 불소 후 강박적으로 침을 뱉는 학생들도 있었다.

이 불소가 체내로 들어가게 됐을 땐 오히려 해가 된다는데, 이 점에 대해 크게 염려하지 않아도 될 것은 불소치약 20개의 용량을 한 번에 먹어 삼켰을 때 유해한 작용을 한다고 한다. 그렇기 때문에 소량이 체내로 들어가는 것은 전혀 문제가 되지 않는다. 그래도 찜찜한 건 사실이니 생수의 불소 함량을 체크하게 됐는데 생수마다 함량이 달랐다. 신기하게도 생수의 가격이 비싸면 비쌀수록 불소의 함량이 적은 것을 볼 수 있었다.

• 무기물질함량

칼슘(Ca)	나트륨(Na)	칼륨(K)	마그네슘(Mg)	불소(F)
15.10mg/L~16.20mg/L	6.20mg/L~6.60mg/L	0.60mg/L~0.70mg/L	2.30mg/L~2.50mg/L	0.10mg/L~0.50mg/L

평O수 영양소(무기물질함량)

• 무기물질함량

칼슘(Ca)	나트륨(Na)	칼륨(K)	마그네슘(Mg)	불소(F)
33.5mg/L~51.8mg/L	7.2mg/L~12.0mg/L	1.4mg/L~2.5mg/L	4.5mg/L~7.1mg/L	0.3mg/L~0.8mg/L

마OO터 영양소(무기물질함량)

    그리고 위 사진엔 없지만 삼O수는 불소 함량이 0이었다. 그래서 아내에게 그 생수 위주로 사다 주었고 마침 마트에 그 생수가 떨어졌을 땐 불소 함량이 있긴 있지만 거의 없다시피 한 수치의 평O수를 사왔다. 이 생수의 미네랄 함량은 다른 생수들에 비해 우수했다.

    여기서 잠시 미네랄에 대해 알아보겠다. 게임의 일꾼들이 캐내던 비생물의 광물질도 미네랄이라 하지만 생체 성분으로서의 무기질도 미네랄이라 하며 무기영양소라고도 한다. 한마디로 정리하자면 생수의 미네랄은 생수 라벨에 적혀있는 무기물질 함량(칼슘, 나트륨, 칼륨, 마그네슘, 불소 등)이라는 것이다.

항목	수질기준 (기준치 이하)	수돗물 (은평구 아파트)	정수기 물 중공사막식	정수기 물 역삼투압식	생수 삼OO	생수 아OOO	생수 평OO	생수 에OO	생수 볼O
경도	300mg/L	45	44	2	19	35	62	317	68
칼슘(mg/L)		14.9	14.7	0.2	3.3	13.7	19.6	80.6	13.2
나트륨		5.3	5.3	0.7	6.2	5.7	8.4	6.8	13.1
마그네슘		2.6	2.6	0.1	2.7	1.1	2.6	28.0	9.1
칼륨		1.6	1.6	0.1	2.2	0.5	0.7	1.0	6.7
규소		3.6	3.6	0.4	14.0	9.3	10.3	7.5	16.4
pH	5.8~8.5	7.1	7.0	6.3	7.8	7.1	7.2	7.4	7.1
잔류염소	4.0mg/L	0.15	불검출	불검출	불검출	불검출	불검출	불검출	불검출
비린맛, 쓴맛 등		없음	없음	없음	없음	없음	없음	없음	없음

수돗물과 정수기, 각 생수의 무기물질

생수와 친하게 지내다 보니 서로 화장실 가기에 바빠졌다. 보통 일상 언어로는 '오줌을 싼다'라는 표현을 쓰지만 많은 양의 물을 먹고 보는 소변은 '물을 싼다'라는 표현이 더 맞을 것 같았다. 대체 생수가 내 몸에 흡수가 되기는 하는 것일까라는 생각까지 들었다. 마신만큼 싸는 기분은 마신 양과 배출한 양을 측정하고 싶은 더러운 욕구까지 들게 했다. 그렇게 아내와 나는 필사적으로 물 마시기를 반복한 결과, 마침내 아내의 양수는 적정량이 되었고 나는 여전히 오줌싸개로 산다. 잠시 화장실 좀 다녀와서 이어 써야겠다.

생수를 열심히 마시다 보니 생수로 인해 나오는 쓰레기의 양을 무시할 수 없었다. 환경에 대한 양심의 가책이 느껴지기 시작했다. 게다가 생수 구입비용도 늘어 아이가 태어나면 설치하자던 정수기에 대한 이야기가 조기에 언급되었다. 그래서 나는 폭풍 검색에 들어갔다. 하지만 각자 본인들의 정수기를 홍보하느라 죄다 좋은 이야기뿐이었다. 그래서 지역 카페에 정수기 추천 요청글을 올리니 수십 개의 쪽지가 과자 부스러기에 모인 개미처럼 몰려들어왔다. 대체 어디서 나타나신 분들일까. 일단은 감사했다. 무언가 약정이 있는 제품을 구매할 땐 내가 사겠다고 찾아 나서는 것보다 '저에게 구매해주세요' 하는 제안들을 비교해 견적을 뽑는 게 좋다. 한마디로 간을 보고 결정하는 것이 너 경제적이다. 많은 쪽지들 중 몇몇 영업사원께 연락을 취해 정수기에 대한 정보와 혜택에 대해 짧게 이야기를 나눴다. 그리고 검색을 통해 어떤 정수기가 대세인지, 어떤 정수기가 논란이 없는지 충분히 알아본 후 모델을 결정하게 되었다.

정수기 공부를 하며 처음 안 사실, 정수기엔 두 가지 방식의 종류가 있었다. 바로 역삼투압 방식의 정수기와 중공사막 방식의 정수기였다. 역삼투압 방식에서의 '삼투압'은 학교 다닐 때 '삼투압 현상'이라는 이름으로 배운 기억이 있기 때문에 낯설지 않은 단어. 중공사막 방식은 중동 사막에서 물을 얻는 방식인가 싶을 정도로 낯설고 어렵게 다가오는 단어이다.

거두절미하고 먼저 역삼투압 방식의 정수기에 대해 알아보니 역삼투압 방식의 정수기는 물을 아주 깨끗하게 정화해 불순물이 없는 순수한 수분만을 배출하는 방식이다. 순수한 물이라고 하니 엄청 좋은 물이 나올 것만 같은데 또 그것이 다가 아니었다. 그랬으면 고민도 안 했을 것이다. 문제는 이 강력한 정제력이 우리 몸에 필요한 미네랄까지 걸러버린다는 것이다. 미세물질과 세균들을 잘 거르는 장점이 무기물질까지 걸러버리는 단점으로 존재하는 것이다. **정리하자면 역삼투압 방식으로 정수된 물은 중금속, 세균까지도 잘 걸러지며 물맛까지 좋은 반면, 우리 몸에 필요한 미네랄까지 다 걸러버리는 단점이 존재한다.** PH라는 단위를 어디선가 많이 보았을 텐데 정수된 물의 PH는 5.7-6.0 정도가 된다고 한다. PH는 물의 산성이나 알카리성의 정도를 나타내는 단위이다.

어떤 이들은 물에서 섭취하는 영양소를 일반 음식물에서도 섭취할 수 있기 때문에 문제가 되지 않는다고 하는데, 우린 물을 많이 마실 작정이기 때문에 그냥 넘어갈 수 있는 노릇이 아니다. 게다가 **역삼투압 방식의 정수기는 버려지는 물이 생기게 되고, 결정적으로 비용과 공간 면에서 경제적이지 못한 단점이 있다.** 미네랄을 섭취하려 비싼 생수를 먹는 것인데 미네랄이 없는 물이라니… 적당히 알아본 선에서는 매력을 못 느끼겠다.

다행히도 우리가 임대하려고 했던 정수기는 중공사막 방식의 정수기였다. 보통 가정집이나 영업소에서 사용하고 있는 정수기는 거의 중공사막 방식을 이용하고 있다. 중공사막 방식의 정수기는 공간 면에서, 경제적인 면에서 역삼투압 방식보다 우세하기 때문이다. 그리고 더 큰 장점은 미네랄을 거르지 않고 그대로 배출하기 때문에 물에서 섭취할 수 있는 무기물질을 그대로 마실 수가 있다. 하지만 이도 단점이 존재한다. 어느 정도의 중금속과 각종 세균 및 불순물을 걸러주긴 하지만 **역삼투압 방식에 비해 충분히 걸러내지 못한다.** 정수 수준이 떨어짐으로 인해 미네랄을 많이 섭취할 수 있지만 그와 함께 안 좋은 물질도 섭취하게 된다는 것이다.

역삼투압 방식의 정수기와 중공사막 방식의 장단점을 알아보고 나니 그냥 생수가 가장 마음 편할까 싶었다. 하지만 어느 글에서 본 생수 공장의 위생 환경과 수도 없이 나오는 플라스틱 쓰레기들, 그리고 이제 여름인데 배송 중 엄청 뜨거워졌다가 다시 식기를 여러 차례 반복할 생수를 생각하니 다시 정수기로 마음이 기울었다.

결국 접근성이 좋고 미네랄을 많이 섭취할 수 있다는 중공사막 방식의 정수기를 선택했다. 중금속이나 세균이 잘 걸러지지 않는다는 단점은 못 본 채 하기로 했다. 평생 이런 물을 마시고도 건강하니 이미 내성이 생겼겠지.

이렇게 아내와 태어날 아기를 위해 하나하나 준비하는 과정은 먼 여행을 떠나기 전 짐을 싸는 것과 같다. 캐리어가 채워지는 만큼 마음이 든든한 것도 그렇고, 챙겨야 할 목록에 체크 표시가 더해질 때마다 여행이 실감나기 때문이다. 오늘은 물을 챙겼다. 덕분에 나는 이제 물박사가 된 것 같다. 일반인치곤 꽤 전문적인 지식까지 갖추는 경지에 이르렀다. 처음엔 중공사막 방식의 정수기를 생각하면 모래도 생각나고 낙타도 생각나고, 중동의 나라들이 생각나는 정도였는데 지금도 그렇다.

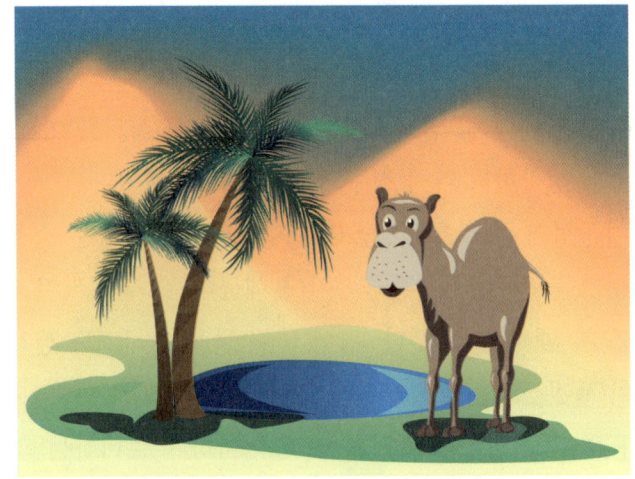

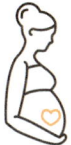

받아들이셔야 합니다
아들딸 구별 말고_ 임신 14주 차

계절마다 창조된 모든 것들이 새 옷을 입듯, 살에 닿는 온도가 때마다 달라지듯 우리의 임신기도 매일매일 새로운 시간들을 만나고 있다. 저마다의 계절은 30여 년 동안 어김없이 반복되었기에 추워질 때가 오면 따뜻한 옷을 꺼내고, 더워질 때가 오면 가벼운 옷을 걸치고, 태풍이 오면 채비를 하게 되는 '계절을 맞는 능숙함'이 생겼지만 이번 생에 임신은 처음이라 봄만 돼도 폭염 같고 서늘한 가을바람만 스쳐도 한겨울이 온 것 같다. 눈앞에 또르르 흐르는 물줄기가 폭포수같이 크고 유별나게 느껴지는 이유는 임신이 처음이고 임신을 책으로 배웠기 때문인가 보다.

이런 이유로 14주에 병원을 찾았다. 12주 검사를 마치면 한 달 뒤인 16주에 다시 내원을 하게 되는데 잘 참다가 여러 증상들에 대한 궁금증으로 14주 차에 병원을 예약하고 찾아가게 된 것이다. 이번엔 함께 동행하지 못했다.

아내가 병원에 도착한 후 나의 모든 정신은 휴대폰에 쏠려 있었다. 바쁜 업무 가운데에서도 아내의 연락이 오면 심장이 두근거렸다. 이 두근거림은 더 성장해 있을 아기에 대한 기대와 혹시 모를 상황에 대한 두려움이었다. 운전하며 병원을 가던 아내의 심정은 이보다 더 했겠지. 이 긴장의 시간이 꽤 길어졌다. 담당 의사 선생님이 응급수술이 생겨서 예약시간보다 두 시간 가까이 진료가 지연되었기 때문이다. 하지만 누군가에게는 생명이 오가는 일일 테니 그 누군가를 위해 기도하며 기다리는 수밖에 없다. 마침내 진료를 마친 아내는 상기된 목소리로 전화를 걸어왔다.

참 많은 내용을 순식간에 전달하는 아내는 '상처를 치료해 줄 사람 어디 갔나'의 속사포 래퍼 수준이다. 딕션이 좋아서 다 잘 알아 들었다. 결론적으로 아기는 아주 건강하고 주수에 맞게 잘 성장하고 있다고, 아내의 몸 상태 또한 다 정상적인 임신의 반응들이었다고 한다. 그 반응들은 아기가 잘 자라고 있음에 대한 증거들이었다. 병원에 다녀올 때마다 감사가 쏟아진다.

우리는 이번에 병원에 가면 혹시 성별을 알 수 있을까 기대했다. 인터넷에 글들을 찾아보니 진짜 빠르면 13-14주에 성별을 알 수 있을 정도로 태아의 자세가 좋은 경우도 있었다. 반면 20주가 다 되도록 확인이 잘 안 되는 경우가 있는데 태아가 다리를 꼬고 있거나 초음파상으로 구별할 수 없는 자세로 있는 경우이다. 하지만 빠른 주차 검사에서 확인되었던 성별은 달라지는 경우도 있다고 한다. 초음파가 선명하게 볼 수 있는 기기가 아니기 때문이다. 보통은 16주 2차 기형아 검사를 받으러 내원할 때에 성별을 알 수 있다고 한다. 그밖에도 '각도법'이라는 방법으로 임신 초기부터 성별을 짐작하기도 하는데 이 방법이 확실하다는 의학적 근거는 없지만 어느 정도 일리가 있다고 한다. 5:5 확률이니 우연히 맞아떨어지는 경우도 많겠다. 부모들의 때 이른 궁금증 앞에서 뭐라도 할 수 있는 방법이 하나 있는 것에 만족할 정도로 여겨진다. 누구나 그렇듯 우리도 아기의 성별이 너무 궁금했다. 그래서 아내는 의사 선생님의 진료 결과 말씀이 거의 마칠 때쯤 여쭸다.

"선생님, 혹시 성별은…"

여전히 초음파를 이리저리 돌려보던 의사 선생님은 아직 성별을 구분할 수 있는 시기가 아니라고 말하는 순간 초음파에 누가 봐도 알 수 있는 완전한 무언가가 보였다. 나도 아내가 보내온 사진과 임신 앱의 초음파 영상에서 확인해봤는데 아기의 자세는 "엄마, 아빠 저 아들이에요" 하며 자랑하고 있는 듯했다. 아래 초음파는 아기의 엉덩이 쪽을 바라본 사진이다. 앉은 자세가 너무 사랑스럽지 아니한가.

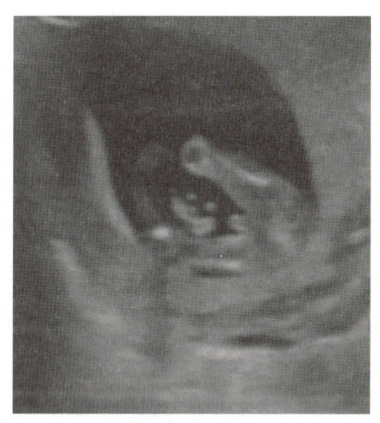

임신 14주 차 초음파

의사 선생님은 절대 성별을 알려 주시지 않았고 "보이시죠?" 정도로 힌트만 주셨다. 그리고 아내는 그 힌트를 받지 않아도 아들임을 알 수 있었다. 이건 추후 성별 반전은 없을 것 같다. 명확하다. 역시 우리 아들. 잘 될 잎은 떡잎부터 다르다고 했던가. 훌륭하다.

그런데 우리는 내심 예쁨이(태명)가 딸일 거라고 생각했나 보다. 아내의 당황스러운 기색 앞에 의사 쓰앵님은 "받아들이셔야 합니다."라고 말씀하셨다고 한다. 아마 요즘 많은 부모들이 딸을 원하나 보다. 실제로 남자가 여자보다 더 많은 성비를 이루고 있기 때문에 딸이 귀한 것은 사실이지만, **아들이들 딸이들 우리에게 찾아와 주었다는 자체만으로 기쁘고 감사하다.** 성별에 대한 아쉬움은 사치이고 경솔이다. 아내는 이 일들을 내게 설명하며 "아들이야, 아들!"을 외쳐댔다. 그 외침은 드디어 성별을 알게 된 기쁨과 딸이 아님에 대한 약간의 미련, 그리고 아이를 향해 한 발 더 나아갔다는 사실에 대한 놀라움들의 복합적인 표출이었다. 나 또한 그 마음이었다. 우리 아기는 이미 엄마 배 속에 분명히 존재하고 있고 살아 숨 쉬고 있는데, 성별을 알고 나니 또다시 새 생명을 만난 것처럼 임신에 대한 사실이 놀랍고 새롭다. 성별 확인은 임신에 대해 익숙해질 만할 때 다시 한번 아기의 존재가 얼마나 대단한 사실인지, 얼마나 큰 축복인지, 얼마나 경이로운 일인지 깨닫게 해주는 선물 같았다.

늦은 퇴근으로 인해 유독 피곤했던 그날 밤, 샤워 후 침대에 뻗어버렸다. 샤워하며 양치까지 마쳤다는 것은 더 이상 무얼 먹을 힘조차 남아있지 않다는 것이다. 하지만 최소한의 정신을 붙들고 아내를 축복하고 아기를 축복했다. 얼마 전 아내가 태교 영상에서 보여준 "○○가 ○○이를 사랑해!"를 말하며 아기에게 말을 건넸다. "엄마가 예쁨이를 사랑해. 아빠가 예쁨이를 사랑해. 예수님이 예쁨이를 사랑해. 또르가 예쁨이를 사랑해. 갑돌이도 예쁨이를 사랑해. 세상 모든 것이 예쁨이를 사랑해. 축복해!" (또르와 갑돌이는 아내와 나의 본집 반려견의 이름이다)

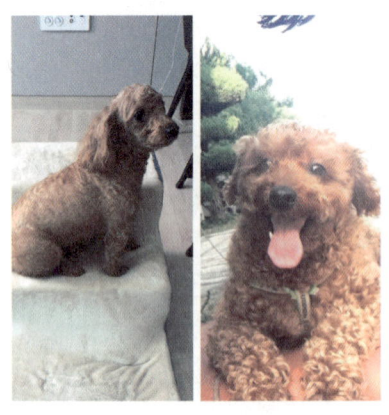

반려견 또르(좌)와 갑돌이(우)

아내도 틈날 때마다 이 태교를 하고 있다. 옆에서 보면 정말 엄마의 모습이다. 그런 모습들이 뭔가 짠하게 다가온다. 아내도 아직 애 같은데….

이제 우리 아기는 청각이 발달하여 소리를 들을 수 있다고 한다.

듣는 태교의 시작이다. 청각으로 들려진 소리가 뇌까지 전달되기까진 20주 정도가 지나야 한다고는 하지만 일찍 시작한다고 나쁠 건 없을 테니 태교를 서두른다. 태 속에서부터 사랑받고 있음을 알려주고 싶고, 이로 인해 정말 행복한 아이가 되길 기도한다. 사랑을 많이 받은 자가 사랑을 나눌 줄 안다. 사랑 많이 받고, 그 사랑 전할 수 있는 우리 아이가 되길. 그리고 나는 여전히 '남편의 임신'을 기억하며 어려움의 무게를 나눠 들 수 있는 믿음직한 배우자가 되어야지.

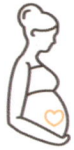

선한 누설자
임신은 비밀의 발견이다

　임신가정 남편들의 시금석이 되길 바라며 이 글을 쓰기 시작했다. 놀고먹다가 출산을 맞이하는 남편이 없길 바랐다. 길고 험한 경주의 대장정을 시작한 아내의 수고에 온전히 동참해야 한다. 임신은 **남편도 함께 하는 것이다.** 태아는 아내에게만 연결되어 있는 것이 아니라 '부모'에게 연결되어 있다. 그래서 [남편의 임신]이다.

　내 나름의 노력을 담은 이 [남편의 임신]이 바람직한 남편의 순도를 결정하는 상대적 비교 가치가 되면 좋겠다는 생각을 했었다. 이 글들이 슬기로운 남편 생활을 영위할 수 있는 '얻어내기 쉬운 보석'이 되길 원했다. 하지만 지금은 이 모든 오만들이 걷히고 최소한 '이 정도면 최악은 아닐 거예요' 정도의 기준선이 되어 가고 있다. 시금석 말고 임산부에게 좋다는 철분 가득한 시금치라도 되길 바란다.

　임신은 '비밀의 발견'이다. 비밀이라는 표현은 참 적절하다. 살면서 누구도 알려주지 않았고 단 한 번도 경험한 적 없는 이 '탄생을 위한 임신의 시간'은 말 그대로 잘 숨겨져 있던 비밀스러운 시간이었고 우리는 이 비밀을 파헤쳐가고 있다. 이 비밀을 몸소 경험하고 있는 아내와 세상 모든 임산부들의 위대한 항해에 경의를 표하게 되고, 이미 이 비밀을 맞닥뜨리고 견디어 낸 모든 부모님들이 점점 크게만 느껴지는 시간을 보내고 있다. 덧붙여, 난 이 비밀에 대한 단서로 『슬기로운 남편생활』을 남겨서 다음으로 이 길을 걷는 누군가에게 선한 누설자가 되기를 바란다.

임신 15주를 맞았다. 태아의 크기에 따라 출산예정일이 결정된다는 것은 머리털 나고 처음 알았다. 당연히 임신 시작 기점부터 임신 예정일이 결정되고 주수가 결정되는 줄로만 알았는데 태아의 크기에 따라 바뀌어가더라.

아내는 이제 조금 더 움직이기 시작했다. 생각해보니 임신 이전과 크게 다름없는 가정의 풍경이다. 무리되지 않는 선에서 모든 일을 담당하고 있다. 미안하기도 하지만 어느 정도 아내가 안정되었음에 대한 긍정적인 신호로 생각된다.

임신 15주의 아내는 계속해서 변화를 느끼며 살아가고 있다. 현재 내가 알고 있는 아내의 임신 15주 증상과 그 밖의 일반적인 증상에 대해 정리해본다.

1. **배 당김:** 아랫배가 지속적으로 당기고 때론 콕콕 찌르는 느낌이 있다. 교과서적인 임신기를 겪고 있는 아내이기 때문에 이 증상은 임신 14~15주에 느낄 수 있는 당연한 증상이다.

2. **배 나옴:** 아직까진 누가 봐도 임산부인지 모르겠지만 확실히 아랫배가 단단해지고 배가 두꺼워지고 있다. 지금부터 본격적으로 배가 커질 것이고, 그 속도는 매우 빠를 것이라고 한다.

3. **엄마는 더 아름다워지는 중:** 이 시기엔 에스트로겐의 증가와 혈액의 증가로 피부는 밝아지고 윤기가 더해진다. 머리도 덜 빠지고 오히려 풍성해진다. 아내는 이미 밝고 윤기 있는 피부였고 풍성한 모발을 가

지고 있었으니 이 부분에서는 큰 차이가 없다. 오히려 이마에 자잘한 트러블들이 생기는데 이 또한 정상적인 과정이라고 한다.

4. **튼살:** 지금 시기부터 배가 커질 테니 튼살을 주의하자. 튼살 크림을 정성스럽게 발라주는 남편이 되길 원하며 관련 글을 썼었다. 살성의 개인차로 인해 아무리 잘 관리해도 튼살이 생길 수 있는 반면, 관리를 딱히 안 해도 튼살이 생기지 않는 이도 있다고 한다. 하지만 내 살성은 나도 모르니 무조건 선관리-후기대를 해보자.

5. **빈뇨:** 임신부는 소변이 자주 마렵다. 임신해서 소변이 자주 마렵기도 하고 적당한 양수를 위해 권장량의 물을 마시려 노력하기 때문에 따따블로 소변이 자주 마렵다. 그리고 소변 후 개운하지 않은 잔뇨감도 있을 수 있다.

6. **약해진 잇몸:** 잇몸이 유독 약해진 것 같다. 잇몸의 색깔도 미세하게 변했다. 풍치와 같은 잇몸 질환이나 치은염이 생길 수 있는 이때, 더욱더 치과 질환을 조심하며 관리하자.

7. **입덧의 완화:** 완화라고 쓴 건 아직 끝이 아니라는 것이다. 보통 입덧은 임신 12~14주 정도에 점점 완화되며 끝난다. 하지만 개인차로 인해 더 짧을 수도 있고 더 길 수도 있다. 아내의 경우는 아직 입덧이 2% 남아 있는 느낌이다. 끝까지 놔주지 않으려는 입덧이지만 점점 좋아지는 비위에 안도하고 있다.

8. **태동:** 태동은 태아의 움직임이 느껴지는 것이다. 아내는 14주부터 약간의 태동을 느끼는 것 같다고 했으나 확실하지 않았다. 의사 선생님께서는 지금은 일반적으로 태동을 느낄 수 있는 시기가 아니라고 말씀하셨고 책이나 앱에서도 태동은 20주 정도부터 잘 느낄 수 있다고 했다. 하지만 이것도 역시 개인차가 있어서 빠르면 15~16주에도

작은 태동을 느끼기 시작하는 사람들이 있다고 한다. 아내는 14주 때에 '콕콕콕', '꼬르륵'하는 느낌의 태동일지 아닐지 모르는 애매한 무언가를 느꼈지만 15주를 맞이한 지금은 이전과는 달리 '툭' 하는 느낌의 태동을 느낀다. 시간이 조금 더 지나면 이게 진짜 태동인지 아닌지 알 수 있게 될 것이다.

9. 우울감: 산전 우울증, 산후 우울증이라는 단어는 익숙하다. 그런데 그것이 정확히 언제부터 언제까지인지는 잘 모른다. 최근 아내는 하던 일을 그만두게 되었고, 나는 이직으로 인해 매일 꽤 긴 시간 집을 비우게 되었다. 호르몬의 변화로 인함인지, 혼자 있는 시간이 많아서 그런지, 일로 얻던 활력을 잃어서인지… 아니면 이 모든 게 결합되어 그런지 가끔 침울해지는 모습을 본다. 마음이 아프지만 아내의 마음을 밝게 해 줄 시간과 능력이 한정되어 있음에 거대한 미안함을 내색하는 것만으로 마음을 전한다.

10. 육체피로: 임신 중 아내의 체력이 떨어지는 것은 단순히 체력이 저하된 게 아니라, 밖으로만 쓰던 에너지를 태아를 위해 안으로도 쓰고 있기 때문이다. 다시 말해, 아내가 작은 일에도 쉽게 지치고 힘들어 하는 것은 이미 내적으로 큰일을 진행하고 있기 때문이다. 또한 실제로 임신 중에는 수시로 잠이 쏟아지고, 그것은 자야 한다는 신호이기에 낮잠을 자주는 게 맞다. 임산부는 수면시간이 많아진다.

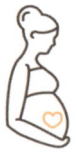

좋은 말만 해주세요 제발
2차 기형아 검사와 피고임_ 임신 16주 차

임신 16주, 4개월이 넘어 5개월 차에 접어들었다. 시간이란 게 노력과는 별개로 틀림없이 흐르기 때문일까. 빨간 두 줄을 보며 감격했던 풍경이 엊그제 같은데 지난날들이 점점 멀어져 가고 있는 과거라는 게 어색하다. 임신 가정으로 이제 넉 달을 살았는데 그 넉 달이 수년 같다. 때론 기뻤고, 한땐 아찔했던 그림들을 생각하니 안구에 습기가 찬다. 좋은 잉크로 뽑아낸 사진처럼 아내와 나의 아름다운 컷들이 시간이 흘러도 선명하기를 바란다.

16주가 되면 2차 기형아 검사를 한다. 이 시기에 '기형아'라는 단어는 사실 입 밖에도 내기 싫다. 누구나 그럴 것이다. 다른 표현이 없는 걸까? '기형아검사'라는 단어보다 '태아 건강검사' 정도의 좋은 표현이 있었으면 하지만 별 수 없이 긍정의 마음으로 이 단어를 말한다. 12주 때 했던 1차 기형아 검사와 16주에 하는 2차 기형아 검사의 결과는 2차 검사를 마치고 일주일 후 문자로 고지해준다. 이제 진료 시간이 임신 초기 때만큼 긴장되거나 불안하지 않다. 초음파 영상을 통해 아기가 주수에 맞게 잘 성장하고 있는 것을 틈틈이 봐오기 때문이다. 16주라는 시간의 흐름 안에서 서서히 약함을 벗어내고, 처음 맞는 엄마 배 속 세상에서의 부적응을 모조리 이겨낸 아기다. 생명의 강인함은 성인보다 두 배 빠른 속도로 세차게 뛰는 아기의 심장이 분명히 말해준다. 불안할 때 찾아보았던 글 중에 '태아를 믿으라'는 말이 있었다.

토요일이 되었다. 병원에 가는 날이다. 비록 대기가 엄청 길지라도 병원은 함께 가야 한다. 16주 3일이 된 오늘은 2차 기형아 검사 날이다.

어떤 이들은 태아에 대한 여러 가지 산전 검사에 대해 부정적인 입장을 갖기도 했다. 검사해서 문제가 있으면 안 낳을 것도 아닌데 왜 돈을 들여 병원의 상술에 넘어가는 것이냐고. 그런데 그런 사람들도 대부분 임신 중 할 수 있는 모든 검사를 다 해 본 경험자다. 건강히 출산하고 보니 마음이 달라지나 보다. 적어도 내 생각은 산전의 검사로 인해 우리는 많은 것을 예방하고, 또 대처할 수 있다. 그리고 아기가 잘 자라고 있다는 사실을 확인하는 것이 엄마에게는 최고의 태교일 것이다.

오늘도 역시 병원은 인산인해다. 아직 배가 부르지 않은 초기 임산부와 배부른 중, 후기 임산부들 속에 나를 포함한 배부른 아저씨들의 모습도 보인다.

접수를 하고 진료실 앞에서 대기를 한다. 예약한 시간을 조금 넘겨서 의사 선생님께 인사하고 초음파실로 들어갔다. 이내 딱 봐도 차가울 초음파 젤이 뜨거운 아내 배 위에 떨어진다. 내 배도 아닌데 시리다. 그리고 의사 선생님은 능숙하게 초음파로 배 위를 훑는다. 우리의 눈은 모니터에 집중하고 귀는 좋은 말을 들을 준비가 되어 있다. 빠르게 움직이는 초음파 화면에서 아기의 모습을 확인하기가 쉽지 않았다. 지금까지의 초음파는 아기의 모습을 부모에게 보여주기 위한 서비스처럼 느껴졌다면 오늘의 초음파는 아기의 상태를 빠르게 확인하기 위한 의사 선생님 위주의 철저한 검사 목적처럼 보였다. 많은 환자들이 대기를 하고 있는 상황도 한몫했을 것이다. 하지만 우리 선생님에겐 대충은 없다.

어느 정도 상태를 파악하신 후 조금씩 초음파의 속도를 늦춰가며 입을 떼신다. 염려하던 양수의 양은 계속 적당한 수준으로 매우 좋다고 하신다. 물 먹기의 승리다. 이어 머리의 길이를 재며 뼈 모양을 확인시켜 주시고, 다리의 뼈와 길이도 체크하시면서 아기가 주수에 맞게 건강하게 자라고 있다고 말씀하신다. 키와 몸무게도 알려주시며 다 좋다고 말씀하신다. 아내와 내 삶에서 가장 기쁨이 되고 안도가 되는 반가운 소리다. 이제 아기는 모든 장기들이 생겨나 발달하고 있고 가슴과 팔다리 등에 뼈도 잘 생겨났다. 초음파를 보면 마치 엑스레이처럼 뼈가 하얗게 보인다. 이 작은 아기의 몸에 모든 게 있다.

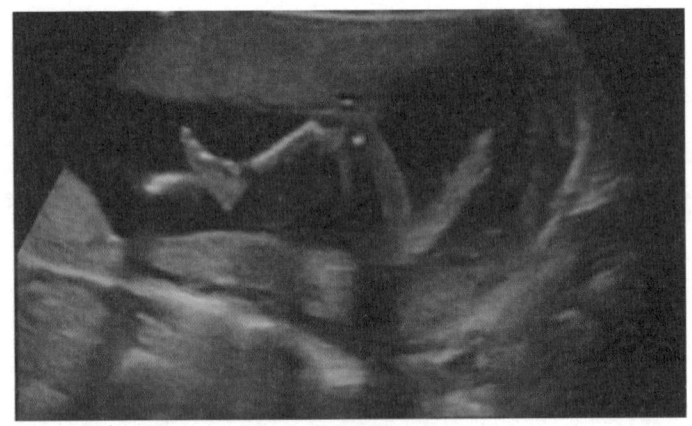

임신 16주 차 초음파

허벅지는 아빠를 닮아 벌써 튼튼해 보이고 하체가 발끝까지 아름답게 쭉쭉 뻗은 것은 엄마를 닮았다. 점과 같은 모습으로 심장만 반짝이던 아기가 어느새 이렇게 진짜 사람의 모습으로 컸다니. 진짜 사람이 맞지만, 진짜 사람처럼 성장하는 게 놀랍다.

보통 16주는 성별을 확인하는 주수이기 때문에 많은 이들이 이때를 특별히 더 기대한다. 하지만 우리 아기는 14주에 훌륭한 '남아'라며 스스로 분명하게 알려주었다. 그러니 성별 반전 같은 건 없었다.

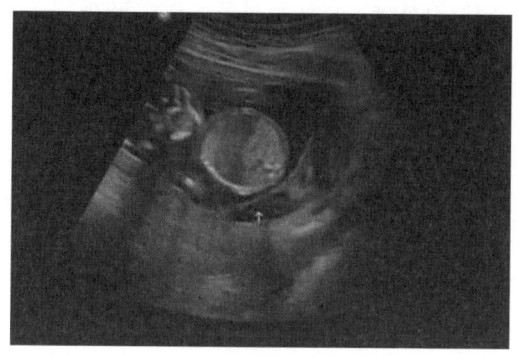

피고임 초음파

그런데 초음파 끝 무렵에 의사 선생님께서 잠깐 손놀림을 멈추시며 모니터를 유심히 보신다. 많은 생각이 오가는 순간이다. 의사 선생님은 마우스 포인터로 초음파 화면의 검정 부분을 가리키며 피고임이 보인다고 말씀하셨다. 이제 16주면 안정기라 어느 정도 활동이나 운동, 또는 여행을 생각할 수도 있는 시기이지만 3주 정도 더 안정을 취하며 피고임 상황을 지켜보자고 하신다. 이 피고임의 이유를 특정하기는 어렵다고 한다. 그래도 다행인 것은 **대부분의 피고임은 잘 흡수되어 없어진다고 한다.** 그러니 너무 염려 말라는 표정으로 우릴 안심시킨다.

하지만 아내는 심심이 크다. 16주가 지나고 17주 차가 되면 어느 정도 안정기라는 말을 들어왔기 때문에 더 그럴 것이다. 그간 아기를 가장 안전하게 지키기 위해 무리하지 않으려 부단히 애썼던 아내였다. 사소한 일상의 것들조차 못하고, 가고 싶은 곳도 못 가고, 해야 할 일들을 미뤄가며 이날만을 기다린 아내는 3주 더 안정을 취해보고 내원하라는 말에 몹시 속상했을 것이다. 혹시나 이로 인해 문제가 생길까 싶은 두려움도 클 것이다. 그래도 다행인 것은 이 피고임은 당장 태아에게 어떤 영향도 주지 않는다고 한다.

　진료를 마치고 3주 뒤 다음 예약 일정을 잡았다. 토요일은 대기시간이 길다는 직원의 말에도 불구하고 또 토요일로 잡았다. 같이 오면 기다림의 시간도 잠시일 것이다. 이후 1차 기형아 검사 때에 비하면 반도 안 되는 금액을 결제하고 검사를 위한 채혈을 했다. 채혈을 마치고 주차장으로 향했다. 아내의 얼굴 어딘가에서 시무룩함이 묻어 나온다.

　"잘 흡수될 거야. 그간 예쁨이 돌보느라 너무 수고했어. 3주 후에 분명 괜찮아졌다는 말 들을 거야."라며 위로의 말을 한다.

　집에 돌아와 아내의 배를 만진다. (아기가 있는 곳이기 때문에 조심스럽게 만져야 한다) 하루가 다르게 단단해지고 서서히 배가 나오기 시작한다. 전까진 배가 두꺼워지는 느낌이었다면 이제는 조금씩 볼록해지는 것을 느낀다. 튼살 크림을 더 열심히 발라야겠다. 아내는 작은 태동을 느끼기도 하고 팔다리가 저리기도 하다. 오늘은 배 한쪽만 살포시 튀어나와 아기가 있는 위치를 추측할 수도 있었다. 다른 증상으로 발이 붓기도 하고 아랫배가 당기는 통증이 있기도 하다. 잦은 두통으로 힘들어 하기도 하고, 배꼽 위아래로 아주 희미하게 생기는 임신선에 놀란다. 하얗던 피부에는 약간의 주근깨들이 찾아왔다. 요즘은 일부러 매력적으로 보이려고 주근깨 성형을 한다고 한다. 그 이유를 알겠다. 주근깨가 생긴 아내의 얼굴은 여전히 예쁘다. (꼭 예쁘다고 해야 한다) 아내는 16주 차에 겪을 수 있는 임신의 반응들을 모두 잘 겪고 있다. 다만 곧 빈혈이 시작될 수도 있다고 하는데 고른 영양섭취와 철분제 섭취를 통해 빈혈 없는 임신 중기가 되길 바란다.

　아내의 배에 손을 대고 초음파 영상을 돌려본다. 진짜 아기가 눈앞에 있고 내 손 밑에 있는데 스마트폰으로 아기의 모습을 만나고 있으니 이상하다. 초음파 영상을 자세히 보니 아기가 다리를 접었다가 펴기도 하고 손을 쥠쥠 하며 오므렸다가 펴기도 한다.

아기가 우리 가정에 찾아와 준 그때부터 지금까지, 그리고 앞으로도 아기의 존재는 우리를 더 행복하게 하고 감사하게 할 것이다. 그날 밤 우리는 서로 감사한 것 세 가지씩 말하기를 통해 빛으로 그늘을 거둬내고 더 좋을 내일로 향했다.

일주일 뒤 1, 2차 기형아 검사 '저위험군'이라는 문자가 왔다. 태아에 대한 검사 결과가 모두 정상이라는 것이다. 야호!

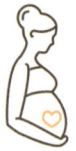

인간
망각의 동물

드디어 입덧이 끝난 것 같다. '끝났다'라고 표현하지 않고 '끝난 것 같다'라고 표현하는 이유는 간헐적으로 입덧 증상이 남아있기 때문이고, 다행히 식생활에는 큰 영향을 주지 않을 정도다. 지금이야 이렇지만 입덧이 최고조에 올랐을 때는 후각과 미각이 지구상의 그 어떤 동물보다 뛰어난 동시에, 비위는 우주에서 가장 약한 존재가 된다. 그래서 굉장히 힘들어하며 둘째는 못 갖겠다고 호소했던 아내가 어제 충격적인 말을 던졌다. 분명히 이렇게 말했다.

"내가 입덧을 한 건가?"

어떻게 이렇게 말할 수 있을까? 지나고 나니 견딜 만했다고 생각이 드나 보다. 그 순간은, 아니 순간이 아니라 몇 주를 그렇게 고생했는데 "내가 입덧을 한 건가?"라는 말이 나오다니. 물론 이 말을 꺼낸 아내의 긍정 마인드는 아주 기특하다. 힘들었던 기억을 할 만했던 기억으로 남기는 것은 충분히 가치 있다. 여기서 말하고 싶은 것은 인간은 망각의 동물이며 그로 인해 다시 고역과 마주하여 승리로 이끌어내는 아주 훌륭한 도전 정신을 가졌다는 것이다.

임신은 감사와 기쁨만큼 고통이 따른다. 그리고 그 고통은 똑같이 나눌 수 없는 한계가 있다. 아내들은 이 한계 안에서 희생하고 헌신한다. 남편이 힘들지 않다는 것이 아니다. 남편도 나름대로의 고충과 긴장으로 이 시기를 보낸다. 분명 남편도 힘들다. 하지만 그 크기가 아내에 비길 수 없다는 말이다. 그러니 남편도 함께 임신하는 마음으로 아내를 최대한 공감하고 이해하자. **나만 편하지 말자.** "얼마 애써야 할까요?"라고 누군가 묻는다면 "언제 돌아봐도 후회가 없을 만큼"이라고 말하고 싶다. 아내가 휘몰아치는 파도에도 순항할 수 있도록 함께 키를 잡고 가자. 이것은 누구를 향한 가르침이 아니라 스스로의 다짐이다.

오늘 집에 가면 따뜻한 손으로 불러오는 배를 조심스레 만지며 너무 아름답다 이야기하고 세상 모든 주제로 수다를 떨어야겠다. 분명 나를 귀찮아하겠지만.

임신의 시간이 어떤 부부에게는 빗물에 파여 도로에 쏟아지는 비탈길 흙더미 같겠지만 어떤 부부에게는 마른 땅에 생기를 넣어주고 새싹을 틔우는 단비 같은 시간일 것이다. 우린 후자를 택할 것이다. 꼭 필요할 때 알맞게 내리는 단비도 감사한데, 그 감사의 시간 이후엔 무지개도 볼 수 있으리라.

마침 장미디. 장미철에 스파게티를 먹으면? 습하게띠. 하하하하

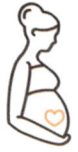

역사가 될 글
남편의 임신 일기는 아내를 향한 편지다

 아내는 내 글을 보는 게 좋다고 했다. 마치 편지를 받는 기분이라고. 이 말은 내게 월급과 같았다. 월급은 한 달 내내 일한 것을 물질로 보상받는 것이다. 거꾸로 보면 월급을 받기 위해 한 달 내내 일한다. 이처럼 나도 열심히 글을 썼더니 아내의 기쁨이라는 월급 같은 보상이 주어졌고, 이제는 가끔 아내의 기쁨을 위해 글을 쓰기도 한다. 글을 이어 나갈 가장 큰 원동력이 생긴 것이다. 그러니 남편의 임신 일기는 임신한 아내를 향한 편지다. 이 편지의 끝엔 늘 수신자의 오타 수정 요청 단계가 있다.
 글을 쓰다 보면 임신에 대해 무뎌져 있던 나를 돌아보게 된다. 이것이 글을 쓰는 또 하나의 이유다. 시간이 **지날수록 아내의 임신에 대해 익숙해질 위험이 있다.** 아내는 하루가 멀다 하고 변하는 몸과 마음으로 인해 전혀 익숙할 수 없는데 남편만 익숙해지니 위험이라는 단어를 쓴다. 아내의 임신에 대해 글을 쓰면 '관심'하게 되고, 그로 인해 절대 익숙할 수 없는 아내의 마음을 조금 더 읽을 수 있다. **관심은 공감을 낳고 공감은 위로를 낳는다.**
 글은 호흡이다. 아내를 향한 마음은 내쉬고 배우자로서의 양심은 들이쉬는 이 호흡은 나를 더 나은 배우자로 만드는 선순환으로 인도 한다. 멋진 남편인 것처럼 보이도록 뱉어 놓은 글들은 내가 글처럼 살지 못할 때, 스스로 역겨운 사람이라고 여기게 만든다. 역겨움을 누가 즐기겠는가. 그래서 역겨운 인간상에 대한 탈피를 위해 몸부림치게 되는데 이것은 꽤 괜찮은 방법이다. 좋아하는 곡 중에 '소원'이라는 곡이 있는데 이런 가사가 있다.

"내가 노래하듯이, 또 내가 얘기하듯이 살길,
또 그렇게 죽기 원하네."

이 가사처럼 나도 살아내길 원한다.

글은 역사다. 임신 사실을 안 후부터 지금까지 쭉 글을 남겼다. 가끔 임신 초기의 글을 꺼내어 보면 얼마 되지 않은 일임에도 불구하고 새롭게 느껴진다. 지금 쓰는 글들이 미래의 우리에게 어떤 기쁨을 줄지 짐작되기 때문에 이 글을 쓰는 것은 매우 유의미하다. 게다가 이 글들은 영원할 것이다. 우리 가정과 평생 함께 할 글이다. 우리가 살면서 평생 지니고 가는 것들은 생각보다 많지 않다. 있다면 인화한 사진 또는 뱃살과 같은 이미 한 몸이 된 것들 정도일 것이다. **결국 뭐든 낡으면 바꾸고, 필요치 않으면 버리게 되는 반복을 하며 살 것인데 임신 일기는 그렇지 않다.** 연애 때부터 지금까지 서로 주고받은 편지도 잘 꺼내보지 않는 게 현실이지만 임신 일기는 자주 꺼내어 보는 얼마 안 된 역사가 될 것이다. 우리 아기도 언젠가 이 글을 보게 되겠지?

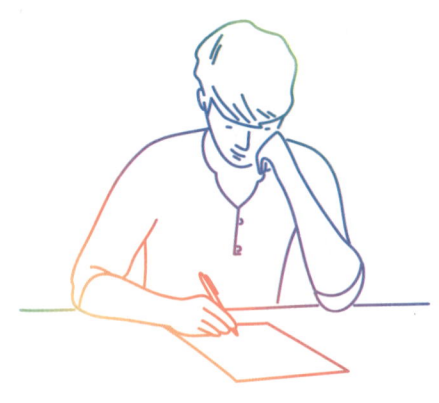

 마지막으로 산모수첩에 대해 말하자면, 임신을 확정 받고 나면 산모수첩을 받게 된다. '임신 축하드립니다' 하며 주는 선물 같았다. 다른 산모수첩 표지 디자인들은 90년대에서 타임머신을 타고 온 것 같은 친근한 비주얼이었는데 우리가 다니는 병원은 그나마 무난하다. 그리고 이름은 산모수첩이라 부르는데 쓰여 있기는 '엄마일기'라고 쓰여있다.

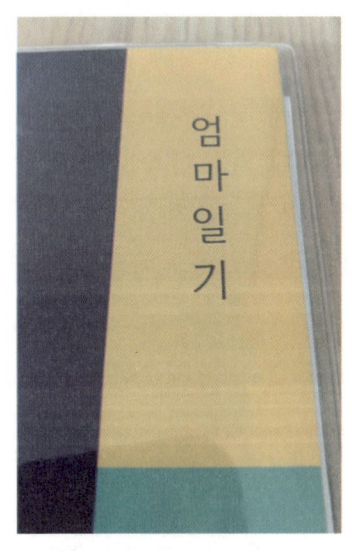

산모수첩

 이 산모수첩으로 말할 것 같으면, 산모수첩은. 산모수첩은. 아 그러니까 산모수첩은… 잘 모른다. 생각해보니 아내 전용으로 주어진 것만 같은 이 산모수첩을 자세히 들여다본 적이 없다. 분명 받은 첫날 여기저기 들춰봤는데 기억이 도통 나질 않는다. 병원에 갈 때마다 가지고 다니기 때문에 영수증을 끼워놓거나 받은 초음파 사진을 잠시 보관하는 용도로 밖에 보지 않았던 것이다. 당연히 아내의 수첩으로 생각하고 관심 밖이었던 것이다. 반성한다.

알아보니 산모수첩(엄마일기)은 임신 후 받아야 할 검사나, 주수에 따른 태아의 발달과정이 설명되어 있고 그 밖의 진료 기록들을 기재할 수 있는 수첩이다. 이것만 봐도 산모수첩은 부부가 공유해야 할 수첩인데 마치 아내에게만 주어진 수첩처럼 느껴진다. 이름부터가 엄마일기… 비록 변명이지만 이러니 나도 관심이 더 가지 않았을 것이고 다른 남편들도 비슷할 것이다. 그런 의미에서 산모수첩이나 엄마일기가 아니라 '부부수첩'이라든지 '부모수첩'과 같은 이름을 사용하면 더 좋겠다. 아니면 아빠수첩이나 남편수첩, 아빠일기라도 팔아 달라.

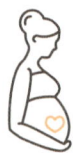

배 크기
성장하는 아기_ 임신 17주 차

임신 17주를 맞았다. 16주부터 아내의 배는 급속도로 단단해지고 배꼽 밑 부위가 점점 불러오기 시작했다. 하루하루의 변화가 놀랍다. 마치 아침에 물을 주고 햇볕에 놓아두었던 화초의 봉오리가 저녁이 되기도 전에 환희 피어 올라와 있는 진풍경을 보는 듯하다.

16주에 들어서면 거의 모든 부모가 태아의 성별을 알게 되고, 그에 이어 작은 태동을 느끼기 시작한다. 또한 태아의 모습이 더 이상 젤리곰 모양이나 2등신의 모양이 아니라 머리와 몸, 팔과 다리가 정확히 구분되고 손가락 발가락까지 확인할 수 있는 진짜 사람의 모습으로 성장해간다. 게다가 본격적으로 커지는 배까지 보니 16주는 임신을 더욱더 실감하게 되는 시간이다. 한마디로 16주는 막연하던 태아와 더욱 친밀해지는 때이다.

17주 1일. 사실 아직 '배가 불렀다'라고 표현하기보다는 조금씩 '배가 나오고 있다'는 표현이 맞겠다. 누가 보면 똥배로 오해할 정도다. 아내는 딱 붙는 옷을 입지 않으면 여전히 임산부 같지 않다. 하지만 이 시기의 배 크기는 다른 임신의 과정들보다 특히 더 개인차가 크다. 다른 이들의 배 크기도 궁금해서 찾아보니 어떤 사람은 누가 봐도 임산부임을 한눈에 알 수 있을 정도로 배가 나왔다. 그런 임산부들이 일반적이지는 않으나 꽤 많이 보이는 것으로 보아 드문 경우도 아니다. 빨리 나온 배는 유지되는 기간이 길 수 있으며, 늦게 배가 나오기 시작하면 배가 커지는 속도가 짧은 시간 안에 빠르게 진행되어 만삭 때는 모두 비슷한 수준이 된다고 한다. 다시 말해, 이 시기의 배 크기는 개인차가 크므로 현재 배가 많이 나왔든 조금 나왔든 크게 염려하지 않아도 될 것이다.

태아의 성장에 따라 자궁의 크기도 커지기 때문에 배가 나오는 것으로 알고 있다. 우측 그림은 주수에 따른 자궁의 크기 변화인데 주수가 늘어갈수록 갈비뼈 위치까지 자궁이 커진다. 땅따먹기 하듯 다른 장기들이 있던 자리를 자궁이 서서히 차지하기 때문에 소화 불량이나 여러 불편함들이 생길 수 있다. 또한 자궁이 커진다는 것은 커지는 만큼의 공간에서 태아가 움직일 수 있다는 말이나. 그렇기 때문에 태동으로 인한 갈비뼈 부상을 입는 사람도 있다고 한다.

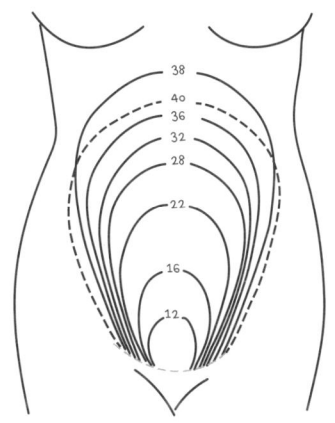

임신 주 차별 자궁크기

지금은 17주를 달리고 있다. 이 시기의 태아는 파프리카 정도의 크기이다. 머리부터 엉덩이까지의 길이가 12-14cm, 체중은 100-150g정도가 평균이라고 한다. 체중 같은 경우는 임신 정보마다 조금씩 상이하다. 이 시기는 태아의 몸무게가 급증하는 시기이기 때문이다. 16주부터 17주에 걸쳐 성장이 두드러지면서 체중이 이전보다 1.5-2배 가까이 늘어난다고 하니 정확히 말하자면 100-200g 정도가 평균 범주일 것이다. 그리고 드디어 2등신에서 벗어나 3등신의 모습이 되었다. 게다가 이제 진짜로 엄마의 감정을 똑같이 느낀다고 한다. 아내는 이 어두운 때, 흉흉한 기사를 많이 접한다. 말도 안 되는 사건 사고들은 아내를 분노케 한다. 아내가 뉴스를 잠시 끊었으면 한다.

태아의 성장 속도에 맞춰 아내의 배도 커지고 있다. 배가 불러옴을 표현하는 말로 계속 '배 크기'라고 하는데 처음엔 왜 '크기'라는 말을 쓰는지에 대해 의아했다. 배가 마냥 앞으로 나오는 줄 알았기 때문이다. 하지만 아내의 배를 보니 배가 나오는 것뿐 아니라 배가 옆으로도 커진다. 곧 골반까지 배가 커지고 단단해질 것이다.

아내의 배가 커지는 것을 보는 게 나도 놀랍지만 아내는 더하다. 자신의 몸에 이런 변화가 온다는 것이 스스로도 신기한 눈치다. 지난 주말은 오전에 배 크기를 확인한 데 이어 두세 시간 낮잠을 자고 일어나서 다시 배 크기를 확인해 보았다. 이럴 수가, 몇 시간 만에 배가 더 단단해지고 커져 있었다. 아내가 낮잠을 자는 동안 아기도 같이 쉬면서 쑥쑥 컸나 보다. (이 시기의 태아는 하루 20시간 정도의 수면을 취한다고 한다. 연속으로 20시간을 자는 건 아니다) 이처럼 배가 커지는 일은 순식간에 일어난다. 우린 이런 상황들을 실제로 겪으면서 생명의 탄생과 성장에 대해 더 놀라워하고 있다.

지금은 아내의 배가 커지는 게 그저 신기하지만 점점 더 커지는 배로 인해 행동의 제약을 받게 될 것이고, 신체적으로도 무리가 될 것이다. 오죽하면 남편들이 임신 체험을 할 때 임신 체험복을 입어 보겠는가. 그리고 그 짧은 체험에도 불구하고 허리 통증을 느끼며 아내한테 잘해야겠다 생각을 하겠는가. **겨우 짧게 느낀 그 허리 통증 하나로…**

나는 임신 체험복을 입는 대신 실제로 내 배 크기를 늘려가고 있다. 현재 아내보다 앞서서 20주 이상은 되는 것 같다.

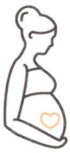

꼬르륵에서 툭툭으로

태동_ 임신 17주 차

아내의 태동은 14-15주부터 시작했다. 14주 차엔 "엥? 뭐지 이 느낌은?" 정도였고 15주부터는 "엇??? 어엇???? 어라??" 정도였다. 아내는 콕콕콕콕, 꼬르륵, 부글부글 기포 올라오는 느낌이 있었다고 한다. 그때만 해도 그게 정말 태동인지 아니면 소화되는 느낌인지, 배고픈 소리인지, 자궁과 태아가 커짐에 따른 반응인지 확인할 길이 없었다. 임신은 처음이니까.

병원 의사 선생님은 태동을 느끼기에는 좀 이른 주수라며 본격적인 태동은 20주부터 있을 거라고 했다. 그래서 우린 지금껏 느낀 게 태동이 아니었구나 생각하고 하나의 해프닝으로 마치려 했는데, 하루하루 점점 같은 반응이 커지는 것을 느낀 아내는 태동이 맞음을 확신했다. 이 확신에는 맘카페의 역할도 컸다. 맘카페는 좋은 선생이나.

이렇게 태동을 느끼기 쉽지 않은 이른 주수임에도 불구하고 확실히 태동이라고 말할 수 있는 이유가 있다. 아내는 냄새나 소리, 환경의 변화, 몸의 변화 등에 대해 매우 예민하게 느끼는 편이기 때문이다.

이런 태동을 하루에 몇 번씩 느끼며 지내고 있던 중 임신 앱이 말한다. 엄마 아랫배가 흔들흔들, 부글부글! 그거 예쁨이가 한 거라고.

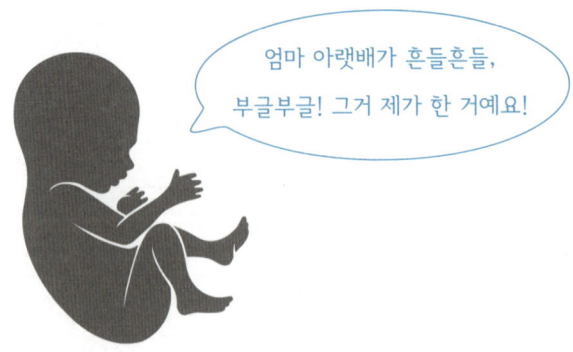

　아내가 말했던 증상과 거의 일치한다. 부글부글, 꼬르르륵. 그리고 다른 이들도 임신 15-16주에 이런 경험을 많이 한다고 한다. 이렇게 우리 아기의 태동이 시작되었다.

　그리고 17주 5일을 지나고 있는 지금은 확실한 태동을 더 자주 느끼고 있다. 이쯤이면 거의 모든 이가 작은 태동을 느끼기 시작한다. 의사 선생님이 15주나 16주에 작은 태동이 시작된다고 안내를 해주셨다면 태동에 민감하지 않아 아직 태동을 느끼지 못한 임신부들은 아마 큰 불안감에 휩싸였을 것이다. 임신의 모든 과정엔 개인차가 있다. 태동도 그렇다. 그래서 20주라는 숫자를 알려주셨나 보다.

　태아는 자궁이라는 넓지 않은 공간에서 생활하고 있다. 그렇기 때문에 손과 발이 자궁 내벽과 닿게 되는데 그때 느끼는 것을 태동이라고 한다. 태동의 사전적 의미는 '모태 안에서의 태아의 움직임'이다.

　17주 차 정도의 임산부가 매번 정확히 느끼지는 못하더라도 이 시기 아기의 움직임은 매우 활발하다고 한다. 태동은 배 속에 가스가 찬 느낌과 비슷해서 모르고 지나가는 경우가 많으니 조바심 갖지 않고 기다리면 곧 본격적인 태동이 시작한다고 한다. 아내는 이 태동을 제대로 느끼기 시작한 것이다. 지금은 확실한 '툭'이 온다고 한다. '툭툭', '툭툭툭', 아내는 아기를 느낀다. 아내는 아기의 움직임을 느끼며 더욱 애착이 커져간다. 실제로 몸속에 아기가 있다는 것을 정확히 느끼는 건 오직 엄마 한 명뿐이기 때문에 나는 늘 2등이겠다.

배는 이렇게 계속 단단해지고 커져간다. 그리고 배꼽을 기준으로 어느 한쪽이 더 볼록하게 튀어나오는 경우가 있는데 그곳이 아기가 놀고 있는 곳이다. 처음엔 너무 신기해서 소름이 돋을 정도였다. 머리로만 상상하던 아기를 물리적으로 처음 만나는 것이었기 때문이다. 아기와 나는 엄마의 살결 하나를 사이에 두고 만나고 있다. 임신했다는 사실을 넘어 아기가 자라고 있음을 실감할 수 있는 순간이다. 나도 이렇게 신기한데 아내는 어떨까.

나는 매우 놀라도, 매우 감동해도, 매우 기뻐도, 매우 슬퍼도 크게 티가 나지 않는 편이다. 내적으로 폭발하는 감정을 외적으로 다 표현해내지 못하는 건지 서툰 건지는 몰라도 그렇다. 아내의 몸의 변화

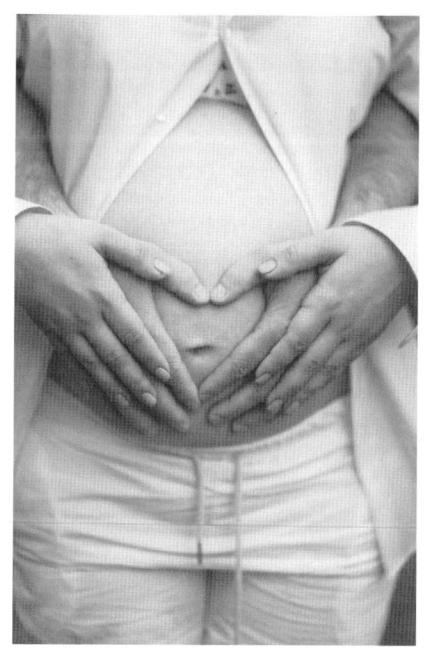

에 대해 늘 신기하고 경이로운데 그만큼 아내에게 표현하지 못하는 것이 미안할 때도 있다. 마음은 그렇지 않다는 것을 말해주고 싶다.

요즘 가끔 아내의 배에 살포시 손을 대고 태동을 기다린다. 아직 남편까지 느낄 만큼 태동의 강도가 세지도, 횟수가 잦지도 않기 때문에 매번 실패한다. 어제는 슛을 해보라며 열심히 슛슛을 외쳤지만 아기는 아직

축구를 모른다. 지금은 툭툭 정도라 아내가 아파하지 않기에 강한 태동을 요구한 것이다. 나중에 '퍽퍽'이 되면 아내가 아파할지도 모르겠다. 여하튼 아직은 남편이 태동을 느낄 수 없는 게 당연하다고 하니 너무 낙심치 말자.

최근 또 하나 새롭게 알게 된 사실이 있다. 아내가 가끔 흥에 겨워 춤을 추거나 몸을 흔들면(특히 맛있는 것을 먹거나 신나는 음악이 나오면 자제하지 못한다) 나는 "우리 아기 하루에 20시간 잔다는데 자다 깨겠다."라며 조심할 것을 요구한다. 그런데 이게 웬 말인가. 엄마가 활동적일 때 생기는 율동감으로 배 속 아기는 더 잘 잔단다. 태동을 적게 느끼는 이유이기도 하단다. 아기에게 흔들흔들 해줄 때 더 곤히 잠드는 이유도 같은 이유 때문이겠다.

이렇게 우리는 배가 커짐과 태동에 대해 놀라워하고 있지만 동하는 것은 태동뿐만이 아니다. 아내의 몸 상태도 격동하고 있다. 잦은 두통을 호소하고, 몸살처럼 살이 어딘가에 스치기만 해도 불편할 때가 있다. 뼈 마디마디가 아픈 느낌도 있다. 장마철이라 더 그럴 것이다. 이런 상태임에도 불구하고 약을 복용하지도 못하고, 두통을 쫓아주던 커피도 마음 편히 먹지 못하는 아내는 가끔 무기력하다. 몸도 마음도 의지와는 상관없이 변화무쌍한 것이 임신이다. 이 앞에서 내가 할 수 있는 거라곤 하던 일, 하던 말뿐이다. 몇 개 안되는 그 일을 더욱더 잘 해내야겠다는 결심으로 미안함을 긁적인다.

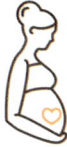

임신 18주의 순간들
힘내!

　임신 18주를 지나고 있다. 요즘의 해는 어찌나 부지런한지 새벽 다섯 시가 조금만 넘어도 세상을 희게 한다. 나름 새벽형 인간이라고 위로를 하며 이른 시간 집을 나선다. 하지만 이미 날이 밝아 있으니 새벽이라 말하기도 어려워졌다. 그리고 그 해는 저녁 7시가 넘도록 햇살을 드리운다. 언제부터 이렇게 해가 일찍 뜨고 늦게 졌는지에 대해 말하라면 일시정지가 되어 눈만 굴리게 될 것이다. 이렇게 해는 단 한 번도 쉬지 않지만 티나지 않게 서서히 길어지다가 서서히 짧아진다. 이로 인해 우리 삶에는 아침 같은 새벽이 스미고 낮같은 저녁이 스민다.

　임신한 아내의 남편인 나도 그렇다. 새 생명을 가진 사실에 기뻐하고 축하하며 시작한 임신기. 그저 좋아만 하기엔 너무 어려운 길이라는 것을 임신 초기 뼈저리게 경험했다. 그렇기에 더 비장한 마음으로 임신과 출산에 대한 각오를 단단히 했지만 여전히 두렵고 긴장되는 것은 엄연한 사실이었다. 하지만 하루하루, 한 주 한 주 임신이 우리에게 스미고 있다. 어느새 길어져 있는 해에 알게 모르게 적응되고 있는 세상의 모습처럼, 우리도 어느새 새 생명을 맞을 마음밭을 열심히 갈고 있다. 열 달이라는 시간 동안 아내의 몸과 마음이 쉴 없이 변하겠지만 그에 따라 우리의 마음도 어설프게나마 엄마로, 아빠로 준비돼 가고 있을 것이다.

아내는 하루에도 수없이 태동을 느끼고 있다. 아기는 우리가 본인을 간절히 기다린 것을 알아주는 듯 태동도 빨리 시작했다. 어찌나 점진적으로 활발해지는지 아내는 하루하루 아기의 움직임이 다르다고 했다. 가만히 있다가도 갑자기 놀라며 아기가 또 움직였다며 호들갑을 떠는 아내의 모습은 평생 기억하고 싶다. 그 반짝이는 호들갑에 나는 성큼 다가가 배에 손을 얹는다. 그리고 층간 소음이 어디서 나는지 탐색할 때처럼 숨을 죽이고 모든 신경을 손 밑 아내의 아랫배에 집중시킨다. 하지만 아직 남편까지 느낄 수 있는 때는 아니라고 한다. 20주는 되어야 미세하게나마 남편도 느낄 수 있다고 한다. 결국 아직 느껴보지 못했다. 하지만 **아내의 배에 손을 얹는 순간 우리는 서로의 위로가 된다.** 가능하면 자주 손을 얹고 싶은데 생각보다 하루가 짧다.

아내가 느끼는 태동은 아기가 자궁벽을 손이나 발로 스윽 미는 느낌이다. 때론 툭툭 칠 때도 있으며 그 강도는 매일매일 세지고 있다. 남아의 경우는 여아보다 태동이 세다. 그래서 나중에는 자다가 윽 하고 깰 정도로 아플 수도 있다.

16-17주 사이 배꼽 아래부터 볼록하게 올라오던 배 크기는 '볼록'에서 '불룩'이 되어가고 있다. 이제 배꼽 아래뿐만 아니라 배꼽까지 불룩해져 온다. 빠른 속도로 불러오던 배는 잠시 옆으로 커지고 있는 중이다. 명확했던 골반과 배의 경계가 서서히 없어지면서 말 그대로 배 크기가 커졌다. 그래서 '배 나옴'이라 하지 않고 '배 크기'라고 하나 보다. 임신은 매일의 발견이다. 현재의 배 크기를 사진 없이 설명하자면 도로의 과속 방지턱을 생각하면 될 것 같다.

그 밖에도 다음의 증상들이 있다.

- **배 통증:** 자궁이 급속도로 커지고 있나 보다. 아내는 배당김을 자주 느낀다. 가만히 있을 때에도 느끼고, 유독 많이 걷거나 평소보다 활동이 많았을 땐 더 심하다. 그래서 최대한 무리하지 않으려 노력하고 있다.

- **무기력:** 임신부는 우울감이나 무기력감을 느끼곤 한다. 아내도 임신부다. 아내는 집에서 혼자 보내는 시간이 많다. 게다가 16주 검진 때 자궁 내 피고임을 발견해서 절대적으로 안정을 취해보고 3주 후에 다시 확인하자는 소견을 받았기 때문에 특별히 무언가를 할 수 없는 상황이다. 그러다 보니 무기력해질 수밖에 없다. 이 시기가 되면 가벼운 운동도 할 수 있고, 어느 정도 일상생활을 할 수 있는 안정기라 부르는데 아내는 그 안정기가 아직 오지 않은 것이다. 그래도 아내는 잘 견뎌내고 있는 것처럼 보인다. 무기력은 몸의 증상만큼 잘 이겨내야 할 대상이다. 이겨냄에 있어서 가장 중요한 것은 남편의 역할일 것이다.

　내일 다시 병원에 가서 검진을 받는다. 피고임이 잘 흡수되어 건강한 우리 아내가 되길 기도한다. 그래서 조금 더 신나는 임신 중기가 되기를 바란다.

- **손 통증:** 얼마 전부터 새끼손가락 쪽을 시작으로 손날과 팔목 쪽까지 통증을 느끼기 시작했다. 아무 일도 없었는데 아파한다. 찾아보니 임신 중기에 손목 터널 증후군이 찾아올 수 있다고 한다. 증상이 완전히 일치하지는 않기 때문에 유심히 지켜보고 있다.

- **식욕:** 아내는 식욕을 잃었다. 밥도 새 모이만큼 먹는다. 입덧 땐 먹고 싶어도 못 먹는 처지였다면 지금은 아예 먹고 싶지 않아 한

다. 단것을 먹고 싶어 하는 것 말고는 다른 식탐이 없다. 아내 말로는 아기가 단것을 좋아하는 것 같다고 하는데 근거가 있는 말인지는 모르겠다. 여하튼 어쩌다가 먹고 싶었던 음식이 생각나서 찾아 먹어도 조금만 먹으면 배부르다며 숟가락을 놓는다. 자궁이 커져서 위의 공간을 좁혀 놓은 것일까?

- 체중: 체중은 꾸준히 소폭 증가하고 있다. 한 달에 1kg 정도 증가하는 게 이상적이라는데, 아내는 딱 그 정도이다. 양수와 아기의 무게가 늘어가는 것이겠다.

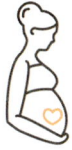

보통의 기적
지금

어두웠던 과거였기 때문에 단 한 번도 화목한 가정에 대해 구체적으로 꿈꿔본 적 없었던 나다. 그냥 보통만 되었으면 했다. 한때 장래 희망을 써내라는 양식에 '회사원'이라고 적던 때가 있었다. 나에게 회사원은 '평범함'의 상징이었다. 그만큼 보통이라도 되길 바라던 시절이었다. 어쩌면 현재의 내 모습은 누군가가 판단하기에 보통도 안 되거나, 보통밖에 안 될 수도 있지만 나에게는 '보통이나' 되는 것이다. 아니, 보통 이상을 살고 있다. 매일이 가장 잘 살아가는 순간을 갱신하는 날이다. 보통은 기적이다.

만약 과거에 내가 꿈꾸었던 이상적인 가정상이 있다면, 그건 바로 요즘 우리의 풍경일 것이다. 결코 임신 때문은 아니다. 임신 때문에 내 꿈이 실현됐다고 하기엔 아내의 희생으로 내 욕구를 사버린 것 같지 않은가. 임신 전에도 그랬다. 물론 여전히 웬수 소리 들을 때도 있고 한숨 쉬게 만드는 때도 있지만 내가 사랑하고, 나를 사랑하는 사람이 내 곁에 있다는 자체로 이미 꿈을 살고 있다. 감히 이글을 보는 이들께 권면한다. 지금을 소중히 여기시길, 지금에 감동하시길, 보통이면 만족하시길, 범사에 감사하시길.

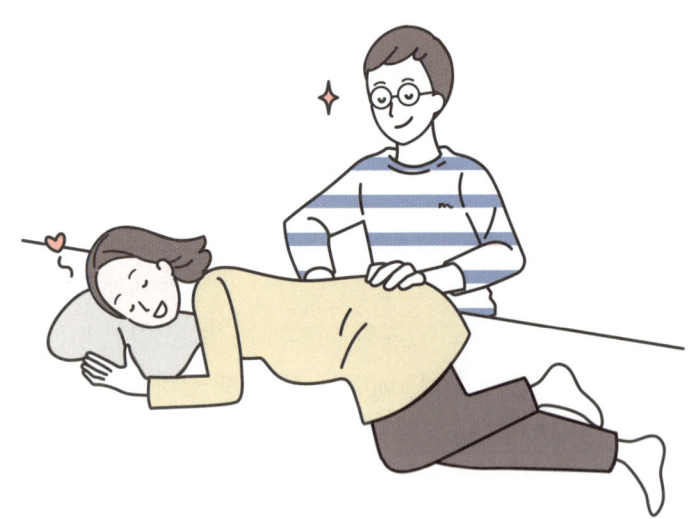

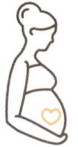

치열한 쉼

임신 중기에도 안정기가 아니었다
_ 임신 19주 차

임신 19주가 되었다. 40을 향해 치열하게 달려가고 있는 숫자는 20이 되면 잠시 쉬었다 갈 수 있을 것 같은 느낌이다. 그래서 19주는 '조금만 더, 조금만 더' 하며 응원하게 되는 주수이다.

흔히들 말하는 안정기, 16주 이후. (담당 의사 선생님은 임신에 안정기란 없지만 굳이 말하자면 17주 이후엔 조금 더 안심할 수 있는 시기라고 했다) 우린 안정기에도 불안했다. 이제 활동도 좀 하고, 여행도 괜찮겠지 하는 마음으로 병원을 찾았었다. 병원에서 진료를 받고 문 밖을 나올 땐 어느 정도의 해방감이 있을 줄 알았다. 그날의 진료가 마쳐지면 묶여있던 보이지 않는 끈을 잘라내고 어디론가 떠나 버릴 시세였다. 하지만 우린 무거운 돌멩이 하나씩 지고 병원 문을 나왔다. 초음파가 끝날 무렵 아내의 자궁에서 피고임이 발견된 것이다. 의사 선생님은 이 피고임에 대해, 보통은 몸 안에서 서서히 흡수되어 없어지지만 안 좋은 경우는 조산의 위험을 초래할 수도 있다는 말씀을 하셨다. 다행히 지금은 태아에게 어떠한 영향도 주지 않는다고 했다. 불행 중 다행이라는 말은 이럴 때 쓰나 보다. 피고임에 대한 처방은 앞으로 3주간 절대 안정 취하기였다. 가벼운 산책도 5분 이상은 안 된다며 절대 무리하지 않기를 권유하셨고 3주 후에 내원하여 피고임 상태를 다시 확인하자고 하셨다.

남들은 안정기라 여기고 슬슬 일상을 회복할 때 아내는 더욱더 치열하게 쉬기 시작했다. 이 치열한 '쉼'은 온전한 '쉼'이 아닌 **'쉼'을 위한 '노동'처럼 여겨졌다.** 아내는 3주 동안 무리하지 않는 선에서 가사 일을 담당하며 생활을 하려고 하는데 '무리'의 신호는 너무 갑자기 온다. 이 정도는 할 수 있겠지 생각하며 움직이다가도 갑자기 힘들어지고 배가 뭉친다. 게임의 캐릭터들처럼 체력이 표시가 되어 무리의 수준까지 가기 전에 컨트롤하면 참 좋을 텐데 나는 당연히 모르고 본인도 본인 몸을 알 수가 없다. 우리가 할 수 있는 것은 조금 무리한 것 같으면 특히 더 잘 쉬려 노력하는 것이다. 잘 쉰 날은 잘 쉰 것에 대해 만족하고, 많이 움직인 날은 더 누워 있으려 노력하는 '움직임과 쉼의 줄다리기' 끝에 3주의 시간이 지났다.

아내는 평일로 진료 예약을 바꾸고 혼자 병원에 다녀오게 되었다. 마음으로 기도하며 연락을 기다린다. '피고임아, 제발 사라져 있어라. 여보, 건강해다오. 우리 아가, 잘 있지?' 오랜 대기 끝에 진료실에 곧 들어간다는 메시지가 왔고 30여 분이 지난 후 전화가 왔다. 그리고 아내는 수화기 너머로 30여 분 동안 있었던 일을 전달하기 시작했다.

아기는 아주 건강하고, 태동이 많았던 것은 그 증거라고. 심장도 잘 뛰고 있고 크기나 무게도 아주 정상이라고. 배가 아픈 것은 자궁이 빠르게 커지기 때문이니 너무 염려하지 말라고. 22주 차에 확인하는 부분인 아기의 얼굴 모양이나 다른 부분들도 문제없이 잘 자라고 있다고. 이야기를 들으며 초음파 영상을 보니 이제는 얼굴의 형태도 보이고 허리나 팔다리의 뼈도 더 확실히 보이기 시작했다.

아내는 계속 말을 이어갔다. 성별을 다시 한번 확인 해주시려는데 탯줄을 다리 사이에 꼬고 절대 보여주지 않아서 애먹었다고. 태아의 자세가 바뀌길 바라며 배를 흔들기까지 해봤는데 쉬운 남자가 아니었다고. 결국 이전 초음파 사진을 다시 보신 의사 선생님은 이렇게 확실한 경우 반전이란 없다고 말하셨다는 등, 아내는 병원에서 들은 말들을 실감 나게 전달해줬다. 나는 머릿속에 그림을 그려가며 모든 이야기를 경청했고, 아내의 말이 끝날 무렵 "피고임은 뭐라셔?"라고 물었다. 아내도 이제 그 이야기를 할 차례였나 보다.

16주 때 피고임을 발견한 의사 선생님은 우리가 너무 염려할까 싶어 피고임의 길이에 대해 이야기하지 않으셨나 보다. 이제 들은 얘긴데 거의 7cm나 되는 피고임이었다고 한다.

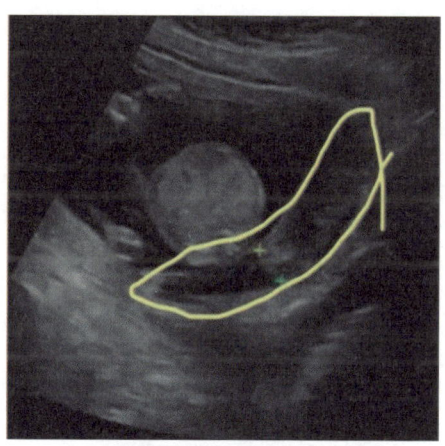

16주 피고임 초음파사진

그런데 다행히 지금은 반으로 줄어 3cm 정도의 피고임이 남아 있다고 한다.

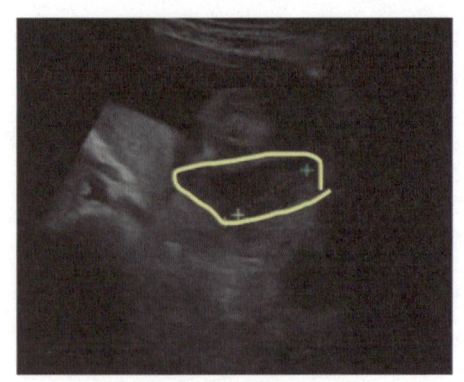

19주 피고임 초음파 사진

전보다 많이 좋아진 상태라는 것이다. 이렇게 3주만 더 절대 안정을 취하면 완전히 회복될 거라며 조금만 더 애써주길 당부하셨다. 분명 3주 후엔 모두 없어질 것이다. 아내도 회복되고 있음에 감사해했지만 3주 더 '쉼'이라는 노동을 해야 하는 아내가 안쓰러웠다. 휴가철도 다가오고, 남들은 안정기라며 태교 여행을 계획할 때 우린 어떻게 하면 더 안정을 취할 수 있을까 생각한다. 하지만 곧 또 3주가 지나겠지. 조금만 힘내, 여보.

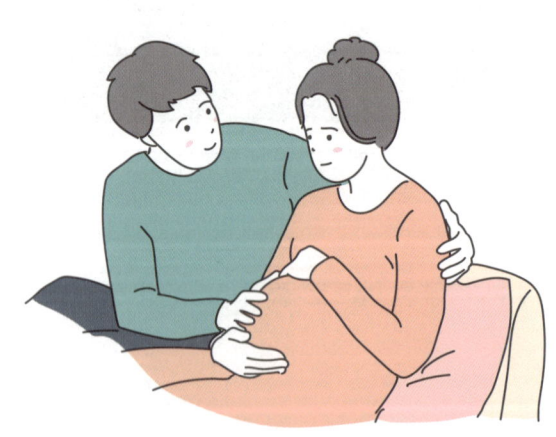

요즘의 아내는 발이 잘 붓고 발과 종아리 통증을 호소한다. 그래서 병원에서 처방해준 압박 스타킹을 신어봤는데 워낙 조여서 혈액순환이 안 되는 느낌이들고 답답하다며 금세 벗어던졌다. 종종 찾아오는 무기력도 압박 스타킹처럼 벗어던질 수 있으면 좋겠다. 절대 안정으로 움직임이 많이 없었기 때문에 조금만 걸어도 다리가 아프다. 나름 근육질이었는데 이제 근육들이 많이 빠졌나 보다. 빨리 몸이 회복되어서 가볍게라도 운동을 시작할 수 있기를 기다리는 아내이다.

아랫배의 당김을 자주 느끼고 스트레스를 받을 때면 배가 뭉친듯한 느낌을 받기도 한다. 배가 뭉치면 자궁이 수축하고 있다는 의미이기 때문에 바로 안정을 취해야 한다.

아기의 태동은 날로 강해진다. 움직임이 많았거나 힘들었던 날은 태동이 다른 날에 비해 적다. 하지만 거의 매일 활발하다. 아내는 바깥으로 느껴질 만한 정도의 태동이 되었다고 하는데 아직 나는 느끼지 못했다. 요즘 바쁘다는 핑계로 배에 손을 얹고 있었던 시간이 적어서일까. 이번 주는 아기가 움직일 때까지 손을 얹고 있기를 도전해야겠다.

배는 빠른 속도로 커져가고 있다. 자궁이 다른 장기들을 밀기 시작했나 보다. 그로 인해 소화 기능은 비교적 떨어졌고 식사량도 현저히 줄었다. 하지만 체중은 소폭 늘고 있다. 이제는 평상시 입던 넉넉한 옷도 작아지려 한다. 그래서 준비한 임부복을 하나둘씩 꺼내 입기 시작한다. 이제 정말 임산부 수준(?)의 배가 되니 자기도 어색한가 보다. 요즘 들어 자기 배를 보고 있는 모습이 더 많이 포착된다. 그럴 때면 그 작은 입도 함께 톡 나와 있다. 급히 커지는 배에 튼살 크림을 더 열심히 바른다. 아내가 낮에 직접 바르는 날이 많기 때문에 내 손에 크림과 오일을 묻히는 날은 별로 없다.

　아내의 태교를 가끔 본다. 나는 기껏 해봐야 아기를 위해 기도하거나 잠시 잠깐 아기에게 말을 건네는 것뿐이다. 요즘 들어 남편으로서 임신한 아내와 태아에게 잘 못하고 있다. 언제는 남편도 임신해야 한다느니, 아내의 임신에 공감하고 적극적으로 이 시기를 보내야 한다느니 떠들었는데 성취는 못하고 매일 실패와 도전의 연속이다. 임신 일기는 이런 나를 발견하게 해 주고 다시 한번 다짐하게 하는데, 이것은 참 불편하면서도 다행인 사실이다. 여하튼 아내는 아기에게 좋은 연주를 들려주기도 하고 영어 동요를 들려주기도 한다. 다른 방법의 태교에도 힘쓰고 있지만 보통 내가 없는 시간에 하니 잘 모른다. 더 관심을 가져야 한다.

　가장 좋은 태교는 아내를 행복하게 하는 것이겠다. 이 시기의 태아는 간뇌가 발달해 엄마의 감정을 똑같이 느낀다고 한다. 지금은 엄마와 아기가 아빠에게 매우 감정이 상해 있다. 요즈음 아내의 기분을 좋게 하는 데는 나보다 강아지가 더 낫다. 강아지를 이겨야 한다.

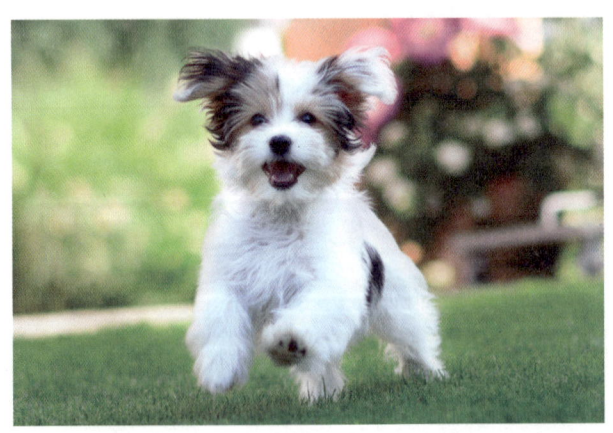

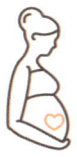

삶이 멈춰버린 것 같아

꽃은 멈춤의 힘으로 피어난다
_ 임신 20주 차

"내 삶이 멈춰 버린 것 같아."

임신 20주. 아내는 '멈춰진 시간'이라는 표현으로 마음을 말했다. '산전 우울증'이라는 단어가 떠올랐다. 하지만 아내는 한 끗 차이로 우울과 무기력 그 어딘가에서 수렁으로 빠져 들지 않으려 조용히 발버둥치고 있는 것 같았다.

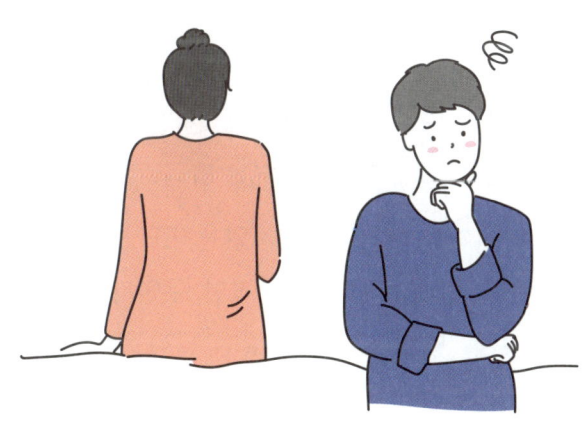

실제로 임신 중에는 몸과 외부 환경에 대한 변화, 또 급격한 호르몬의 변화와 출산에 대한 두려움으로 우울감을 호소할 수 있다고 들었지만 우리의 일은 아니길 바랐다. 하지만 아내는 모든 임신 증상을 교과서처럼 겪고 있으니 역시나 감수성이 풍부해졌고 감정 기복이 심할 때도 있다. 다행인 것은 자신의 감정을 외면하지 않고 스스로 맞닥뜨려 제대로 들여다보려는 의지적 모습이다. 그리고 나도 이런 상황을 결코 팽개치지 않을 것이다.

아내는 스스로의 삶이 멈춰진 것 같다고 하며 간혹 무기력과 우울감을 호소하는데, 우리가 살아왔던 배경을 알면 이를 더 정확히 이해할 수 있다. 우리 둘의 공통점은 열심히 살았다는 것이다. 그런데 여기서 주목해야 할 것은 열심히 살아야만 했다는 것이다. 뜨거운 사막 길을 끝없이 걷는 한 짐 실은 낙타처럼, 걸어지는 걸음이 아니라 걸어야 하는 걸음을 이어오다가 만나게 된 우리다. 삶이란 게 참 노곤하다는 것을 서로 완벽히 공감했기에 서로에 대해 더 이해할 수 있었나 보다.

누가 열심히 살지 않았겠냐마는 '열심히 살았다'라는 말에는 양자가 존재한다. 어떤 사람은 '열심'을 선택해서 달리지만 우리는 의지와는 상관없이 '열심'으로 달려야만 하는 이들이었다. 마치 종료 버튼이 고장 나 빠르게 돌아가는 러닝머신 위에 있는 것 같았다. 달리지 않으면 떨어진다. 떨어지면 다시 오를 수 없을지도 모른다.

이렇게 끊임없이 달리는 것은 생산적인 무언가를 계속 발생시켜 지금의 우리를 있게 했다. 그리고 이렇게 달리는 게 오히려 편안한 경지에 올랐다. 그런데 이제 아내의 삶이 바뀌었다. 임신 초기, 일을 계속하게 되면 위험할 수 있다는 의사 선생님의 소견에 따라 하던 일을 포기하고 집에서 소위 '눕눕'(눕고 또 눕고의 줄임말이다)하기 시작했다. 쉼 같지 않은 쉼이 찾아온 것이다. 그 쉼을 '쉼의 노동'이라고 **표현했던 것처럼 쉬는 것은 곧 아내 본인의 몸과 태아를 향한 '돌봄'의 행위였다.** 그 쉼이 이어져 임신 20주를 맞이했다. 아내의 '전진'이 '정지'가 된 지 석 달째다. 학생 때는 등하교로, 졸업 후엔 출퇴근으로 도배된 삶에 익숙했던 아내는 이제 더 이상 그 어떤 것도 하지 않는다. 그러니 아내는 삶이 멈춰진 것처럼 느껴졌나 보다. 그도 그럴 것이 열심히 달리던 러닝머신에서 내려오면 내 몸의 느낌이 되게 이상하지 않은가? 선택한 쉼이 아니라 선택 당한 쉼이라 여전히 아무것도 할 수 없고, 아무것도 하지 말아야 할 상황이니 답답하겠다. 다른 20주 임산부들은 이제 운동을 해야 하고 여행도 가능하다던데… 조금만 더 참으면 우리에게도 안정기가 올 것이다.

아내는 혼자만의 시간이 많아졌다. 새벽에 나가서 밤늦게 들어오는 남편 때문에 입에서 단내 나도록 외롭기도 할 것이다. 가끔 손님이 찾아와 아내의 말동무가 되어 주기는 하지만 아내 입장에서는 어디까지나 인간관계일 뿐, 여전히 자신의 하루는 멈춰져 있는 것이다. 그래서 요즘 아내는 무기력과 우울 그 사이 어딘가에 서있다. 어떤 노래의 가사처럼 손대면 톡 하고 터질 것만 같은 그대다.

그렇게 아내는 스스로 멈춰져 있다고 생각하고 있었다. 이럴 땐 분명한 사실을 말해줘야 한다. 이내도 알고 있겠지만 그래도 평소와는 다르게 단호하게 말해줬다.

"당신은 절대 멈춰 있는 게 아니야.
당신은 매일 아기를 성장시키고 있고
엄마로서 엄청난 일을 해내고 있는 중이야.
당신의 시간은 전보다 더 의미 있게 가고 있어.
힘내."

위로가 될지는 모르겠지만 사실은 사실이다. 그러면서 왜 임신과 출산을 도맡는 '엄마의 자격'은 이력서에 들어가지도 않고 경력으로 쳐주지도 않냐며, 군필자 이상의 처우를 해달라고 정부에게 쓴 소리를 날렸다. 방구석 개인 청원이라고나 할까.

임산부의 시간은 누구보다도 더 뜨겁게 달리고 있다. 고귀한 생명을 위한 세상에서 가장 가치 있는 뜀박질이다. 이제 더 이상 무기력과 우울 사이가 아닌 나와 아기 사이에서 행복하기만 했으면 좋겠고 그렇게 될 것이다.

"씨앗처럼 정지하라.
꽃은 멈춤의 힘으로 피어난다"
- 백무산 시인의 '멈춤'

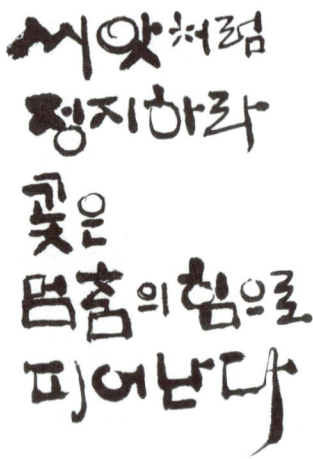

(글씨: 타타오)

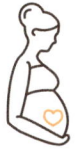

밀당의 고수
태동 느끼기_ 임신 21주 차

대략 15-16주쯤 남들보다 조금 빠르게 태동이 태동했다. 태아의 움직임이 순산을 알리는 기운을 싹트게 했다. 긴가민가할 정도로 약하게 시작한 태동은 금세 배가 '보올록' 오를 만큼이나 강해졌다.

태동은 엄마의 마음도 태동하게 한다. 태동이 있기 전에는 병원에 가지 않는 한 아기가 잘 자라고 있는지 확인할 방법이 없었는데, 이제는 아기의 움직임이 엄마에게 안도가 되고 위로가 된다. 아내 또한 태동을 느끼며 우리 아이가 잘 있구나 확신하며 이전보다 더 안정적인 마음으로 임신기를 보내고 있다. **태동은 태아 건강의 신호이기 때문에 아기가 부모에게 주는 선물이기도 하다.**

그런데 문제는 내가 아직 제대로 느껴보지 못했다는 것이다. 같이 시간을 보내다가 태동이 느껴지면 '무궁화 꽃이 피었습니다' 놀이가 시작된다. 아내는 갑자기 움직임을 최소화하며 크게 뜬 눈으로 나에게 신호를 준다. 살며시 아랫배에 손을 가져다 대라는 것이다. 잘 놀고 있는 아기가 놀라지 않게, 계속 움직일 수 있도록 최대한 조심하자는 것이다. 그럼 나는 조심스레 아내 배에 손을 가져다 대고 모든 감각을 손바닥과 손가락에 집중시킨다. 그렇게 하면 분명히 느낄 수 있다. 내 맥박을…

손끝에도, 손바닥에서도, 아내 배에서까지 맥박을 느끼는 것은 살아있다면 당연한 건데도 괜히 원망스럽다. 맥박이 꽤 강한 진동이라는 것을 처음 알았다. 태동보다 내 맥박을 더 크게 느껴서인지 아내가 꾸준히 태동을 느낄 때에도 나는 전혀 느낄 수 없었다. 그리고 내가 손만 가져다 대면 아기는 얼음 놀이를 하듯 잠잠해지기 일쑤였다. 제대로 밀당 당하고 있었다.

함께 태동을 느끼고 싶은 아내는 배와 맞닿아 있던 본인 허벅지도 태동을 느꼈는데 왜 당신은 못 느끼냐며, 내가 둔하다고 은근히 구박을 한다. 잘못한 게 없는데 잘못한 사람이 된다.

그렇게 며칠을 보냈다. 밀당의 고수인 아기는 계속해서 쉽게 태동을 허락하지 않았다. 어느 날 저녁, 여느 때와 같이 함께 소파에 앉아있는데 아내가 또 눈을 크게 뜨고 신호를 보내왔다. 이제 눈만 봐도 아는 나는 조심스럽게 아내 배에 손을 가져다 댔고, 아내는 내 손의 위치를 태동이 있는 쪽으로 살며시 옮겨주었다. 여전히 내 맥이 잘 뛰고 있음을 확인하고 있는데 맥의 패턴과는 다른 움직임이 내 중지와 약지 끝을 '턱' 하고 쳤다. 바로 아내를 바라보았고 아내는 놀란 내 눈빛에 그게 태동이 맞다고 눈으로 대답했다. 처음 아기의 태동을 느끼는 순간이었다. 그저 "오..오.. 오!"라는 말밖에 안 나왔다. 이것은 나에게 있어 최고급 감탄사이다. "오오" 하고 있는 나에게 아내는 이번엔 정말 큰 태동이었다고 말한다. 큰 태동이었기에 내 손도 배 속에 아기를 느낄 수 있었던 것이다. 몇 주나 밀당 놀이로 아빠를 우롱한 것이 미안했는지 큰 선물 하나를 안겨주었다. 낚시에만 손맛이 있는 줄 알았는데 태동을 느끼는 손맛은 그에 비길 수 없을 정도로 엄청난 감동이었다. 아직까지는 정말 작은 움직임이지만 내 손엔 대지진이었다.

주위에서 들어보니 만삭이 다가올수록 태동도 커지고 손바닥인지 발바닥인지 짐작할 수 있을 정도로 잘 느껴진다고 한다. 그땐 아기와 더 실감나게 교감할 수 있을 것이다. 아기가 태어나야만 교감을 하고, 아기가 내 눈에 보여야만 교감이 가능한 줄 알았다. **하지만 교감이라는 것은 배 속에서 생명이 창조될 때부터 시작이었다.** 그렇기 때문에 남편은 임신의 첫 순간부터 아내와 아기에게 부단히 관심을 가지고 공감해야 한다.

그 선물 같은 태동을 느끼고 며칠이 지났다. 나는 매일 조용히 손을 가져다 대며 태동을 원하지만 아기는 '움직여주지 않는 장난'을 치고 있는 듯하다. 조용히 손을 가져다 대고 팔이 저릴 정도로 부동의 자세를 오랫동안 유지해도 그렇다. 그럼 작전을 변경해 "예쁨아! 하이파이브!"를 외치며 태동과 내 손의 만남을 간절히 원하지만 여전히 예쁨이는 다시 밀당의 최고수가 되어 쉽사리 태동을 허락하지 않는다. 아기가 잘 생각해봐줬으면 좋겠다. 결정적인 순간에 아이 편을 들 사람 과연 누구인지. 엄마한테 혼나면 누가 위로해줄지.

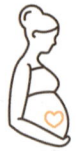

위대한 변화

정밀초음파와 몸의 변화_ 임신 22주 차

늘 임신이라는 외줄을 아찔하게 타고 있었다. 다른 이들은 16-17주 정도 지나면 안정기라고 여기며 여행도 다니고 일상생활로 어느 정도 회귀했는데 우린 여전히 조심 또 조심해야 하는 상황이었다. 임신 초기부터 알 수 없는 통증과 계속되는 하혈을 만났고, 중기에 들어서도 7-8cm의 피고임을 만났다. 병원을 다녀올 때마다 무조건 절대 안정을 취하라는 처방은 아내의 그나마 남아 있던 생기마저 빼앗아 갔다. 순산까지 가는 길이 이렇게 어려울 줄이야. 생명은 그냥 태어나는 게 아님을 뼈저리게 느끼는 순간들이었다. 어쩌면 생명의 위대함을 알려주시려는 창조주의 계획이 아닐까를 수백 번이고 생각했고 그 이상으로 기도했다.

임신 22주. 배가 점점 커짐과 동시에 앞으로 나오고 있는 아내의 소원은 숨을 잘 쉬는 것이다. 요즘 아내의 패턴은 이렇다.

무언가를 한다 → 숨이 찬다 → 쉰다.
무언가를 먹는다 → 부대낀다 → 숨이 찬다 → 쉰다.
입던 옷을 입어 본다 → 숨이 찬다 → 쉰다.
산책을 한다 → 숨이 찬다 → 쉰다.
아무것도 안 했는데 숨이 찬다 → 쉰다.

임신 22주는 앞뒤의 숫자가 같다. 그리고 22주의 증상도 앞뒤의 글자가 같다. '헉헉'이다. 22주를 향해 숨이 차게 달려왔고 이제 숨을 고르고 싶은데 '진짜 숨'이 차는 중이다. 숨이 찰 때면 심호흡도 해보고 숨을 두 번 나누어 들이쉬어 보기도 한다. 가장 숨쉬기 편한 자세를 찾기도 하고 임산부 요가를 찾아 따라해 보기도 한다. 그런 아내를 보고 있자면 안쓰럽기만 하다. 역시나 임신에 있어서 남편은 아내의 수고를 따라 갈 수 없다.

그래도 다행인 것은 정말 우리에게도 '안정기'가 찾아온 건가 싶을 정도로 아기는 건강하다. 태동도 어찌나 신나게 하는지 누우면 파티가 시작된다. 이제 내가 조금만 집중하면 아기의 발길질을 느낄 수 있다. 따지고 보면 손이나 발로 걷어차이는 것이 태동인데 얻어맞는다는 게 이렇게 행복한 일일 줄이야. 시퍼렇게 멍이 들어도 좋으니 잘 있음을 표현해다오. 다만 엄마는 아프지 않을 정도로 강약 조절을 부탁한다.

이 태동을 느낄 때마다 나는 감탄하지 않을 수가 없다. 이제는 맥박과 헷갈릴 수가 없다. 윗집의 층간소음처럼 확실하다. 아버지가 내게 그러셨듯이 아기가 태어나고 자라면 분명 내 손은 인간 샌드백이 되어 있겠지.

엊그제 드디어 20주-23주 사이에 본다는 정밀초음파를 보고 왔다. 함께 갈 수 없는 일정이었기에 아내 혼자 다녀왔다. 아내의 진료가 끝났다는 소리를 듣고 차 안에서 업데이트된 초음파 영상을 보니 22분이나 된다. 목이 빠져라 기다렸기 때문에 경건한 마음으로 열심히 초음파 영상을 시청한다. 초음파가 비추고 있는 부분이 어디인지는 상상에 맡겨야 했다. 간혹 아기의 자세나 신체 기관을 알아차리게 되면 유레카를 외칠 정도로 기뻤다. 그리고 퇴근 후 아내에게 정밀초음파에 대한 자세한 설명을 듣기 시작했다.

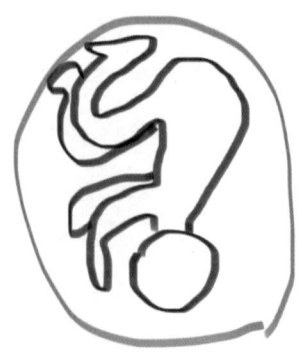

아내가 휴대폰에 그려준 초음파시 아기의 자세

생각나는 검사 항목은 이렇다. 성별의 변화는 없는지, 체중과 크기들이 주수에 맞게 자라는지, 방광에 오줌이 잘 차 있는지, 뇌가 잘 자리 잡았는지, 뇌 모양에 이상은 없는지, 손가락 발가락에 문제가 없는지, 각 장기들이 잘 발달되어 있고 그 기능을 할 수 있는지, 각 뼈들이 잘 자리했는지, 심장에 문제가 없는지, 구순구개열에 이상이 없는지였고, 눈과 코, 입, 귀의 대략적인 생김새 또한 볼 수 있었다.

아내는 아기의 입이 살짝 튀어나온 것 같다고 했다. 내가 봐도 조짐은 있지만 아직 튀어나왔다고 판단하기는 애매하다. 입을 내밀고 있는 상황이었을지도 모른다. 하지만 내 입이 튀어나왔다. 아주 많이 튀어나온 것은 아니다. 딱 봐도 입 나왔네 소리는 안들을 정도다. 태어나서 입 나왔다는 소리를 가족에게서 말고는 들어본 적이 없다. 그리고 말이 나와서 하는 얘긴데 사람은 원래 입이 살짝 튀어나오게 되어 있다. "아들아, 입 튀어나와도 좋단다. 유재석씨를 보아라. 사는 데 문제없다. 건강하고 밝게만 자라다오!"

귀는 아내를 닮은 것 같다. 이것은 어디까지나 다 예측이다. 우리 아이는 어떻게 생겼을까를 임신 전부터 궁금해 했던 우리다. 다음 입체 초음파가 기대된다.

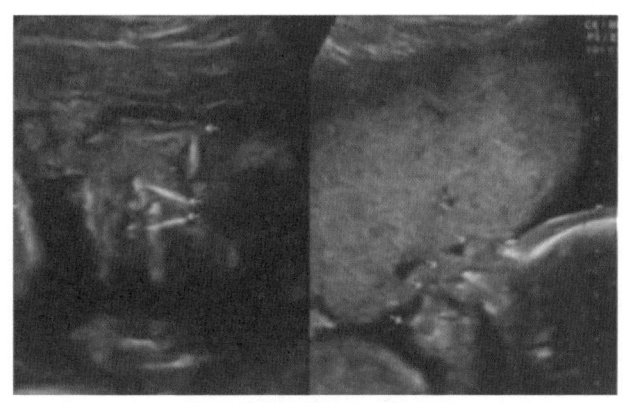
태반에 얼굴을 대고 있는 태아

이렇게 여러 기관들을 확인했다. 그중 심장의 기형 유무를 가장 오래 확인했다. 아내는 이 순간이 불안했을 것이다. 초음파 선생님이 유독 진지해 보였기 때문이다. 그리고 하필 심장에 이상이 있는 사례를 많이 봐왔던 터라 그렇다. 심장을 다 본 초음파 선생님은 건강하다는 말도 하지 않았다고 한다. 다른 곳 볼 땐 '좋네요', '건강해요'를 연신 말씀하셨던 터라 더 쫄렸을 것이다. 얼마나 긴장됐을까. 그 몇 분이 몇 시간 같았을 것이다.

이후 초음파 검사실을 빠져나와 담당 의사 선생님에게 검사 결과를 전달받는데 다행히 심장을 비롯한 모든 기관이 아주 건강하다고 한다. 많은 검사 목록에서 이상 소견이 없다는 것은 우리의 마음을 완전히 쉬게 했다. 이 많은 내용들을 조목조목 설명해주는 아내가 오늘도 아름답다. 그리고 좋아 보인다. '요즘 전보다 많이 좋아 보여, 여보.'

며칠 전까지만 해도 남들은 잘 포장된 아스팔트 위를 달릴 때 우리는 비포장 험로를 덜컹거리며 가는 것처럼 느껴져 몸과 마음이 참 수고로웠는데 이제 우리도 아스팔트 도로로 합류해서 이전에 묻은 흙과 돌들을 털어내고 더 잘 달릴 준비를 하고 있는 기분이다. 임신 후 가장 안정된 상태다. 그래서 그런지 아내의 심리 상태 또한 많이 편안해졌다. 결과적으로 안정기는 남의 이야기인 줄로만 알았는데 모든 검사에서 건강함을 확인했고, 아내의 자궁 내 피고임도 많이 흡수되었고 피고임의 위치도 썩 나쁘지 않다고 하니 이제 우리도 안정기에 거의 다다랐다.

안정기라는 말이 주는 안정감으로 남은 임신의 시간들을 안녕히 보내길 원한다. 사랑하는 아내의 배가 더 나올수록 아름답다. 색소가 침착되어 여기저기 어두워진 피부도 아름답다. 체중계에 올라가는 모습마저 아름답다. 배꼽 위아래로 드러나는 임신선도 한 편의 예술작품처럼 아름답다. 이렇게 변모하는 것은 선택이 아니라 필수 불가결한 것이다. 변하지 않으면 생명을 만나지 못한다. 임산부의 변화는 태아 건강의 증거다. 아내만 변하지 않길 바란다. 남편도 계속해서 더 든든한 존재로 변화해야 한다. 생명이 생명을 키워내는 모든 과정은 가장 아름답고 위대한 변화다.

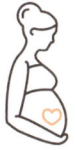

소름

네가 엄마라니, 내가 아빠라니
_ 임신 23주 차

"언젠가는"

이라고 말하던 날이 다가오고 있다. '언젠가는' 나도 다른 사람들처럼 짝을 만나 결혼하고, 아이도 낳고, 그렇게 꿈만 같은 평범함을 누리며 살게 되겠지라 고 소리 없는 소원을 마음속으로 되뇌곤 했다. 말 그대로 소원, 그 이상도 그 이하도 아니었다. 지금에 와서 생각해보니 간절하지도 않았다. 아무리 간절해도 원하는 대로 되기 힘들 거라는 비관이 마음 한가운데에 자리했었고, 소원대로 되더라도 그 누구보다도 늦게 행운처럼 별안간 이뤄질 것 같았기 때문이다. 아주 희박한 가능성으로 말이다. 하시만 **내 삶에도 빛이 들었다. 그토록 어두웠던 이유는 일출을 향하고 있었기 때문이었나 보다. 가장 밝아지려면 가장 칠흑 같은 어두움을 만나야만 한다.** 이렇게 생각하니 충분히 견딜 가치가 있다.

셋이 된다는 생각에 매일 새롭다. 어쩌면 이미 셋이지만 아기가 아직 아내의 배 속에 있기 때문에 셋이라는 표현이 아직 어색하다. 얼마 전에는 아기 침대를 샀다. 생각날 때, 시간 날 때 하나하나 준비하자는 우리의 계획대로 조금씩 아기 방이 완성되어지고 있다. 처음엔 이른 감이 있는 것 같았는데 절대 그렇지 않았다. 실제로 시간이 너무 빨리 간다. '나중에 나중에'를 외치다간 결국 발등에 불이 떨어질 것이다. 급히 일을 처리하다 보면 베스트가 나오기 힘들다. 그렇게 아기가 쓸 물건들을 사놓고 보니 기분이 몽글몽글하다. 정말 우리에게 아기가 찾아왔구나 싶고 아직 얼굴도 모르는 아기를 상상으로나마 침대에 뉘어놓고 바라보니 상상 같지가 않다. 이상한 기분에 털이 쭈뼛쭈뼛 선다. 좋은 의미에서의 소름이다.

퇴근 후 집에 돌아가면 아내와 아이가 함께 있다는 생각은 감동 버튼이 되었다. 그 생각만 하면 이상하게 명치에서부터 벅찬 느낌이 빠르게 차오른다. 그리고 나는 광대쯤에서 그 감동을 억누른다. 그러면 내 눈 흰자엔 실핏줄이 여러 갈래로 퍼져 있다. 평범함의 어려움을 너무 잘 알고 있었기에 그런가 보다. 보통도 기적임을 알고 있기에 그런가보다.

어제는 친한 지인의 집들이에 갔다가 오히려 선물을 받아 왔다. 처음 받는 아기 옷 선물이었다. 아기가 조금 컸을 때 입을 수 있는 사이즈였다. 얼마나 앙증맞고 귀여운지 모르겠다. 아기를 키우는 가정이라 그런지 센스가 넘친다. 분명 신생아 옷은 선물이 많이 들어올 것을 예상하여 그 다음 단계를 준비해준 것이다. 우리 아기가 이 옷을 입을 날이 멀지 않았다고 생각하니 눈시울이 붉어진다.

이렇게 임신은 나와 아내의 삶을 송두리째 변화시키고 있다. 지금의 변화와 앞으로의 변화가 모두 긍정적이진 않을 것이다. 아이를 키우는 거의 모든 엄마들은 매일은 울며 아이를 키운다고 한다. 육아에 대해서 충분히 각오하고 있지만 각오 이상이 될지도 모르겠다. 그래도 다행인 건 아이가 주는 기쁨은 그 이상이란다. 여하튼 엄마에게 있어서 임신도 출산도 감내하기 힘든 변화이겠지만 남편이 같은 마음으로 함께 한다면 웃으며 키울 수 있지 않을까 하는 허황된 기대도 가져본다. 이 기대는 내가 남편이기에 할 수 있는 기대일 것이다. 아내 입장에서는 거의 불가능한 일일 수도 있으니까 말이다.

임신 23주를 맞이한 아내는 조금씩 안정감을 찾아간다. 전에도 말했듯 임신 중기의 선물 '태동'이 있기 때문이다. 태동은 점점 더 세지고 있다. 이제는 움직임 자체를 느낄 수 있는 정도까지 왔다.

조금씩 걷기 시작했다. 짧은 산책에도 배가 잘 뭉쳐, 가다 쉬다를 반복하지만 함께 밤공기를 마시는 것만으로 좋다. 나는 최대한 느리게 걸으려고 노력한다. 내가 빨라지면 아내도 빠르게 걷던 습관으로 함께 빨라지고 결국 오버페이스가 온다. 그러니 의식적으로라도 여유 있게 걸어본다. 그렇게 걸으면 매일 지나는 길도 새롭고, 길가에 자라는 이름 모를 잡초마저 싱그럽다.

영상으로나마 요가를 따라하고 있다. 아내가 심심치 않도록 나도 옆에서 따라하고 있는데 요가가 이렇게 건강한 운동일 줄이야. 그런데 어떤 임산부 요가는 "정말 저 자세를 따라 하라고?" 하는 의문이 들 정도로 배가 많이 접히고, 뱃심이 많이 들어간다. 뱃심은 '고집대로 버티는 힘'이라는 사전적 의미를 가지고 있는데 말 그대로 배의 힘이 고집스럽게, 부리울 성도로 버티고 있는 깃 같아서 불안해 보인다. 그런 자세는 일단 넘긴다.

23주의 아내의 식성은 엄청나게 달다. 어느 날은 앉아서 아이스크림 세 개를 해치웠다. 그 대가로 40분 요가를 요구했지만 바빠서 못 했단다. 아내와 아기의 건강을 위해서, 그리고 앞으로 있을 임당 검사를 잘 통과하려면 조절이 필요하겠지만 아내가 잘 먹는 모습이 나에겐 큰 행복이다.

여행을 준비하고 있다. 먼 곳으로는 못 간다. 아내에게 무리가 될 것이다. 그런데 정말 여기다 싶은 곳은 다 땅의 끝에 있더라. 내가 대한민국의 중심부에 살고 있다는 사실을 이제야 알았다. 어느 쪽으로 가든 멀다. 그나마 가까운 서해는 동해와 남해에 비하면 많이 아쉽다. 그런 이유로 아직도 휴가지를 결정하지 못하고 있다.

아내는 오늘 산모교실에 다녀와 보겠다고 했다. 산모교실이라니, 듣기만 하던 것을 직접 간다는 아내가 엄청 귀엽게 느껴진다. 아버지교실은 없는지 알아봐야겠다. 좋은 엄마가 될 준비를 하는 아내의 모습에 나도 반응하고 싶다.

요즘 아내가 자주 하는 말이 있다.

"내가 엄마라니"

어느 드라마에서 나온 명대사 "내가 고자라니"의 억양으로 장난스레 말하는 것이다. 그럼 나도 마음속으로 말한다. "네가 엄마라니, 내가 아빠라니" 소름이다.

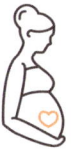

안녕과 안녕

헤어짐과 동시에 다시 만나는 사건,
임신과 출산_ 임신 24주 차

    어딘가에 도착해서 돌아보면 내가 어떻게 왔는지 생생하게 기억이 나지 않을 때가 있다. 특히 퇴근 후 집에 돌아가는 길이 그렇다. 집에 가는 길이 익숙해서이기도 하고 반쯤 정신을 놓았기 때문이기도 하겠다. 어제 저녁도 그런 날이었다. 꽤 지쳐서 돌아왔다. 그 상태를 보통 파김치가 되었다고 하는데, 그 비유가 딱이다. 평소보다 이른 저녁 식사를 하고 무언가를 하려고 하니 도무지 몸이 무겁다. 할 건 참 많았다. 아기에게 태교 동화도 읽어줘야 하고, 아내에게 임산부 마사지도 해줘야 한다. 사놓은 음향 장비도 테스트 해봐야 하고, 프로그램 공부도 해야 한다. 그러다가 지겨우면 짬을 내서 게임도 하고 싶었고 느지막한 시간이 되면 아내와 드라마도 함께 시청할 생각이었다. 하지만 일단은 쉬어야 한다고 몸이 신호를 한다. 죽고 싶지 않으면 쉬라는 것 같았다.

    소파는 접시가 되었고, 나는 축 늘어진 파김치가 되어 정갈한 자세로 접시에 몸을 뉘었다. 그러고부터는 기억이 잘 나지 않는다. 식사 후 먹은 아이스크림 케이크에 수면제라도 있었던 것인가. 아내가 몰래 수면제를 넣었나. 깨어보니 공기마저도 바닥에 깔린 듯 차분해져 있는 세상이다. 시계를 보니 자정을 넘겨 새벽이 되었다. 출근이 얼마 남지 않은 시간이다. 잘 생각해보니 제대로 푹 자라며 안방으로 날 밀어 넣고 에어컨을 켜주고 살짝 문을 닫고 가신 아내의 모습이 떠오른다. 누적된 피로에 떡실신한 후 겨우 정신을 차린 것이다. 집에 잠시 와있는 처가댁 강아지 또르도 내 움직임에 함께 움직인다. 그 때문에 아내도 잠깐 깼다. 내가 먹은 음식에 수면제를 탄 게 아니냐고 추궁하였다. 그러면서 내 오장육부 장기들은 잘 있는지, 두 눈은 잘 보이는지 확인했다. 다행히 잘 있다. 평소에 잘해야 이런 걱정 없을 텐데.

사실 이런 상황이 낯설진 않다. 나에겐 한 달에 한두 번 있는 월례 행사나 마찬가지다. 평소 체력 안배를 못하다가 방전쯤 되어서야 빨갛게 깜빡거리고 있는 내 상태를 보기 때문이다. 그럴 때면 이렇게 동면을 취하듯 오랜 시간 죽은 듯이 자게 된다. 보통은 주말이 그렇고, 가끔은 이렇게 아무 날 해도 지기 전에 회복의 시간을 시작하기도 한다. 그러고 나면 당분간은 다시 초록색 체력이 되어 모든 기능이 활성화된다. 마음껏, 충분히 잘 잔 것이다. 어쩌면 난 이렇게 회복하는 방법에 익숙하고, 이 쉼을 누리고 있던 것이다.

그런데 오늘 새벽에는 전엔 전혀 하지 않았던 생각이 경고처럼 다가왔다. 바로, 더는 누릴 수 없는 익숙함이라는 것이다. 아기가 태어나면 절대 이럴 수 없다. 이러면 안 된다. 아기가 잠들고 일어나는 순간 그 잠깐만이 내게 허락된 유일한 휴식일 것이다. 아내만 혼자 깨어 아기를 보는 일이 없어야 하니 절대 이럴 수 없다. 두려움이라기보다는 이기적인 남편이 되지 않기 위한 각오 정도로 이해해야 한다. 휴식의 문제뿐만이 아니다. 일주일에 한두 번은 꼭 하던 운동도, 주말이면 하던 축구 게임도, 사람들과의 친목을 다지는 것도, 친구들과의 잦은 만남도 이제는 곧 당분간 낯설어져야 한다. 아내와 함께 즐기던 멋진 카페에서의 커피 한 잔도 마찬가지다.

익숙했던 많은 것들과 누리고 있던 많은 것들을 이제는 슬슬 놓아줄 때다. 아니, 놓아줄 각오를 단단히 하고 있다가 그때가 오면 미련 없이 '엠씨 더 맥스'의 잠시만 안녕을 불러주며 놓아줘야 한다. 안 놔줬다간 그 노래의 도입부 가사처럼, "행복을 줄 수 없었어, 그런데 사랑을 했어, 네 곁에 감히 머무른 내 욕심을 용서치 마" 하며 흐느껴 우는 날이 찾아올 수 있다.

나는 이렇게 많은 것들과의 작별을 고할 준비를 하고 있다. 하지만 아내는 이미 많은 것들과의 작별을 고하고 또 고했다. 좋아하던 취향, 취미, 여가, 음식, 커피, 직장, 그리고 몸의 상태까지도 보내고 또 보냈다. 이미 몸도 마음도 환경도 상황도 변화무쌍한 하루하루를 살아가고 있다. 그리고 출산을 겸허히 기다리고 있다. 나라면 이 시간들을 이렇게 순항하듯 보내지 못할 것이다. 아내의 작별에 대해 더 말하자면 입 아프다. 아니 손 아프다. 지금까지 써 온 모든 이야기가 아내가 누리던 것들과의 작별 내용이다. 이미 아내는 조용히 변화에 순응하며 살아가고 있다는 것이다. 나처럼 이렇게 유난 떨지도 않고 생색내지도 않으며, 스스로 하나하나 삼켜가며 임신기를 보내고 있는 아내에게 미안함과 동시에 경의를 표한다.

그런데 내가 생각하고 있는 작별이란 게, 나에게 있어서만큼은 꼭 아쉽거나 슬픈 것만은 아니다. 아기와의 새로운 만남을 갖기 때문이다. 이 만남이 쉽지 않겠지만 그 힘듦을 넘어서는 무언가가 분명 있을 거라고 믿는다. 배 속에 있는 아기도 너무 사랑스럽고, 아기를 품고 있는 아내는 더 사랑스럽다. 그런데 출산 후의 아내와 아기는 얼마나 더 사랑스러울까. 누려왔고 익숙했던 삶보다 새로운 만남으로 인한 삶이 오히려 더 행복할 것이다. 새로움도 겪다 보면 익숙함이 되고 그 안에서 누릴 수 있는 무언가가 또 찾아올 것이다. 아내와 나 사이에서 태어난 2세의 존재와 성장을 만지고 볼 수 있는 것은 그 무엇도 비길 수 없는 누림이 될 것이다. 그러므로 익숙한 것들과 누려 왔던 것들과의 안녕(Bye)은 헤어짐과 동시에 다시 만나는 인사, 안녕(Hi)이 될 것이다. '안녕…'과 '안녕?'이 같은 글자이면서도 다른 의미를 갖게 되는 것처럼.

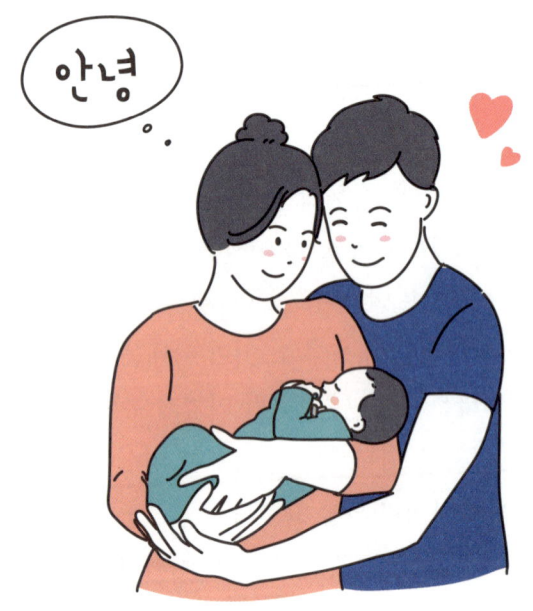

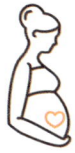

합격임당
임신성 당뇨 검사_ 임신 25주 차

　임당(임신성 당뇨)은 임신 중에 처음 발견한 당뇨병을 말한다. 임신 전에는 당뇨병이 분명하지 않았던 경우를 일컬어 임신성 당뇨라 하며 이를 줄여 임당이라 한다. 그리고 임신성 당뇨 여부를 검사하는 것이 바로 임당 검사이다.

　25주 차 2일 토요일 오전, 드디어 임당 검사를 마쳤다. 아내는 임당검사를 매우 두려워했다. 혹여나 결과가 안 좋으면 절제하지 못하고 열심히 단것을 먹어온 것에 대한 죄책감이 들 것만 같았다고 한다. 달달한 과자 한 입도 아내에겐 죄처럼 다가왔던 것이다. 당분의 섭취가 죄라면 나는 이미 유죄요 죄인 중에 괴수일 것이다. 이처럼 임신성 당뇨 검사는 검사 전에도 후에도 불편한 존재다.

　임당 검사를 앞둔 아내는 국가고시를 앞두고 있는 수험생처럼 초조해 보였다. 그렇다. 임당 검사는 어쩌면 고시와도 같다. 합격하기 위해 부단히 준비하는 모습부터, 검사 전날까지 벼락치기로 준비하는 것도, 결과에 따라 좌절하거나 환희하는 것 까지도 비슷하다.

　임당 검사 일주일 전부터 아내는 좋은 결과를 받기 위해 식이조절을 하려고 애썼다. 말 그대로 애썼다. 식이조절이 잘 됐다는 소리는 아니고 애썼다. 요일은 성큼성큼 걸었고 금세 임당 검사 전날이 되었다. 아내는 이날 하루만큼은 더욱더 식이에 신경을 쓰고자 노력했다.

그래도 단것을 아주 안 먹지는 않았다. 호기롭게 두부와 김과 현미밥으로 아점을 해결했고, 점심 겸 저녁엔 유혹을 이기지 못하고 햄버거 세트에 손을 댔다. 햄버거 세트는 매우 큰 버거와 감자튀김, 그리고 사이다가 있었는데 내가 조금 거들어서 혼자 다 먹진 않았다. 그리고 방울토마토도 조금 먹었다. 다른 날보단 가볍게 식사를 한 편이지만 임당 검사 전 날치곤 꽤 잘 먹었다. 그런데도 뭔가 헛헛한 마음이 들어 내일 임당 검사가 마치면 근사한 식사를 하기로 약속했다.

그리고 당일이 되었다. 당일 9시 40분에 내원하여 채혈을 하기로 했다. 그전에 할 일이 있는데 임당 시약을 먹는 것이다. 시약은 채혈 한 시간 전 먹어야 하므로 8시 40분에 집에서 복용했다. 시약 복용하기 2시간 전부터 채혈하기 전까지는 꼭 금식이다.

1. 임당 시약은 냉장보관 후 복용해주세요.
2. 임당검사 전날 저녁식사부터는
    ★ 단음식, 과일, 자극적인 음식, 과식은 피해주세요.
3. 시약 복용하기 2시간 전부터 채혈하기 전까지 금식해주세요.
    ※ (오전)/오후 6:50부터 금식(생수만 가능)
4. 약 복용 후 정확히 1시간 맞춰서 채혈하셔야 하므로
    10분 일찍 내원해주세요. (9:40까지 내원)
5. 채혈실로 바로 내원하셔서 검사용지 제출해주시면, 채혈시간 맞춰서 번호표 없이 채혈이 가능합니다.
6. 결과는 추후에 연락 드립니다.

임당 검사 안내서

이를 잘 지키고 병원에 도착해서 잠시 대기 후 예약한 시간에 채혈을 했다. 그 후 담당 의사 선생님과의 진료시간을 가졌다. 정말 오랜

만에 본 아기는 훌쩍 커있었다. 무게도 900g 가까이 나간다. 약간 크 긴 하지만 조절할 정도는 아니라고 한다. 이제 아기의 모습이 초음파에 한 번에 잡히지가 않아 부분 부분 보여주신다. 많이 컸기 때문이다. 아기는 얼굴의 형태가 더욱더 사람다워(?)졌고 눈·코·입을 쉽게 알아볼 수 있는 정도이다. 얼굴뿐만 아니라 신체 모든 구조가 다 갖추어져 있었다. 간만의 조우라 그런지 더 감격이었다.

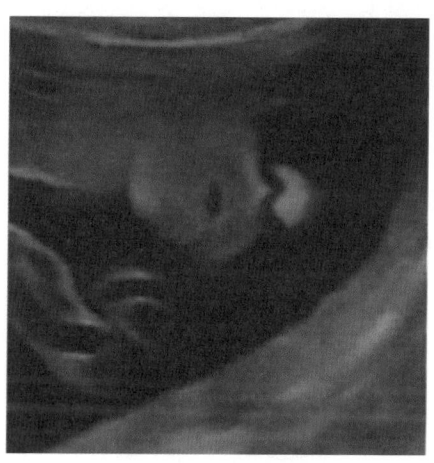

임신 25주 차 초음파

의사 선생님은 아기와 산모가 매우 건강한 상태라고 말씀해주셨다. 임신 중기에 들어서며 발견된 피고임은 점점 줄다가 드디어 없어졌다. 오예! (피고임이 있는 임산부님들, 최대한 잘 쉬고 무리하지 않으시면 금방 흡수될 거예요. 힘냅시다!)

그리고 마지막으로 임당 검사는 오후에 결과를 알려줄 거라고 하신다. 오후에 검사를 받으면 다음날 결과가 나올 텐데 오전에 검사를 받아서 오후에 결과가 나올 수 있나 보다. 결과는 문제가 없으면 문자로 안내될 것이고, 문제가 있으면 전화로 안내될 거라고 하신다. 제발 전화가 오지 않기를 바라는 마음으로 귀가했다.

여유로운 주말 오후를 보내고 있는데 아내의 환호성이 들려왔다. 임당 검사 통과라는 것이다!

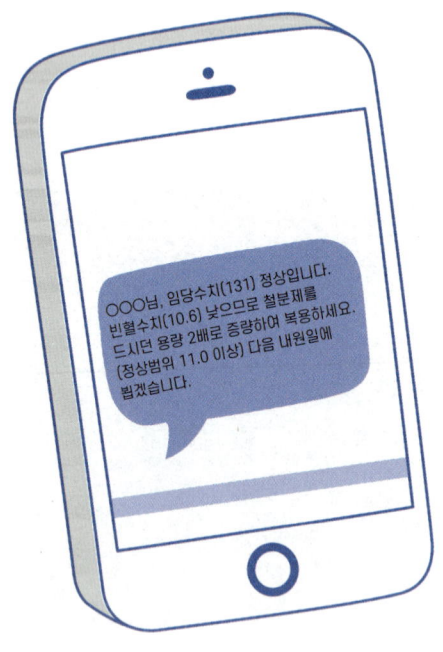

임당 검사 결과 문자

이 임당 검사를 통과하지 못하면 재검을 받아야 하는데 재검을 받는 것이 첫 검사보다 훨씬 더 번거로운 일이기도 하지만, 임신성 당뇨가 의심되거나 확정이라는 소리니까 절대적으로 정상 수치를 보는 게 최우선일 것이다. 아내는 임당 수치 131을 받았다. 임당 수치 131이면 살짝 턱걸이다. 보통 140까지는 정상으로 분류된다. 아마 임당 검사 전날도 적당히 잘 먹어서 조금 높은 수치로 통과한 것이라 여겨진다. 하지만 벼락치기로 임당 검사에 합격하는 것은 눈속임 밖에 안됐을 것이다. 우리는 객관적인 결과를 얻은 것에 만족하며, 정상이라는 결과에도 불구하고 앞으로 좀 더 신경 쓰기로 했다.

이렇게 임당 검사는 한 번에 잘 통과했지만 문자 메시지엔 좋은 소리만 있는 게 아니었다. 바로 빈혈 수치였다. 정상범위에 살짝 도달하지 못해서 철분제를 두 배로 복용할 것을 권고 받았다. 정상 범위는 11.0 이상인데 아내의 빈혈수치는 10.6이었다. 평일에 보건소에서 철분제를 받아 복용하려 했지만 아직 못 갔다. 내일은 꼭 가기로 했다.

우리는 임신 25주 차를 보내고 있다. **위태로웠던 순간들은 더 건강해지기 위한 초석이었다고** 생각하며 지금 순간에 감사하고 있다. 매일 태교에 힘쓰고 있으며 태동에 기뻐하고 있고 배 크기에 놀라고 있다. 아기의 방에 아기 용품들이 채워져 가고 있고 우리 또한 더욱 더 엄마와 아빠로서의 마음을 채워가고 있다.

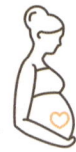

나를 칭하던 모든 이름이 없어진다 해도

D-100

나는 수능시험 D-100일을 똑똑히 기억하고 있다. 고3 끝 무렵, 목표가 생겼고 그 목표는 공부하지 않고는 이룰 수 없었다. 그렇기 때문에 수학능력시험까지 남은 100일은 한 점 차로 지고 있는 축구 경기의 후반 40분 정도라고 말할 수 있을 만큼 긴박했다. 하루하루가 피 같은 시간이었다.

그 100일은 길지 않았다. 언어영역 문제를 풀 때만큼 빠르게 지나갔다. 그래서 나에게 100일의 의미는 순식간에 지나가버리는 찰나의 시간이다.

출산 예정일 D-DAY 100일이 되었다. 출산이 코앞으로 다가왔다. 아기는 임신 초기부터 실제 주수보다 한 주 정도 더 빠르게 성장하고 있기 때문에 따지고 보면 100일도 안 남은 것이다. 떨린다. 그토록 타보고 싶었던 스펙터클한 유명 롤러코스터 앞에서의 기다림처럼 느껴지기도 한다. 대기 줄이 점점 줄고 있다. 먼저 기구를 경험한 사람들의 반응은 '희'와 '비'로 나뉜다. 눈가엔 눈물이 고여 있고 혼이 빠져 터덜터덜 기구를 빠져나오는 이가 있는 반면, 어떤 이는 화색을 띠며 흥분된 상태로 기구를 빠져나온다. 내 차례가 다가올수록 두려움과 기대가 공존하는 이유이기도 하다.

임신과 출산이라는 롤러코스터를 잘 타길 바란다. 추락하는 것처럼 급히 내려갈 땐 내 몸을 고정하고 있는 안전장치를 믿으며 스릴을 만끽하고, 천천히 올라갈 땐 충분히 숨을 고를 수 있기를 바란다. 그러다가 한 바퀴 빙글 돌 땐 무서워도 환호성 한번 "호우!" 지르고 두 손 높이 들어 즐기기를 도전한다면 어느새 실제로 즐겨지겠지.

지나온 임신 초기들의 시간을 돌아보니 위험천만한 여정이었다. 몰라도 너무 몰랐고 그로인해 완벽히 당황했다. 가장 기뻤고 가장 무서웠다. 우리 마음을 수없이 들어다 났다. 그때에 비하면 지금은 아주 평화로운 상태다. 다시 돌아오지 않을 여유로움이겠다.

인터벌 러닝이라는 게 있다. 스프린트(전력질주) 후 휴식 같은 도보를 반복하고 또 스프린트를 반복하는 달리기이다. 임신이 바로 이 인터벌 러닝 같은 존재다. 근육이 터져라 달리다가 틈을 이용해 잠시 쉬고, 다시 숨이 턱 끝까지 차오르도록 달리다가 또 잠깐의 틈을 이용해 재충전하며 달리는 것의 반복이다. 그렇게 달리다 보면 숨이 탁 터져서 달리기가 편해지는 지점이 있다. 그러다가 또다시 지쳐오면 '사점'을 만나게 되고 그때를 잘 넘긴다면 다시 달리기가 편해진다. 이 과정들을 통해 내 폐와 근육이 더 단련되어 달리기 좋은 몸 상태가 되는 것이나. 그리고 계속 잘 달리려면 수분도 보충해야 한다. 태어날 아기는 타는 목마름을 적셔주는 해갈의 원천이 될 것이다.

아내도 나도, 인터벌은 뛸지언정 절대 끝없는 마라톤을 뛰지 않기를 바란다.

내가 누리고 즐기던 삶이 없어져도 좋다. 새로운 누림과 즐김이 내 가정이 될 것이다. 또한 이미 아기를 위해 '나'를 잠시 내려놓고 '엄마'로 살기로 결단한 아내에게 스마트폰 같은 존재가 되어 주고 싶다.

늘 가장 가까운 곳에서 필요를 채워주는 사람. 아내가 스마트폰과 너무 친하다는 것을 지적하려는 것은 기필코 아니다.

대략 100일 뒤면 만날 아가야, 나를 칭하던 모든 이름이 없어진다 해도 좋다. 너의 이름 뒤에 오는 '아빠'라는 이름이라면 말이다.

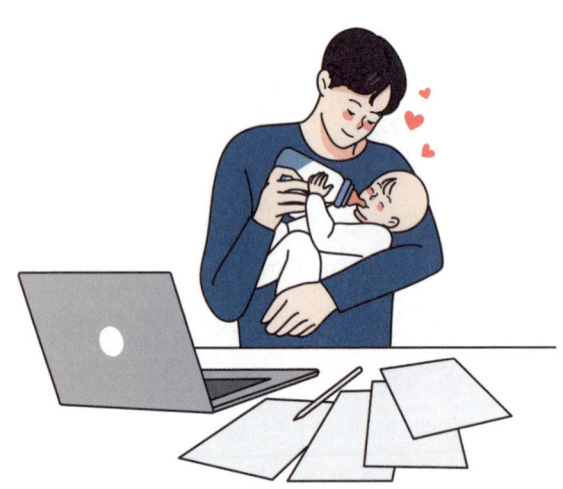

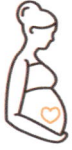

마음까지 뒤흔드는 태동

태동이 줄었을 때_ 임신 26주 차

임신 26주가 되었다. 20주 이후부터는 시간이 더 빠르다. 나이도 먹으면 먹을수록 시간이 빠르게 느껴지는데, 임신의 숫자도 늘어날수록 시간이 빨리 간다.

태동을 임신 중기의 선물이라고 표현했었다. 그만큼 태동은 아내에게 안정감을 가져다주고 있다. 아내는 아기의 움직임이 느껴질 때면 세상 편안한 엄마의 미소로 스스로의 배를 내려다본다. 그 표정으로 나를 바라보는 일은 거의 없다.

26주를 지나고 있는 임신 가정의 가장 큰 관심은 태동일 것이다. 태동을 통해 아기가 얼마나 힘이 세지는지, 얼마나 커지는지를 느끼는데 이것은 바로 아기가 잘 성장하고 있다는 증거다. 태아의 움직임은 임신 10-12주 즈음부터 시작되지만 엄마가 느낄 수 있는 시기는 빠르면 14-15주부터, 보통은 20주부터라고 한다.

아내는 태동과 함께 비교적 안정적인 시기를 보내고 있었다. 아기가 건강히 잘 자라고 있다는 사실은 아내를 가장 평온하게 만든다. 아기의 컨디션에 따라 엄마의 컨디션도 결정되는 것이 바로 엄마의 마음인 걸까. 아기의 컨디션과 아내의 컨디션에 따라 내 컨디션도 결정되는데 이것은 남편과 아빠의 마음인가 보다. 그런데 얼마 전 아내의 낯빛이 심상치 않았다. 그리고 볼 때마다 아랫배 쪽에 손을 대고 심각해져 있다.

"무슨 일이야? 태동이 별로 없어?"

함께 불안해하며 물으니 아내는 태동이 전보다 약하고, 그마저도 되게 아래쪽에서 느껴져서 불안하다는 것이다. 게다가 태동의 횟수도 현저하게 줄었다고 한다. 나는 지금 당장 병원에 가서 초음파를 보고 오자고 했다. 하지만 아내는 조금만 더 지켜보고 계속 이러면 그때 병원에 가보자고 한다.

우리는 일단 자가 진단을 해보기로 했다. 알다시피 단것을 먹으면 태아의 움직임이 잠시 활발해진다. 그래서 집에 있는 초콜릿 과자와 달달한 음료를 먹어보았다. 그 결과 30-40분 정도가 지난 후 태동이 조금 활발해짐을 느낄 수 있었다. 그래도 완전히 안심할 수 없었던 것은 이전에 느끼던 태동이 10의 강도였다면 당시 느끼던 태동은 강해봐야 4-5 정도였기 때문이다. 다음날이 되어도 마찬가지였다. 약했고, 횟수도 적었다. 그리고 여전히 꽤 아래쪽에서 태동이 느껴지는 것이 수상하게 여겨졌다. 다음날까지 그러면 바로 병원에 갈 생각이었다. 태동이 적어지고 약해진다는 것은 어쩌면 태아가 보내는 어떠한 신호일 수도 있기 때문이다.

아내는 계속 옆으로 편히 누워 배 속 태아의 움직임에 집중하는 데에 하루를 쏟았다. 그 심각한 얼굴은 집의 공기마저 바꾸어 놓았다.

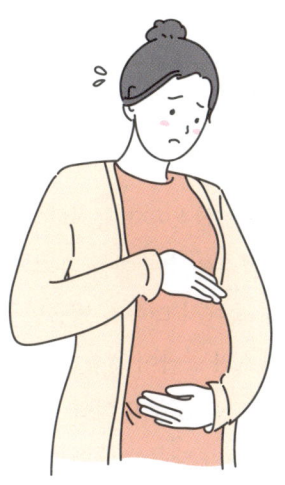

　태동이 전과 같지 않기를 3일째, 드디어 태동이 강해지고 잦아졌다. 아내는 안도하며 기뻐한다. 다시 나도 느낄 수 있을 정도의 태동과 움직임이 시작되었고, 마치 "엄마, 아빠 마음고생 많으셨죠? 보상해드리겠습니다."라고 말하듯 엄청난 움직임을 보여줬다. 배가 들썩들썩, 꾸륵꾸륵, 팡팡. 눈물이 날 정도로 고마운 움직임이 계속됐다.

　그러다가 어제는 태동 놀이에 성공했다. 작업 중에 아내에게 동영상 하나가 왔다. 쉴 때 보라고 하는데 너무 궁금해서 일부러 쉴 시간을 만들어 확인해보았다. 영상 속에는 아내의 배가 있었고 아내는 "예쁨아"라고 부르며 배를 꾹꾹 누르기 시작했다. 그러니 바로 배가 들썩이며 아기가 반응했다. 아내는 다시 "엄마가 자꾸 건드리지?" 말을 걸며 배를 꾹 누른다. 그러니 또 꾹 누른 그 부위에서 예쁨이의 움직임이 보인다. 아내가 아기를 부르는 소리는 내 마음을 화창하게 한다. 태어나서 지금까지 단 한 번도 느껴보지 못한 기쁨이다. 이렇게 아내는 태동 놀이를 경험했다. 아기가 원래 누르려고 했던 부분을 아내가 눌렀는지, 아니면 아내가 누른 부분을 아기가 찾아 누른 건지는 아기밖에 모른다. 하지만 분명히 아내와 아기는 교감하고 있다. 태아의 태동은 우리의 마음도 흔든다.

> 태동은 아기가 건강하다는 신호이자 증거이다. 태동이 많이 있다가 어느 날 갑자기 움직임이 멈추는 경우에는 주의 깊게 살펴봐야 한다. 임신 5-6개월 무렵에는 배 속에서 태아가 빙글빙글 돌고 있기 때문에 탯줄이 꼬여 영양분이나 산소의 공급이 원활하지 않을 수 있다.
> 일반적으로 32주 정도까지는 태동이 점점 증가하고, 분만이 가까워지면 태아가 골반 속으로 내려가 태동이 줄어들게 된다. 예정일이 눈앞에 다가왔는데도 태동이 많다고 의아해 하거나 태동이 있으니까 아직 출산할 때가 아니라고 속단하는 것은 좋지 않다. 다만 평소보다 태동이 많이 줄거나, 주의하여 태동을 세었을 때 2-3시간 동안 태동이 느껴지지 않는다면 바로 병원에 가서 진찰을 받아봐야 한다.

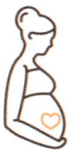

부지런한 꿀벌도
남편의 할 일이 줄었다_ 임신 27주 차

임신 7개월, 27주 3일. 친구 두 명과 부부동반 만남을 가끔 가지고 있다. 아내들끼린 더 친해져 미녀 삼총사가 되었다. 그러다가 아내가 제일 먼저 임신을 하게 되었고 그들은 자기 일처럼 눈물을 머금으며 기뻐하고 축복해주었다. 그 생명의 기운이 우리들 가운데 돌고 돌아 마치 약속이라도 한 듯 두 가정에도 찾아왔다. 우리는 27주, 평택네는 13주, 안산네는 5주. 임신한 사람에게 샘을 내면 당사자도 금방 임신한다던 옛말이 있는데 믿지는 않지만 재미 삼아 말하기를 서로 샘냈나 보다. 여하튼 줄줄이 바라고 기다리던 결과에 이르렀다. 임신 소식이 전해질 때마다 서로는 마치 자기 일인 양 좋아하고 축복해주었다. 그중에 우린 최고참이다. 고작 몇 주 선배이지만 우리의 얼마 되지 않은 과거의 시간들은 그들의 지금 시간이다. 덕분에 생생한 기억과 공부한 임신 지식을 통해 좋은 선생이 되고 있다. 온전히 내 생각이다.

아내들은 거의 일거수일투족을 서로 공유하는 것 같았다. 아내의 단톡방은 금단의 구역이다. 아마 각자의 남편이 도마 위에서 맛있게 요리되고 있는지도 모르겠다. 하지만 아내가 일상에서 즐겁게 수다를 나누는 모습 자체가 필요한 해소처럼 느껴지기에 그 단톡방을 존중하고 응원한다. 이렇게 만남도 연락도 활발한 세 가정이기 때문에 서로의 삶에 어느 정도 깊숙이 들어와 있는 상태이다. 그래서 나는 임신 초기를 보내고 있는 임신부의 고생과 남편들의 수고를 자주 접하곤 한다. 사실 임신부의 고생과 남편들의 수고는 비교가 불가능하지만 그래도 내가 본 그들의 수고를 몇 가지 말하자면, 맛있는 김밥 하나를 사 먹기 위해 시와 시를 넘나드는 모습, 그토록 먹고 싶다던 음식을 어렵게 공수해 왔지만 결국 한 술도 뜨지 못하는 아내, 무의식적으로라도 절대 열면 안 되는 냉장고를 열어버려서 아내의 뚜껑까지 열린 상황, 퇴근 후 눕눕하는 아내를 위해 집안일을 도맡아 하는 모습, 호르몬의 변화로 예민해진 아내의 마음을 받아주고 절체절명의 순간들을 정신 바짝 차리고 지혜롭게 빠져나오는 모습들이다. 다 내가 겪어온 일이기도 하다. 마음 같아선 '라떼는 말이야' 하면서 그들에게 선생질을 하고 싶지만 안 그래도 애쓰고 있는 그들이 꼴보기 싫어할 게 뻔하기 때문에 온 힘 다해 목젖을 누른다.

　이들의 모습을 보고 있자니 지금의 나는 너무 편하다. 출산한 친구는 지금의 내 시기가 가장 잘 쉴 수 있는 시기라며 쉴 수 있을 때 쉬라는 꼰대 같은 말을 하는데 그게 사실인 것은 부인할 수 없다. 임신 7개월, 임신 중기 후반을 달리고 있는 아내는 이제 모든 일을 곧잘 소화한다. 무거운 몸으로 몸이 가벼웠을 때 했던 대부분의 일들을 할 수 있다. 서글프게도 즐겁게 여기던 것들은 지금도 해서는 안 되고, 해야만 해서 하던 일들은 어느 정도 할 수 있다. 뛰기도 하고, 좋아하는 음식을 먹기도 하고, 멀리 여행도 가고, 물놀이도 하고, 액티브한 체험도 하고 싶을 텐데 그것은 모두 안 된다. 건강상 할 수 없는 게 많다. 하지만 설거지도, 청소도, 빨래도, 음식도, 그 외 많은 귀찮은 일들은 버겁지만 해낼 수 있게 되었다. 할 수 없는 것과 할 수 있는 것이 뒤바뀐다면 오히려 좋겠다.

　임신 가정 친구들은 아내를 위해 하루에도 몇 가지의 미션을 수행하기도 한다. 하지만 나는 일감을 잃었다. 내가 할 수 있는 일이 많지 않아졌다. 아내는 더 이상 입덧도 하지 않고, 갑자기 특정 음식을 찾지도 않는다. 여기저기 불편함을 호소하지도 않으며, 키우던 강아지가 너무 보고 싶다며 우울해하지도 않는다. 진료 주기가 길어져 병원에 가는 횟수도 줄어들었고, 우렁찬 태동 덕에 불안한 마음도 많이 가셨다. 게다가 안정기라는 말이 주는 안정감으로 많은 가사를 다시 도맡아 하기 시작했으므로 내 일감이 줄어버렸다. 나는 임신과 관계없이 당연히 해야 했던 임무, 곧 눈에 보이는 가사들을 바로바로 실행하는 것에 어느 정도 익숙해졌다. 그나마 하는 육체노동이라곤 밤마다 아내의 골반 스트레칭을 돕는 것과 부종이 생기지 않도록 해주는 간단 전신 마사지가 전부이다. (내 수고 덕분인지는 정확히 모르겠지만 아내는 부종으로 인한 불편함이나 골반통을 호소하지 않는다) 아 참, 태교를 위해서 가끔 이것저것 하는데 이것은 수고로움과 동시에 기쁨이요 즐거움이기 때문에 '일'이라 표현하고 싶지 않다.

　친구 두 놈의 지금을 생각하면 내 지금은 아주 안락하다. 좋게 말하면 아주 편안한 상태이고, 정확하게 말하면 폭풍전야일 것이다. 아기가 태어나기 전 다신 돌아오지 않을 고요 속을 지나고 있는 것이다. 내 인생에서 이런 시간이 다시 올까 싶을 정도로 몸이 아주 편안한 상태다. 나만의 시간을 충분히 가질 수 있을 만큼 여유롭다. 이 상태가 오히려 불안할 때도 있지만 어제 어느 책에서 본 글이 나에게 마음 편히 쉬어도 괜찮다며 다독이는 것 같다.

> "부지런한 꿀벌도 제 힘으로는 어쩌지 못하는 상황을 만나면 날개를 접고 집 안에 있는다."
>
> 『누구나 시 하나쯤 가슴에 품고 산다』, 김선경 엮음

그래 난, 잠시 날개를 접고 다시 열심히 날갯짓 할 날을 위해 쉼을 갖고 있는 것이다.

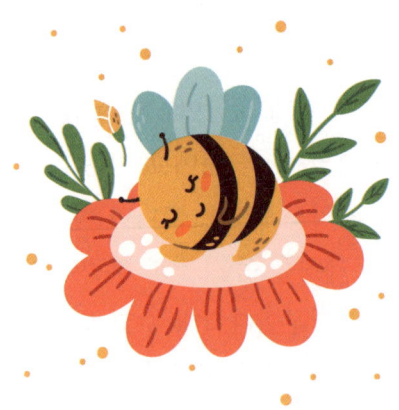

임신 7개월(27주)의 아내는, 다시 입덧이 시작되는 것처럼 특정 냄새에 민감해져서 긴장 중이다. 끝난 입덧을 다시 하는 경우(재입덧)도 있다기에 더 그렇다. 밥 짓는 냄새를 전처럼 싫어하고, 오늘은 생선을 튀겼는데 비위 상해하며 잘 먹지 못했다. 제발 재입덧이 아니길 빈다.

배는 정말 임산부답게 나왔다. 큰 배를 소유한 아내는 무척이나 사랑스럽다. 마치 작은 강아지가 본견보다 큰 쿠션을 물고 여기저기 신나게 다니는 모습 같다. 하지만 배가 무거워 조금만 움직여도 힘들어하고 숨이 찬다. 조금만 걸어도 배 뭉침이 느껴진다. 그러면 빨리 귀가해서 옆으로 누워 뭉친 배를 풀어준다. 배가 커짐에 따라 피부도

팽창하고 있다. 튼살이 생기지 않도록 오일과 크림으로 지속적 관리를 하고 있다. 남편들은 아내의 배가 건조하지 않은지 매일 잘 확인해야 할 것이다. 지금부터는 배가 더 쑥쑥 커질 것이라 더 무겁고, 더 숨차고, 허리가 더 아프고, 피부가 더 당길 것이다. 남은 2-3개월 조금 더 애써야 한다.

아기 용품을 구입하고 있다. 잠깐 쓸 것은 새 것 같은 중고, 또는 미사용이나 미개봉 물건들을 엄선하여 구매하고 있으며, 위생에 관련되거나 오래 쓸 물건들은 선배 맘들의 입에 오르내리는 회사의 새 제품을 검색하여 구매하고 있다. 덕분에 우리 집은 이미 아기가 있는 집처럼 변했다.

수면시간이 줄었다. 늦게 자고 일찍 일어나게 된다. 또는 늦게 자고 늦게 일어나게 된다. 규칙적으로 생활하고 싶으나 마음대로 되지 않나 보다. 맘카페를 보면 같은 이유로 호소하는 글들이 있다. 그리고 공감하는 댓글들이 아래로 줄을 선다. 의학적으로 그럴 수 있는 것인지는 모르겠으나 많은 임산부들이 규칙적으로 생활하는 것에 대한 어려움이 있는 것은 사실이었다. 불면증엔 신경을 안정시키고 숙면에 도움이 되는 대추차나 둥굴레 차, 양파 달인 물 등을 준비해두었다가 잠들기 1-2시간 전에 마시거나, 취침 전 따뜻한 물로 가볍게 목욕하고 잠자리에 드는 것이 도움이 된다고 한다.

소변을 자주 본다. 잔뇨감도 있다. 숙면을 취하지 못하는 이유 중에 소변 문제가 큰 비율을 차지한다.

영양제를 엄청 많이 먹고 있다. 거짓말 조금 보태면 영양제만 먹어도 배가 부를 지경이다. 모두 임신 중기에 먹어야 할 필수 영양제이다. 아침 공복마다 철분과 유산균, 엽산을 복용하고, 점심 식사 후엔 오메가3를 복용한다. 저녁 식사 후엔 칼슘과 비타민D를 복용한다. 하루 총 복용하는 영양제를 알 수로 따지면 여덟 알 정도가 되는데 이는 복용하는 제품의 함량에 따라 늘어나기도 하고 줄어들기도 한다.

  출산까지 시간이 많이 남지 않았다. 그래서 미리 예습을 하고 있다. 수유는 어떻게 해야 하며, 출산 시에 챙겨야 할 준비물들은 무엇이며, 출산 휴가는 어떻게 며칠을 나눠 쓸 것이며 등등 미리 계획을 세우고 있다. 아내는 아직 출산에 대한 두려움이 크지 않다고 한다. 난 벌써 두렵다. 아내가 어떻게 저렇게 담대할 수 있는지, 침착하고 의연할 수 있는지 모르겠다. 다만 두려움과 부담을 혼자 감당하지 않고 나에게만큼은 있는 힘껏 표현해줬으면 좋겠다.

  아내는 가끔 나를 괴롭힌다. 임신 전이나 후나 변함없는 일관적인 모습이다. 절대 귀찮지 않다.

후반전

임신 후기

28-39주
8-10개월

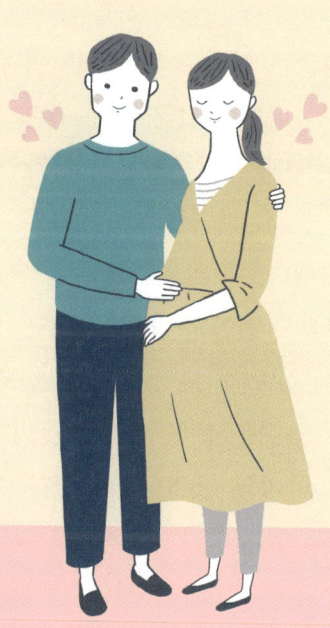

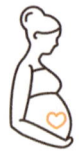

너의 어떠함과는 상관없이
입체초음파와 단백뇨 검사_ 임신 28주 차

그토록 기다리던 날이 왔다. 드디어 흑백의 초음파가 아닌 컬러풀한 입체 초음파를 확인할 수 있는 날, 단면이 아닌 입체적으로 아기를 볼 수 있는 날이다. (입체초음파는 보통 28주에서 30주 사이에 볼 수 있으며 선택사항이다)

입체 초음파로 보는 아기의 얼굴은 실제로 태어났을 때 얼굴과 거의 유사하다는 말들을 들었다. 그렇다면 이날은 정말 우리 아들이 어떻게 생겼는지, 엄마와 아빠를 어떻게 옮겨놓았는지를 확인할 수 있는 날이다.

토요일 오전 일찍 병원에 도착했다. 내 머릿속엔 온통 '접수 후 아기 얼굴 확인'밖에 들어있지 않았다. 혈압과 체중을 재고 접수를 했다. 그런데 입체 초음파 전에 해야 할 것이 또 있었다. 소변 검사였다. 조그마한 시험지(측정지)를 주며 소변을 묻혀 오라는 것이다. 아, 내가 아니고 아내에게 말이다. 그것은 바로 단백뇨 검사였다. 아내는 알고 있었다지만 나에겐 갑작스러운 검사였다. 소변 검사지를 눈으로 확인한 접수대의 선생님은 "정상입니다"라고 하신다. 이렇게 빨리 나오는 검사라니, 완전 우리 취향이다.

단백뇨는 말 그대로 소변에 포함된 단백질을 말하는데 일반적으로 혈액과 함께 신장을 통과하여 체내에 반환되기 때문에 소변에 잘 섞이지 않지만 신장 기능이 원활하지 않을 경우엔 단백뇨 증상이 나타나기 쉬워진다고 한다. 임산부의 신장 기능이 본인의 혈액 이외에 태아의 혈액까지 제어하고 있기 때문에 신장의 기능 저하 현상이 나타날 수 있다는 것이다. 이를 예방, 혹은 개선하기 위해서는 충분한 휴식과 적당한 운동, 그리고 식이조절이 필요하다고 한다.

단백뇨 검사 통과 후 초음파실로 향했다. 그리고 곧 긴장 반, 기대 반의 마음으로 초음파실에 들어갔다. 아내가 초음파 자리에 눕자마자 초음파 젤이 큰 배에 한 움큼 떨어졌다. 내 배가 다 시리다. 그리고 드디어 초음파 시작. 흑백으로 시작한 초음파가 살구색의 밝은 화면이 되었다. 우리 아들이 모습을 드러내기 시작했는데, 손으로 얼굴을 딱 가리고 있다. 게다가 좁은 곳에 얼굴을 파묻고 있다.

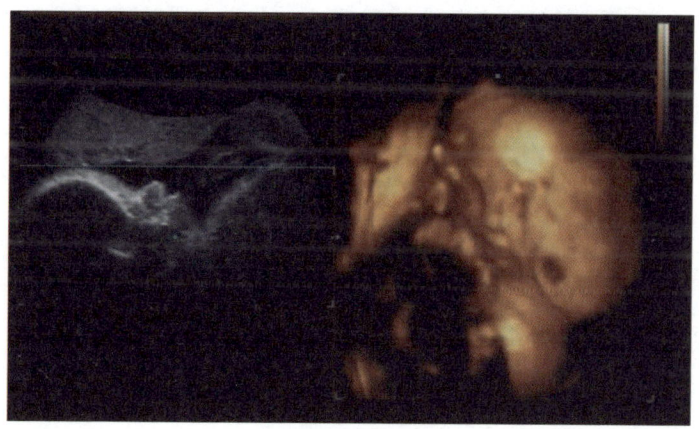

임신 28주 차 초음파

그런데 선생님은 우리에게 아기의 얼굴을 확인시켜 주는 게 우선이 아니었다. 잠깐 입체 초음파로 아기 얼굴을 보시더니 이내 다시 흑백으로 돌아와 더 중요한 아기의 상태와 크기, 그리고 성장 정도를 체크하셨다. 예를 들면 키, 팔과 다리의 뼈 길이, 머리의 둘레, 신체 기관, 심장 박동 등 아기의 건강에 대한 것들이었다. 우리 아기는 아주 잘 자라고 있었다. 더 정확한 것은 진료 시 담당 의사 선생님이 안내해주실 거라며 빠르게 초음파를 움직였다. 흑백의 초음파로 아기의 건강을 모두 체크한 선생님은 다시 입체 초음파 모드에 돌입하셔서 아기의 모습을 자세하게 들여다보기 시작했다. 하지만 아기는 쉽게 자신의 모습을 허락하지 않았다. 초음파 선생님은 기다려보기도 하고, 살살 배를 누르며 아기를 꾀어내보기도 했다. 그래도 미동이 없자 배를 흔들며 아기가 움직이기를 기대했다. 하지만 발만 신나게 움직이고 머리의 위치나 팔의 위치는 바꾸지 않았다.

한참을 그렇게 얼짱샷을 도전하던 선생님은 진료를 보고 난 후에 다시 한번 확인하자고 하신다. 선생님도 오기가 나셨는지 꼭 아기 얼굴을 봐야 직성이 풀릴 것 같다고 하셨다. 우리가 덜 미안해하도록 오히려 배려해주시는 모습에 감동했다. 너무 고생하시는 것 같아 죄송했지만 우리도 아기를 더 자세히 보고 싶다.

곧 진료를 봤다. 모든 것이 건강하고 정상이라는 세상에서 가장 다행인 말을 들었다. 체중은 1.14kg이다. 초반에 주수보다 빠르게 자라더니 이제 주수 평균치에 도달했다. 아내는 내심 주수보다 조금 더 빠르게 무럭무럭 크는 게 마음이 놓였나 보다. 딱 정상 체중에 도달했다는 사실을 안 아내의 얼굴에서 왠지 모를 아쉬움이 비춰졌다. 진료를 마치고 아내와 잠깐 돌아다니기도 하고 쉬기도 하고 오렌지 주스를 먹어보기도 했다. 단것이 들어가면 아기가 좀 더 활발해질테니 말이다. 초음파실 앞에 도착하자 다른 임산부들의 초음파 진료 순서 사이에 우리를 끼워 넣어 주셨다. 곧 다시 초음파를 보기 시작했는데 아기가 고뇌하기 시작했다. 첫 초음파 때보다 얼굴을 더 가리고 있다.

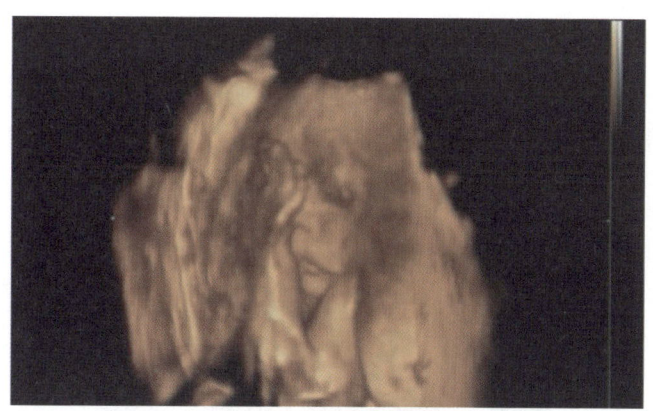

임신 28주 차 입체초음파

　마치 절대 안 보여주겠다는 의지로 얼굴을 가리고 있는 것 같다. 아내에게 들은 말인데 실제로 입체 초음파시에 태아가 눈부심을 감지한다고 한다. 그래서 이렇게 빛을 부담스러워하는 자세를 취하는 경우가 종종 있다고 한다.

　선생님은 특단의 방법을 쓰기 시작했다. 그것은 바로 배 흔들기였다. 선생님은 살살 흔들지만 초음파 화면에서는 초강력 대지진이 일어나고 있었다. 우리 아기는 아무것도 모르고 흔들리고 있는데 불쌍하기도 했다. 제목을 짓자면 '고통받는 예쁨이'가 딱이다. 얼마나 성가시고 귀찮을까. 아내는 하늘을 보고 누웠다가 옆을 보고 누웠다가 하며 열심히 자세를 바꾸고 선생님은 계속 예쁨이 집인 아내의 배를 움직여 보았다. 이쯤 되면 자세를 바꿔서 얼굴을 보여줄 법도 한데, 아기의 일관성은 손뼉 쳐 줄 만했다. 결국 선생님은 조금 있다가 다시 한번 도전해보자고 하셨다. 너무 죄송해서 그래도 괜찮으신지, 바쁘신데 너무 고생하시는 건 아닌지 다시 여쭈었다. 선생님은 아기의 얼굴을 꼭 확인시켜 주고싶다며, 시간만 괜찮다면 조금 이따가 다시 보자고 하셨다.

우리는 잠시 병원을 빠져나와 편의점에 가서 초콜릿을 샀다. 그리고 또다시 20여 분이 흘렀을 때 쯤 초음파실로 향했는데 타이밍이 잘 맞아 바로 세 번째 입체 초음파 도전을 할 수 있게 됐다. 하지만 이번에도 자세가 크게 바뀌지는 않았다. 그래도 팔이 조금 아래로 내려와 두 번째 초음파보다는 조금이나마 더 잘 볼 수 있었다. 그래서 얻어낸 결과는 바로!

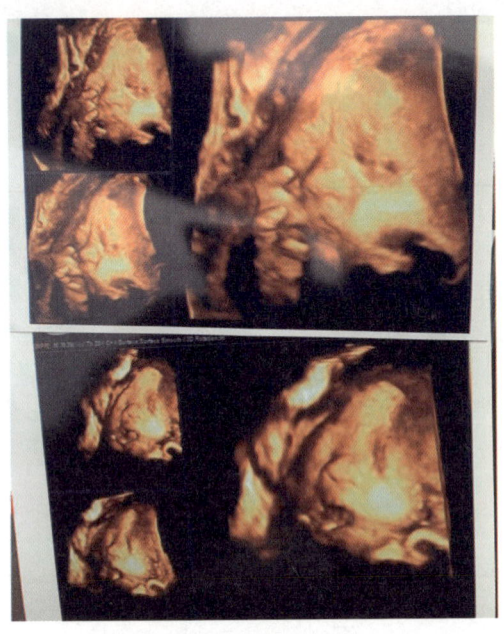

임신 28주 차 입체초음파 사진

삼고초려 끝에 얻어낸 값진 사진이다. 세 번의 초음파를 봤기 때문에 출력된 사진도 많다. 그중에 이게 가장 마음에 든다. 우리는 여러 차례의 입체 초음파 덕에 아기의 전반적인 얼굴의 생김새는 물론이고 덤으로 하품하는 모습까지 얻어낼 수 있었다. 선생님은 이목구비가 아주 뚜렷하다며 아기의 얼굴에 감탄을 하셨다. (아마 모든 아기를 이렇게 칭찬하시겠지만 그래도 기분은 좋다) 다 떠나서 그냥 존재 자체가 우리에겐 기쁨이고 힘이다.

초음파실을 빠져나오며 너무 고생하신 선생님께 남은 몇 개의 초콜릿을 드리고 왔다. 더 드릴 게 없어서 아쉬울 정도로 감사했다.

입체 초음파를 보고 오면 아기의 생김새에 대한 궁금증이 해소될 줄 알았다. 하지만 그와는 반대로 전보다 더 간절히 실물 영접을 바라게 되었다. 입체 초음파에서 완벽한 사진을 건질 수 없었던 이유도 있겠지만 '화면으로라도 봤으면 했던 마음'이 이제는 '실제로 빨리 볼 수 있게 되기를 바라는 마음'이 되었기 때문이다.

성별을 알기 전, '딸이었으면' 또는 '아들이었으면' 하는 마음은 누구나 가질 것이다. 마찬가지로 입체 초음파를 보기 전, '잘생겼으면' 또는 '예쁜 곳만 쏙쏙 닮았으면' 하는 마음도 누구나 있을 것이다. 하지만 그것은 그저 우리의 부가적인 바람일 뿐, 결과로 인해 우리의 자세가 좌지우지되지 말아야 한다. 왜냐하면 우리에게 찾아온 아기는 존재 자체로 사랑받기 충분하기 때문이다. 아가야, 너의 어떠함과는 아무 상관없이 오로지 건강했으면, 밝고 정직하게 자랐으면 하는 마음이 가장 크단다. 그렇게 엄마랑 아빠랑 행복하게 살자.

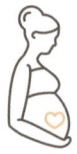

베이비 샤워(baby shower)
주인공

 베이비 샤워(baby shower)라는 것이 있었다. 첫 아이라서 해본 적도 없고, 누군가의 베이비 샤워에 가본 적도 없다. 이 단어를 처음 들었을 땐 아내가 결혼 전에 했던 브라이덜 샤워(Bridal shower)와 비슷한 임신 축하파티 정도로 여겨졌다. 어떻게 30여 년 동안 살면서 처음 들어보는 단어가 있을까 싶을 정도로 임신의 세계는 경계가 확실하다는 것을, 혹은 내가 겪지 않은 일에 대해서는 지독히 무관심했다는 것을 느꼈다.

 베이비 샤워는 출산이 임박한 임산부나 갓 태어난 신생아를 축하하기 위한 행사다. 지인들(대개 여자)이 초대되어 선물을 나누는 파티 문화이며 서양에서부터 유래되었다고 한다. 여기에서 샤워(shower)라는 말은 해석이 분분하다. 신부가 선물을 소나기처럼 받는 웨딩 샤워에서 그 이름이 유래되었다는 말도 있고, 18세기 독일인인 프란츠 샤우어라는 사람이 시작해서 샤워라는 말이 붙은 것이라는 말도 있다. 또 아기를 출산하면 임산부의 친구들이나 어머니가 산모의 집을 방문해 아기를 샤워시킨다는 데서 유래되었다는 말도 있다.

 여하튼 이 베이비 샤워는 서양문화로 시작해서 우리나라에도 보편적인 파티문화로 점점 자리 잡아가고 있다.

두어 달 전, 아내는 친구들과 베이비 샤워를 가질 예정이라고 했다. 그 후 베이비 샤워라는 것을 검색해 봤고 아내가 주인공이 될 그 파티를 응원하게 되었다. 그런데 아내가 친구들과 베이비 샤워를 하기 전, 부부모임을 갖는 친구들이 베이비 샤워를 준비해 주었다. 나는 베이비 샤워 준비를 위해 모임에 조금만 늦게 도착해달라는 비밀스러운 요청을 받으며 알게 되었지만 아내는 이에 대해 전혀 모르는 상황이었기에 깜짝 파티가 되었다.

아내는 넘치는 축하를 받았고, 나는 그에 못지않은 구박을 받았다. 인터넷에서 검색해본 바로는 여자들끼리만 파티를 즐기고 사진을 찍는 게 정석인 것 같았다. 남편이 끼는 건 주책처럼 여겨졌다. 이런 핑계를 기회로 편히 입었다. 편히 입어도 너무 편히 입었다. 트레이닝복을 걸쳐 입고 파티에 간 것이다. 그래서 사진들이 모두 주인님과 머슴의 투 샷처럼 나왔다. 현실과 크게 다르지 않다.

우리를 축하해 준 다른 가정도 모두 임신 가정이다. 그렇기 때문에 진짜 주인공(아내)의 축하를 마친 후엔 모두의 베이비 샤워라 생각하고 소소한 파티를 즐겼다. 사랑하고 신뢰하는 이들에게 축하받고 박수 받는 것은 행복한 일이다. 진심이 담긴 축하와 응원에 아내는 행복해했고 분명 배 속의 아기도 아무것도 모르고 마냥 기분이 좋았을 것이다.

서두에서 베이비 샤워의 '샤워(Shower)'에 대한 해석이 분분하다고 했다. 그 분분함 사이에 내 해석도 하나 끼워 넣어 보자면, Shower는 임신으로 인한 무기력과 우울을 시원하게 씻어내는 Shower라고 해도 과언이 아닐 것이다.

그리고 2주가 지나, 아내와 친구들이 준비한 2차 베이비 샤워가 열렸다. 도착한 친구들은 미리 준비한 소품과 음식을 꺼내며 세팅에 들어갔다. 아내도 전날부터 기분 좋은 분주함을 보이며 파티를 준비했다.

아내의 절친들이 다른 지인들과 먼저 한 베이비 샤워에 자극을 받았나 보다. 더 멋지고 예쁘게 준비하기 위해 애를 많이 썼다고 한다. 이상한 경쟁 같지만 그 경쟁의 수혜자는 바로 우리였다.

열심히 준비를 마치니 먹는 것도 뒤로하고 한참을 사진만 찍어댔다. 이들은 사진을 많이 남기지 않으면 큰일 나는 사람들 같았다. 사진 촬영은 낮부터 밤까지 계속되었다.

임신 27주와 임신 29주, 두 번의 파티는 정말 감사한 시간이었다. 횟수는 중요하지 않다. 그저 이미 주인공이었던 이에게 다시 한번 이 사실을 깨우쳐주면 되는 것이다.

"당신은 이미 주인공이고, 앞으로도 주인공이야."

온전히 아내만 축복받는 베이비 샤워는 정말로 옳다. 최고의 태교 방법이며 힘든 임신기간을 위로받을 수 있는 최상의 도구다. 오로지 아내와 아기를 축복하기 위해 수고한 모든 손길에 말로 다 표현 못할 고마움이 서린다. 내가 아내에게 더 많은 기쁨을 줄 수 없는 아쉬움과 부족함을 지인들이 채워주는 것 같았다. 그러니 임신기간 중 베이비 샤워는 무조건적으로 필요하다. 준비해주는 이가 없다면 남편이 직접 준비하자.

아직도 아이같이 좋아하는 아내의 모습이 눈에 선하다. 이렇게 좋아해 준다면야 3차, 4차까지 하고 싶은데 파티도 반복되면 감흥이 덜해지는 법. 그러니 정말 꾹꾹 눌러 참는다. 진심이다. 대신 오늘도 집에 들어가는 길에 아내에게 먹고 싶은 게 무엇인지 물어봐야겠다.

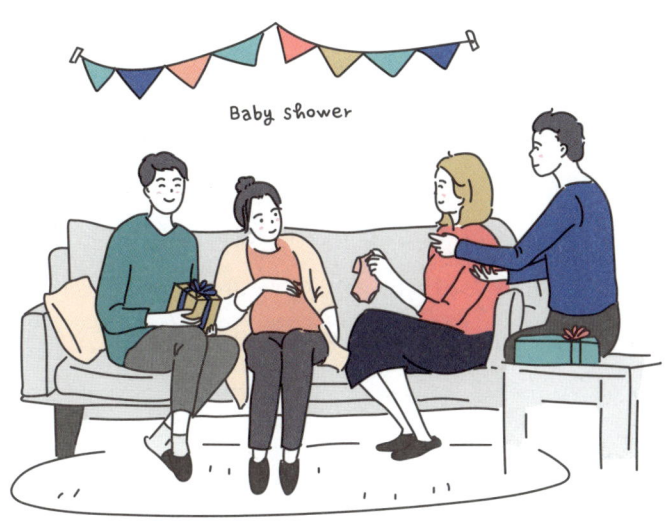
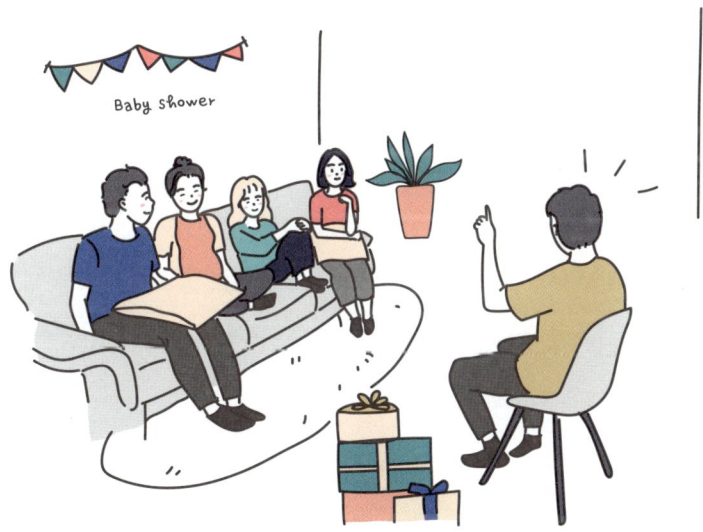

날로 먹는 퀴즈 진행

베이비 샤워 때 퀴즈대회를 통해 작은 상품들을 전달했다. 직접 만든 퀴즈를 남긴다. 남편분들, 날로 드세요. 배점과 선물 지급은 총점을 계산해서 줘도 되고 퀴즈마다 선물을 남발해도 됩니다.

전반적인 퀴즈는 임신과 우리 아기에 대한 내용이다. 그렇기 때문에 기혼자 또는 임신 중이거나 출산의 경험이 있는 사람이 절대적으로 유리하다. 나는 형평성을 위해서 겸손상이라는 것을 만들었다. 모든 상품을 싹쓸이 할 수 있음에도 다른 사람에게 양보하는 모습을 보인 사람에게 주는 상이다.

베이비샤워 퀴즈

Q. 우리 아기의 태명은? ○○○ 입니다. 태명의 뜻을 맞히시오.

Q. 우리아기의 출산 예정일은? ○○월 ○○일입니다. 그렇다면 출산예정일의 요일은?

Q. 임신부의 80%가 마지막 생리 후 4주에서 7주 사이에 입덧이 시작됩니다. 그러다가 임신 11-13주에 가장 심하며 대부분 어느 시기가 지나면 거의 사라집니다. 여기에서 어느 시기란 임신 몇 주 차를 말하는 것일까요? (14주 차)

Q. 임테기의 뜻은? 임신테스트기입니다. 임당의 뜻은? 임신성 당뇨입니다. 그렇다면 배테기의 뜻은? (배란일 테스트기, 또는 배란 테스트기)

Q. 배냇저고리는 신생아들이 입는 깃이 없고 고름으로 간단히 여미는 저고리 형태의 옷입니다. 이 배냇저고리가 들어간 문장을 정확히 받아쓰시오. (엊그제 해 질 녘 ○○이의 배냇저고리를 택배사로부터 건네받았다) - 정답자가 없을 경우 정답에 가까운 사람에게 상품.

Q. 서바이벌 OX퀴즈
- 임산부가 날것(회 등)을 먹으면 태아에게 직접적인 악영향을 끼친다. (X)
- 팥은 임산부에게 좋은 음식이다. (X: 팥은 찬 기운이 있는 음식으로 임산부나 임신을 준비하는 이들에게 좋지 않다)
- 입덧을 할 땐 더운 음식보다 찬 음식이 비위가 덜 상한다. (O)
- 임신 중기 배가 나오기 시작할 때 가장 편안하고 좋은 자세는 왼쪽으로 새우 자세로 누워 있는 것이다. (O)
* 계속해서 두 명 이상이 살아남을 시, 가위바위보로 마무리. 게임이 오래 걸리면 지루해진다.

Q. 고깔 선물 쟁탈전 (작게 구멍을 낸 고깔을 씌우고 바닥 어디엔가 준비한 선물을 먼저 찾는 사람이 획득), 거실이 좁을 경우 1:1, 넓을 경우 2:2도 가능하지만 직관자가 있어야 재밌으므로 1:1 추천.

Q. 아기띠 스피드 착용 (아기띠의 모델명을 알려준다. 그리고 1분의 착용방법 검색 시간을 주고 가장 빠른 시간 내에 장착을 완료한 사람에게 선물을 준다. 다른 사람이 아기 띠를 착용하고 있을 때 대기자들은 뒤를 본다)

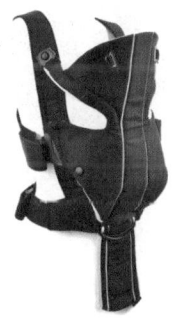

Q. 룰라 3!4! 박자 맞추기 (노래 '쓰리 포'의 첫 가사 박자를 맞춰야 한다. 가위바위보에서 이긴 사람이 자신의 순서를 정한다)

Q. 서로의 자신 있는 신체부위 맞추기 (베이비 샤워에 오기로 한 사람들에게 미리 메시지로 질문을 해서 답을 받는다. 퀴즈 시 모인 사람들 각자가 어떤 신체부위에 자신 있어 하는지 적어내게 하고, 가장 많이 맞힌 사람이 승리)

Q. 인물퀴즈1 (인터넷에 인물퀴즈라고 치면 ppt로 작성된 퀴즈가 몇 개 나온다. 눈 코 입의 모양만 보고 어떤 연예인지 알아맞히는 게임)

Q. 인물퀴즈2 (아이돌들의 단체 사진을 보여주고 어떤 팀인지 맞히는 게임)

Q. 임산부와 임신부 뜻의 차이점을 말하시오. (임신부는 임신한 사람에게만 쓸 수 있고 임산부는 임신한 사람과 출산한 사람 모두에게 쓸 수 있다)

Q. 태아의 성별은 보통 16-20주 사이에 알 수 있게 된다. 그렇다면 우리 아기는 몇 주 차에 성별을 확실히 알았을까요?

Q. 어디에 쓰는 물건인고 (육아용품, 또는 일반용품 중 쓰임새를 잘 알 수 없는 모양의 물건을 찾는다. 그리고 그것을 앞에 두고 어떤 곳에 쓰는 물건인지 맞히게 한다)

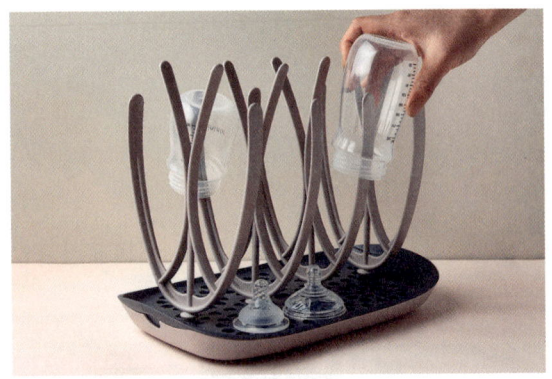

예: 젖병건조대

Q. 노래 전주만 듣고 알아맞히기

-끝-

이 정도의 퀴즈만 해도 30-40분이 훌쩍 지나간다. 그리고 충분히 만족스러운 레크리에이션 시간이 된다. 당연히 남편이 열정적으로 진행한다.

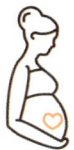

남는 건 사진이다
만삭촬영_ 임신 29주 차

만삭

사전적 의미로는 '아이를 낳을 달이 다 참', 또는 '아이 낳을 달이 다 차서 배가 몹시 부름'이다. '몹시 기쁘다', '몹시 재밌다'라는 말이 어색하게 들리는 대신 '몹시 괴롭다', '몹시 힘들다'라는 표현이 자연스럽게 느껴지는 이유는 '몹시'는 대개 부정적인 내용 앞에 쓰이기 때문이다. 그렇다. 아직 만삭은 아니지만 만삭이 다가올수록 아내는 몹시 불편해지고 있는 중이다.

아내의 배가 하루가 다르게 커지고 있으며 그에 따른 허리 통증을 호소하기 시작했다. 빈뇨 현상이 있으며 잔뇨감도 있다. 그 와중에 아직 역아로 있는 아기는 신나게 엄마의 방광을 찬다. 아내는 잦은 화장실행으로 깊은 수면을 취하지 못하는 날이 많다. 큰 배 가운데에는 반듯하지 않은 임신선이 점차 존재감을 드러내고 있다. 내가 보기엔 이미 만삭 같지만 진짜 만삭은 이보다 훨씬 더 크다고 하는데, 더 커질 배가 있나 싶다.

이렇게 배가 커지면 해야 할 일이 몇 가지 있다. 먼저 만삭 촬영이다. 만삭촬영은 만삭에 해야 맞겠지만 대개 배가 가장 예쁜 시기라는 임신 28주에서 32주 사이에 찍는다. 하지만 32주가 넘어 촬영하는 사람도 있고 진짜 만삭에 촬영하는 사람도 있기 때문에 시기에 대한 정답은 없다. 누가 봐도 임산부라고 생각할 수 있을 즈음, 시간이 될 때 찍으면 된다.

조리원을 예약할 때, 만삭촬영 스튜디오 이용권을 받았다. 엄청난 특혜 같았는데 실로 그 정도까지는 아니었다. 그렇게 열심히 예쁘고 멋지게 사진을 찍고 나면 달랑 사진 세 장을 보내 준다는 것이었다. 모든 사진을 받고 싶다면 원본 구매비용 20만 원이 추가로 든다고 한다. 그래 뭐, 다 장삿속이지. 우린 예약을 하면서 원본사진이 정말 마음에 쏙 들면 구매하고 그게 아니라면 말자 다짐하면서도 이미 20만,원을 쓰게 될 것을 알고 있었다. 그런데 그땐 20만 원만 쓸 줄 알았다.

촬영 당일이 되었다. 이른 촬영이었기 때문에 분주하게 스튜디오로 향했다. 자주 다니던 대로변에서 길이 더 있을까 싶은 엉뚱한 샛길로 빠지면 스튜디오치곤 큰 건물이 나온다. 그렇게 큰 건물이 대로변에서 봤을 땐 그다지 존재감이 없다. 덕분에 한 바퀴를 빙 돌아 10분을 더 소비했다. 빠듯한 시간이었기 때문에 마음이 급했다. 촬영 직전인데 얼굴에 그늘 한 점이 추가됐다.

스튜디오에 도착하니 평일임에도 불구하고 만삭 촬영을 찍으러 온 손님들, 그리고 돌 사진을 찍으러 온 손님들이 많았다. 아내는 그들 사이에서 헤어와 메이크업을 시작했고 나는 아내와 아기에게 쓰는 손편지를 작성한 후 스마트폰질을 시작했다. 나는 집에서 간단히 스킨로션과 왁스로 메이크업을 완성하고 왔다. 이번 촬영의 주인공은 아내이다. 남편도 비용을 내면 할 수 있지만 보통 집에서 적당히 만지고 오는 것으로 알고 있다.

아내의 메이크업이 끝나고 곧 우리가 정한 촬영 테마에 맞는 의상으로 환복하는 시간을 가졌다. 이번에도 나는 특별히 할 게 없다. 집에서 준비해 온 의상을 입으면 되기 때문이다. 나는 혹시 몰라 캐주

얼, 세미 정장, 정장, 이렇게 세 벌의 옷을 준비해갔다. 그런데 다 필요 없었다. 테마에 따라 다르겠지만 남편은 한 벌로 끝이다. 역시나 이 촬영의 주인공은 아내요 나는 주연을 빛내줄 '나무 1'정도의 배역, 혹은 배경이다.

환복을 마친 아내가 스튜디오에 등장했다. 여신이 따로 없다. 배가 나온 모습까지 아름답고 사랑스럽고 눈부시다. 아니 배가 나왔기 때문에 더 고결했다. 온 우주의 창조물 중 가장 으뜸이었다. 아내가 이 글을 보기 때문에 하는 멘트가 절대 아니다.

드디어 촬영에 돌입했다. 어려울 건 없었다. 사진작가님이 시키는 대로 고전적인 포즈들을 취하면 되는 것이었다. 마치 사진 공장에 온 듯 촬영은 빠르게 진행되었다. 공장이라 표현한 이유는 지금 돌아봐도 뭔가 기계적인 풍경으로 기억에 남아 있기 때문이다. 시간이 곧 돈인 이들은 뭐든 빠르게 찍어내서 많은 물량을 생산하여 팔아넘겨야만 하는 사명을 가진 것 같았다. 하지만 내가 그렇게 느꼈을 뿐, 그들은 나름 인간미 있는 공장을 운영하려 애쓰고 있었을 것이다.

우린 베이비 샤워 때 익혔던 포즈들을 가미해 그들의 의도와 예상보다 더 멋진 만삭촬영을 만들어 가고 있었다(오로지 내 생각). 첫 번째 테마를 마치고 다음 테마의 스튜디오로 이동했다. 그곳에서도 촬영은 빠른 속도로 진행됐다. 어느새 촬영이 종료되었다. 아쉬운 마음에 자율 포즈로 몇 개 더 찍어도 되냐고 물으니 아내는 나를 몹시 부끄러워했다. 작가님과 스태프분은 당연히 된다며 다시 셔터질을 해주셨지만 이런 진상은 또 처음 본다는 눈동자를 분명히 보았다.

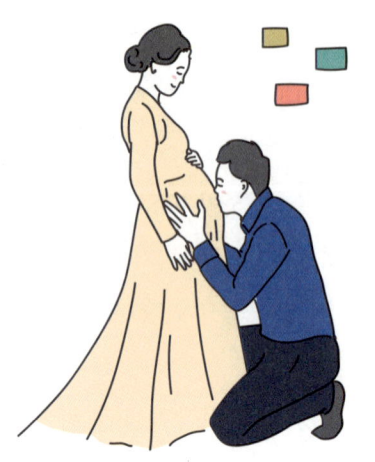

남편들은 아내보다 사진을 덜 찍게 된다. 아내가 50컷 정도를 찍었다면 남편은 30컷 정도다. 남편은 독사진이 없고 아내는 독사진이 많다. 사실 편했다. 촬영하는 아내를 지켜보는 게 즐겁고 여유로웠다. 마치 시험을 먼저 마친 이가 아직도 시험 보고 있는 이를 구경하는 듯한 느낌이랄까.

그렇게 촬영을 마쳤다. 아내는 편한 복장으로 다시 환복했고 표정도 한결 편해졌다. 아내의 배가 아직 만삭이라고 표현하기엔 충분하지 않았기 때문에 배를 도드라지게 하는 조이는 옷을 입었었다. 그 몇 십 분이 얼마나 불편했을까. 고생했어 내 새끼.

모니터실로 향했다. 실장이라고 표현해야 할 것 같은 분이 오늘 찍은 사진으로 간단한 영상을 만드는 동안 잠시 기다려 달라고 했다. 영업 시작인 건가. 얼마나 우릴 현혹시키려고 영상까지.

곧 실장님이 오셨고 버벅거리는 영상을 틀어줬다. 사진은 매우 고품질이었다. 좋은 스튜디오에서 좋은 작가님이 좋은 카메라로 좋은 모델들을 찍었으니 사진이 안 좋을 수가 없다. 이후 간단히 보정한 다른 사진들도 보여주시기 시작했다. 우린 이미 샀다.

그런데 너무나 아리따운 아내에 비해 내 사진이 계속 아쉽다. 그리고 그 이유를 금세 알아차렸다. 아내는 포토샵 작업이 들어갔지만 나는 날것의 느낌을 한껏 살린 극사실주의였던 것이다. "남편은 포토샵 아예 안 해주나요?"라는 말에 실장님은 동공이 흔들리며 잠시 할 말을 잃었다. 나의 질문을 적당히 웃어넘기고 이제 정말 본격적인 영업에 들어가셨다. 실장님의 최종 목표는 오늘 20만 원에 원본을 구매하게 하는 게 아니었다. 오늘 원본 구매 비용 지출을 계약금 정도로 생각하고 신생아 사진과 50일사진, 100일사진, 돌사진까지 패키지로 계약을 하고 가라는 것 아닌가. 그러면서 엄청난 말솜씨를 뽐내며 우리의 혼을 슬며시 빼놓기 시작했다. 우리의 눈동자는 이미 실장님과 그 패키지를 신뢰하고 있었다. 순간 혹했다가 다시 정신을 흔들어 깨우고 이성을 찾았다.

"갑작스러워서 그러는데
나중에 결정해서 알려드려도 될까요?"

이 상황에서 가장 지혜롭게 할 수 있는 말이 있다면 바로 이 말이었다. 이 말을 던지자 실장님은 예상했다는 듯 지금 이 순간이 아니면 이 조건의 계약을 다시 할 수 없으며 이런 기회가 또 오지 않는다며 결정을 서두르게 했다. 문 밖으로 나가면 마음이 바뀌어도 계약을 할 수 없다는 말이다. 속으로 생각했다. '아, 이러다가 굳이 많은 비용을 내며 계약을 하게 되는 거구나.' 아내와 눈으로 대화를 하며 서로의 생각을 물었다. 아내의 마음도 나와 같았다. 결혼 4년차니까 이제 대충 눈빛만 봐도 안다. 서로의 마음이 아직 무엇도 확실하지 않음을 인지하고 내가 마지막 승부수를 띄웠다. '지금 결정 못하겠으니 안 하겠습니다'라고.

엄청난 강단이다. 그런데 놀라운 것은 거절할 때마다 새로운 혜택이 생겨난다는 것이다. 처음에 제안한 내용도 썩 나쁘지 않은 조건이었지만 거절의 반복은 혜택의 추가와 비용의 절감으로 이어졌다. 실장님의 꾐에 빠져들지 않던 우리는 점점 좋은 패를 가지게 되었다.

우린 결국 신생아, 50일, 100일, 돌 사진의 원본과 앨범, 액자가 포함된 적당한 패키지를 선택했고 한 번 하면 절대 무를 수 없다던 계약을 나중에라도 생각이 바뀌면 위약금 없이 해지할 수 있도록 계약서에 명시하게 되었다. 하지만 무를 마음도 없고 무를 일도 없을 것 같다.

그 자리를 떠나자 곧 휴대폰으로 영상에 있던 사진들이 도착했고, 집에 돌아와 웹하드에서 우리의 사진을 다운로드하였다. 생각도 안 했던 패키지까지 계약을 한 것은 비용이 합리적이어서도 아니고 꾐에 넘어가서도 아니다. 확실히 셀프 촬영으로는 스튜디오 촬영의 수준을 따라올 수가 없다고 판단했기 때문이다. 내 자식에게 더 좋은 사진을 남겨주고 싶기도 하다. 앞으로 아내와 아기의 모든 일상의 모습을 아마추어 냄새 풀풀 나는 셀프 촬영으로 담을 것이니, 프로가 찍은 얼마 안 되는 사진은 더 특별하고 소장가치가 있을 것이다. 남는 건 사진이다. 만삭촬영과 결과에 즐거워하는 아내를 보니 이것도 참 좋은 태교다. 촬영한 사진엔 기분 좋은 느낌이 담겨있다. 평생 이 사진엔 그 느낌이 담겨있을 것이다. 생각날 때마다 꺼내어 보며 이 임신기를 기억해야지. 볼 때마다 가정과 아기를 위해 헌신한 아내를 떠올려야지. 놀랍게도 한 번 피어나면 영원히 지지 않는 꽃이 실제로 있다는 것을 확인해야지.

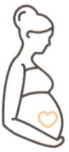

손이 닿질 않으니
꿀벌이 다시 비행할 때_ 임신 30주 차

임신 30주를 맞은 아내는 얼마 전부터 등 통증을 호소하고 있는데 이 등 통증은 치명적인 불편함이 있다. 절대로 스스로 만질 수 없다는 것이다. 손이 닿질 않으니 심한 통증에도 불구하고 스스로 주물럭 한 번도 할 수 없는 애매하고 교묘한 위치에 있는 곳이 등인 것이다. 게다가 등의 표면이 아닌 등 안쪽, 인체 내의 어딘가가 아픈 거라서 주물러진다 한들 통증이 해소되지가 않는다. 등이라는 곳이 이런 곳이었구나, 이렇게나 등이 중요해서 등을 강조하여 '기타 등등'이라는 말을 쓰나 보다. 하하하.

흔히 쓰는 말 중에 '중이 제 머리 못 깎는다.'라는 말이 있는데 등 통증은 이와는 다르다. 중은 제 머리를 깎을 수 있다. 다만 편안하게 못 깎을 뿐이다. 예쁘게 못 깎을 뿐이다. 하지만 등은 스스로 마사지할 수 없다. 등을 스스로 마사지할 수 있다는 믿음으로 팔을 뒤로 꺾어보니 어깨가 급하게 말했다. "우두득…" 계속 어깨가 욱신거린다.

아내는 외출해 있는 나에게 등이 너무 아프기 시작했다며 통증을 호소한다. 집에 가면 마사지해주리라 약속하고 드디어 아내와 상봉하여 마사지를 하려는데, 등은 주무르기도 애매하다. 엎드릴 수 있다면 위에서 꾹꾹 눌러주며 근육을 풀어줄 텐데 엎드려 눕지도 못하는 임산부이다. 앉아서라도 아프다 하는 곳을 주무르자니 등까지 뻗은 갈비뼈만 눌린다. 몸이 앞으로 나가니 한쪽 손은 몸을 고정하고 한쪽 손으로 마사지해야 하는데 요령이 잘 안 생긴다. 그래도 여기저기 문지르고 눌러가며 마사지를 이어간다. 다른 곳이라도 시원해지면 아프던 곳이 잊혀지겠지.

아내가 아프다고 하면 나는 검색부터 해본다. 아플 때마다 병원에 갈 순 없으니까. 그러니 지금 아픈 이 통증이 **임신기에 겪을 수 있는 통증인지 아닌지를 먼저 분별해야 한다**. 검색을 해보니 임신 후기, 대략 30주 이상의 임산부들이 등 통증을 많이 호소하고 있고, 그냥 조금 아프다가 아니라 아파서 잠을 못 자고 통증을 완화할 수 있는 방법도 없어서 너무 괴롭다는 것이다. 어떤 이가 병원에 가서 등 통증을 호소하자 의사는 이렇게 말했다고 한다.

"그 통증은 출산하면 없어집니다."

방법이 출산밖에 없다는 것이다. 출산이 모든 괴로움들에서의 해방이라면 다행이지만 출산 후면 또 다른 곳들이 아파올 텐데….

임신의 모든 시간들이 이 등 통증과 같다. 스스로 어루만질 수 없는 심리적, 신체적 요인들이 난무하다. 좀 잔잔하고 잠잠하면 좋으련만 마음이 엉킨 듯이 어지럽게 춤을 추고 통증들이 함부로 나서서 마구 날뛴다. 등을 스스로 주무를 수 없는 것처럼 무기력한 마음들과 두려움들은 누군가의 토닥임 없이는 회복이 불가능하다. 토닥임의 주인공은 다른 누군가가 아니라 바로 남편이 되어야 한다.

아내는 21-22주 차부터 이전보다는 좀 더 편안한 임신기를 보냈다. 컨디션도 많이 회복되었고 불안함도 많이 가셨다. 그래서 두 달

여간 나도 참 편안한 시간을 가졌다. '남편의 일감이 줄었다'라는 내용의 글을 쓸 만큼 그랬다.

하지만 이제 다시 시작이다. 30주를 기점으로 아내의 배는 급속도로 커짐과 동시에 허리와 등의 통증이 심해지고, 전체적인 컨디션이 다시 하향하기 시작했다. 출산이 다가와서인지, 몸의 컨디션이 안 좋아져서인지는 잘 몰라도 다시 얼굴에 수심이 그득하다.

스스로의 손이 닿지 않는 곳에 남편의 손이 가야 한다. 등이 아플 때 어루만져주고, 가려울 땐 긁어줘야 한다. 시원한 손맛은 아니더라도 대나무 효자손보단 나아야겠다. '아내의 임신에 남편이 할 수 있는 일은 함께 임신하는 것'이라며 '바람직한 남편이 되어가는 과정을 담아내겠다'라고 포부를 밝혔을 때의 마음으로 돌아가야 한다. 자, **꿀벌이 다시 비행할 때다.**

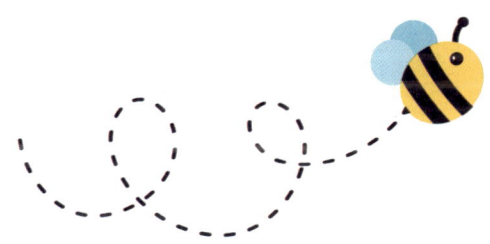

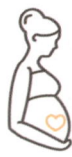

꿈이 말한다

임신 중 악몽과 불안, 그리고 출산에 대해

새벽 4시. 악몽에 시달리는지, 아내는 몹시 괴로워하며 앓는 소리를 낸다. 얼른 허벅지를 살살 흔들어 깨웠다. 잠귀 어두운 내가 아내의 신음을 알아차린 것은 대단한 일이다. 아마 그 악몽에서 어서 깨워주라는 하늘의 도움이었나 보다. 이런 일은 결혼하고 나서 1년에 한 번 있을까 말까 한 일이다. 악몽에서 깨어난 아내의 머리를 쓰다듬어 주고 몇 마디 다정하게 건넸다. 물을 찾는 아내에게 냉수 한 컵을 떠다 주었다. 잠에서 깬 아내는 아직 악몽의 여운이 남았는지 푸하고 숨을 내쉰다.

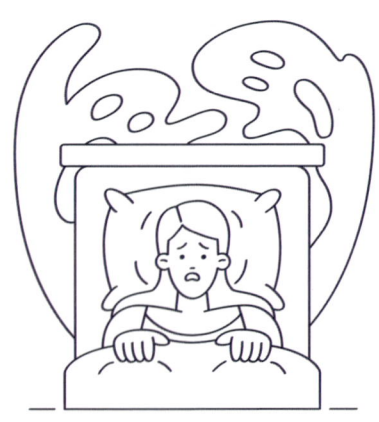

저녁에 물어보니 꿈이 상세히 기억이 안 난다고 한다. 꿈에서의 새로운 경험은 실제 삶에서 겪어 본 적이 없는 일이기 때문에 뇌가 잘 기억하지 못한다고 한다. 이럴 땐 참 다행이다. 아내는 꿈에 대해 잘 기억은 나지 않는데, 귀신이 나오는 꿈이었고 자기의 턱을 양 옆으로 흔들어댔다고 한다. 가끔 개꿈도 있지만 대부분의 꿈은 마음, 곧 본인의 심리 상태를 반영한다. 일반적인 꿈의 해석을 믿진 않는다. 하지만 어제 아내의 악몽은 임신 8개월을 넘긴 아내의 마음, 또는 누르고 있던 출산에 대한 공포감이 표출된 것 같았다. **꿈이 말한다. 불안하다고.**

임신 31주, 이제 출산 예정일이 두 달도 남지 않았다. 아내는 임신의 주수가 늘어갈수록 출산에 대해 많이 찾아보기도 하고, 여러 커뮤니티를 통해 출산에 대해 많이 접하게 된다. 하지만 일관되게 하는 말이 있다.

"난 출산이 그리 무섭지 않아."

출산에 대한 두려움을 이기기 위해 더 강해지려는 아내의 모습처럼 보인다. 어찌 안무서울 수가 있을까. "무섭지 않아"라는 말이 "무서워하지 않을 거야"라는 말로 들린다.

자주 이용하는 임신 앱에서는 한 입으로 두 말을 히고 있다. 어떤 말풍선은 '출산은 엄마도 걸어온 길, 무섭지 않아요.'라고 하다가 어떤 말풍선에서는 '출산은 목숨을 걸고 하는 일'이라고 말하기도 한다. 두려워하라는 건지 두려워하지 말라는 건지. **출산은 목숨을 건 일이지만 두려운 감정으로 기다리지는 말라는 정도로 이해해야겠다.**

여하튼 임신과 출산은 본인과 아기의 목숨을 걸고 하는 일이라는 것에 전혀 이견이 없다. 이 목숨을 건 엄청난 일이 오롯이 아내의 몫이고 혼자 감당해야 하는 일이기 때문에 내 마음은 복합적으로 심란하다. 복합적인 감정을 들여다보니 미안함과 두려움, 막막함 같은 감정들이 얽혀있다.

아내의 임신에 있어서 함께 임신하는 마음으로 아내를 지원하고 모든 일에 함께 애쓰며 임신기를 보내는 것으로 미안한 마음을 덜고 있지만 출산의 상황에서는 기도 외론 그 아무것도 함께 할 수 있는 게 없다. 아내의 육체적 고통이 내 육체의 고통이 될 수 없고, 아내의 목숨 대신 내 목숨을 걸고 출산을 할 수 있는 것도 아니다. 내 두려움이 아내의 두려움과 비길 수 없고, 출산의 흔적이 내 흔적이 될 수 없다. 노답인 상황이기에 내 마음의 발은 계속 동동거리기만 한다.

내 휴대폰에 저장된 옛 사진들을 함께 꺼내어 보았다. 지금보다 15kg 가까이 덜 나갔던 몇 해 전 아내의 사진들이다. 그 사진들을 보며 정말 말랐었다며, 참 예뻤었다며 인생 끝났다는 식으로 말끝을 흐리는 아내를 보며 그때보다 지금이 예쁘고, 하나도 살쪄 보이지 않는다며 지금 이 각도로 셀카를 찍어도 똑같이 나올 거라며 카메라를 켰다. 이 얘긴 여기까지.

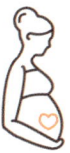

31

그 어떤 때보다 아름다워_ 임신 31주 차

　태아의 체중은 8개월 동안 보통 1.7-1.8kg이 된다. 그리고 남은 2개월 동안 지금까지 체중의 두 배가 된다. 다시 말하면 8개월 동안 커진 배와 2개월 동안 커질 배의 크기가 같다는 것이다. 고로 아내는 이전보다 더 빠른 몸의 변화를 만나게 될 것이다. 이곳저곳 불편하지 않을 곳이 없는 아내를 보면, 대게 힘도 남자가 더 세고 신체 조건도 남자가 더 좋은데 왜 비교적 작고 약한 여자만 아기를 가질 수 있을까란 영양가 없는 의구심이 든다. 아내의 고됨을 바라보고 있노라면 차라리 내가 임신을 하고 싶다.

　31주가 되어 병원을 찾았다. 늘 그랬듯이 도착하자마자 체중과 혈압을 재는데 혈압계가 고장 나서 아내의 팔을 한도 끝도 없이 조였다. 나중에 안 사실은 우리 앞사람도 똑같이 혈압계의 무한 조임을 받고 나서야 고장을 알아차리고 옆 혈압계의 줄을 섰다. 고장 사실을 알려주었다면 좋았을 걸 하는 아쉬움이 남았다. 우린 다음 사람에게 혈압계의 고장을 알리고 접수처 선생님께 고장 사실을 알리니 곧 고장이라는 종이가 혈압계에 붙었다. 하지만 고통 받은 아내의 팔은 여전히 욱신거린다. 이런 일이 있은 후 단백뇨 검사를 했다. 이번에도 통과다. 앞으로도 병원을 찾을 때마다 단백뇨 검사를 하게 된다.

예약 시간보다 일찍 도착한 아내와 나는 진료실 앞에 대기하고 있었다. 환자 진료 순서 리스트를 보니 우리 앞에 다섯 명 정도 더 있다. 그런데 아무도 진료실에 들어가 있지 않고 순번도 줄지 않는다. 조금 후 간호사 선생님은 담당 의사 선생님이 분만이 있어서 조금 늦으실 거라는 안내를 한다. 의사 선생님이 분만하는 게 아니고 의사 선생님의 환자가 분만하는 것이겠지. 여하튼 오래 기다려야 함은 싫지만 곧 아내도 분만하는 입장이 될 테고 당연히 분만이 우선이니 분만하는 그 누군가를 응원하며 앉은 자리에서 꼿꼿한 자세로 기다린다.

한참을 지나 드디어 우리 순서가 되었고 딱 부러지는 의사 선생님 앞에 앉았다. 그리고 곧 초음파를 보기 위해 안쪽 초음파실로 향했고 모니터에 아기의 모습이 담기기 시작했다. 배의 크기, 머리의 크기, 다리뼈의 크기, 심장 박동 등을 잰 후 마치 서비스라도 하듯 얼굴을 세세하게 보여주시기 시작하셨다.

오, 31주의 아기는 정말 많이 자라 있었다. 얼굴이 통통하니 살이 많이 올라있었다. 그리고 아기도, 아내도 모두 건강한 상태라는 반가운 소리는 우리의 텐션을 올린다. 게다가 '역아'로 있던 아기가 드디어 머리를 아래쪽으로 향해 바른 자세로 있다는 것이 아닌가! 지난 29주 진료 때만 해도 머리가 위쪽을 향해 있는 역아여서 걱정했었는데 역시 효자다.

(30주 이상이 되면 거의 역아에서 정상 위치로 돌게 된다고 한다. 역아는 골반위(骨盤位)라고도 한다. 정상 태위와 반대되는 것으로, 흔히 도산(倒産) 또는 역산(逆産)이 되는 태위이다. 태아의 정상 위치는 머리가 아래쪽에 있는 두위(頭位)이다. -네이버 지식백과)

아기도 아내도 건강하다는 말은 우리의 표정을 있는 힘껏 펴게 만들지만 아내의 불편함은 여전하다. 31주라서 그런지 베스킨과 라빈

스가 만든 아이스크림 회사의 광고 말처럼 아프고 불편한 점을 하나하나 모두 말하라면 31개는 거뜬히 말할 수 있을 것이다.

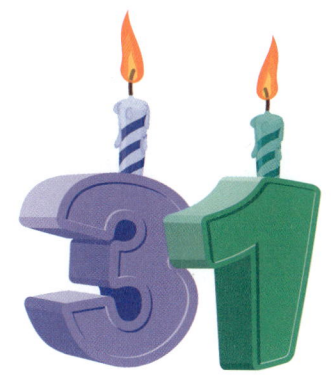

임신 31주를 보내고 있는 아내는 최근 등 통증을 호소한 데 이어 갈비뼈 안쪽 통증이 생겼다. 치골 쪽도 통증이 생기기 시작했다. 허리 통증은 물론이고 팔다리와 손과 발이 전보다 더 붓기 시작했다. 소화가 이전보다 더 잘 되지 않으며 배가 커진 만큼 몸도 무겁다.

늘 숨이 차다. 자주 피로하고 쉽게 지친다. 산책을 하자면 배가 금세 뭉쳐버려 가다 쉬다를 반복해야 한다.

영양제를 잘 챙겨 먹고 있지만 뭐가 부족해서인지 눈가의 떨림이 있고 간혹 어지러움을 호소하기도 한다.

불편한 자세와 자주 가는 화장실로 인해 숙면을 못 취한다. 게다가 건강미를 뽐내고 있는 아기의 태동으로 인해 가끔 깜짝깜짝 놀라기도 한다. 이 부분은 불편한 점이 아니라 오히려 감사한 점이다. 아내는 아기의 태동에 행복해하고 기뻐한다.

출산이 다가와서인지, 몸이 힘들어서인지, 둘 다인지, 심리적으로도 어려운가 보다. 사실 매우 안정적인 상태라고 판단했었는데 보이는 게 다가 아닐 수도 있겠다. 아내의 내면을 살피려 노력해야겠다.

  아내는 요즘 들어 본인이 자꾸 살이 찐다고, 그래서 못나진다고, 돼지 같다고 하는데 넉넉한 티만 입어도 임산부 같지 않고 오히려 20대 청년 같다. 본인은 계속 셀프 디스를 하는데 그럴 때마다 아기 낳고 나면 원래의 몸으로 건강히 돌아갈 수 있도록 산후조리와 운동에 지원을 아끼지 않겠다고 약속했다. 또한 좋은 때 좋은 곳으로 여행 가자며 더 좋을 미래를 그렸다.

  사랑해. 그 어떤 때보다 31배 이상 더 아름다워.

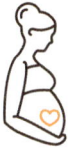

귀인이 나타났다
육아용품

중고거래 어플에는 육아용품이 매우 많이 올라온다. 지역별로 차이가 있겠지만 카테고리별 포화도를 따지자면 육아 관련 품목이 가장 높다. 육아용품은 사용하는 기간이 짧기 때문에 깨끗하게 쓰고 되파는 경우가 많기 때문이다.

임신을 하고 처음 생긴 아기 용품은 지인이 물려준 것들이었다. 아내는 지인의 베풂에 대한 고마움과 동시에 아기에게 생기는 첫 물건이 낡기 직전의 중고라는 것에 대한 속상함을 감추지 못했었다. 그래서 앞으로는 상의 없이 중고품을 들이지 않으리라 마음먹었었는데, 이제는 아내가 더욱더 발 벗고 새 것 같은 중고를 찾기 시작했다. 물론 새 상품도 다수 구매했다. 위생상 새 상품을 꼭 써야 할 것 같은 용품이 있다. 그렇게 하나하나 준비를 하다 보니 정말 끝이 없는 것 같았다. 비용도 비용이고 직거래를 하기 위해 돌아다니는 체력도 무시하지 못할 수준이었다. 정말 많이 준비했다 생각했는데 여전히 우리의 출산용품 리스트에서 지워지지 않는 물건들이 많았다.

그러다가 어느 날 정말 오랜만에 신뢰가 두터운 지인에게 연락이 왔다. 임신 소식을 듣고 축하 인사와 더불어 쌍둥이 자녀가 깨끗하게 사용했던 육아 용품을 주고 싶다는 것이다. 귀인이 나타난 것이다.

쌍둥이들이 소중히 여겼고 애착이 컸던 육아 용품들이라 쓸 시기가 지났음에도 불구하고 잘 모시고 있었다고 한다. 너무 아끼던 용품들이라 누구도 주지 못하고 있었던 것이다. 그런데 우리에게 주고 싶은 마음이 든다며 지방에 올 때 최대한 큰 차로 와달라고 한다.

마침 지방에 갈 일이 생겨 미리 연락드리고 지인분의 집에 포도 한 상자와 아내가 만든 쌍둥이 아가들의 머리핀을 들고 갔다. 식사를 하고 있는 사랑스러운 쌍둥이 자매가 '넌 누구냐' 하는 표정으로 나를 맞아주었다. 인사를 나누니 그때서야 쌓아놓은 육아용품들이 눈에 들어왔다. 포도를 든 내 손이 민망할 정도로 많았다. 게다가 이 물건 말고도 나중에 한 번 더 주시겠다고 한다. 지금 당장 필요 없는 것들은 짐이 되실 테니 나중에 한 번 더 가지러 오라는 배려 깊은 말씀…, 요즘 유독 집이 좁다 생각하고 있는 건 어떻게 아셨는지. 마치 관심법을 쓰는 것 같았다.

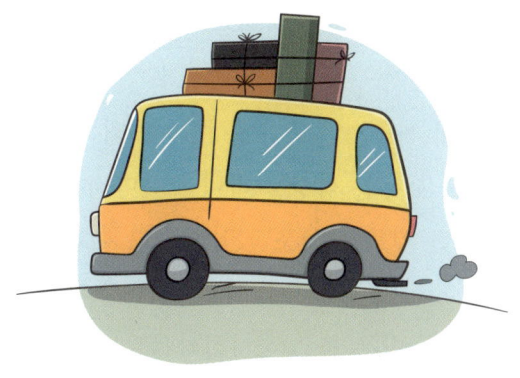

　일단 준비해주신 육아용품을 SUV차량 2열을 접고 테트리스하기 시작했다. 보내는 물건을 하나하나 어루만지며 "우리 아이들이 정말 좋아했던 거예요" 하신다. 정말 아끼셨던 옷들과 물건들임을 알 수 있었던 것은 내가 조금이라도 대충 쌓는 것 같으면 그러면 안 된다며 옷이 구겨지지 않게, 더러운 부위에 닿지 않게, 용품들이 눌리지 않게 정성스럽게 다시 쌓기를 요청하셨다. 굉장히 인자하신 분들인데 그 부분만큼은 단호했다. 거기에서 그분들의 진심을 느낄 수 있었다. 정말 아끼셨구나… 그 마음이 느껴지니 나 또한 더 아끼는 마음이 생겼다.
　엄청 많은 물건들이었다. 게다가 뜯지도 않은 새 제품도 많았다. 마치 우릴 주기 위해 일부러 사놓은 것 같았다. 한두 번 사용한 물건들도 많았고 다회 사용했드리도 모든 게 새 것처럼 빛나고 있었다. 나중에 안 사실은 전 날 밤 지인 부부가 함께 용품을 정리하고 열심히 광택을 내었다고… 센스 수업을 받는 듯한 기분이었다. '섬김이란 이런 것이다'를 몸소 보여주고 계셨다. 늘 받기만 해 온 미안함을 슬며시 내비치며 꼭 근사한 식사를 대접하겠다는 약속으로 인사를 마치고 차에 시동을 걸었다. 우리에게 도움이 될 수 있어서 너무 좋다며 행복해하시는 얼굴에서 포근함을 느꼈다. 반면 추억이 새겨진 소중한 것들을 떠나보내는 모습에서 말로 표현 못 할 무언가도 함께 느껴졌다.

집으로 오는 내내 끼긱끼긱 스프링 소리를 내는 초통령 캐릭터 장난감에 우리 아이를 태우는 상상을 하니 소음마저 감동적이었다.

당장 사려고 했던 것들부터 조만간 사려고 했던 것들, 그리고 때 되면 사기로 했던 것들이 갑자기 찾아왔다. 우리 아기는 벌써부터 사랑을 많이 받고 있다. 받은 물건 하나하나를 정리하며 한 번 더 닦으려는데 묻어 나오는 게 없다. 정말 잘 사용하셨고, 또 깨끗이 청소해서 주신 것이다.

아내는 그냥 받아오기엔 너무 큰 것들이라며 어떻게 보답을 해야 할지 고민하기 시작했다. 또한 어쩜 이렇게 아직 준비하지 않은 것들만 주셨는지 신기해하며 눈물을 글썽이기도 했다. 우리도 깨끗하게 잘 쓰고 누군가 또 필요한 사람이 보일 때 나눌 수 있도록 하자며 정리를 이어갔다.

32주를 지나고 있는 지금, 이제 어느 정도 육아에 대한 대비가 되어 있어야 할 때이다. 새것도 좋지만 잠시 잠깐 사용하게 될 용품들은 중고로도 충분하다. 그리고 받을 수 있는 것은 감사함으로 냉큼 받고, 받은 만큼 또 나눌 수 있는 삶을 살아보자.

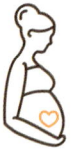

자나 깨나 배 조심
만삭_ 임신 32주 차

임신 32주는 임신 9개월 차에 들어서는 주수이다. 임신 40주를 채우지 않아도 37주부터는 정상 출산으로 보고 있기 때문에 이제 출산까지 짧으면 한 달여밖에 남지 않았다. 슬슬 싸한 긴장감이 돌고 있다. 아내가 출산을 한다는 게, 우리가 태어나게 될 아기의 부모가 된다는 게 연습 없이 무대에 올라가는 느낌이다.

아내는 9개월에 걸맞게 큰 배를 자랑하고 있다. 얼마나 크냐면 눈으로 보고 있으면서도 믿어지지 않는다. 초산이라 경산모들보다 덜 나온 배라지만 이렇게 큰 배를 직접 본 것은 처음이다. 어느 타이어 브랜드의 캐릭터 배처럼 옆으로 뒤로 앞으로 골고루 커질 줄 알았는데 임신 후기가 되니 앞으로만 전진하고 있다.

아내의 배를 보고 있자면 자연스럽게 쓰다듬게 되는데 자칫 조산의 원인이 될 수 있으니 조심해야 한다고 한다. 내 기억력보다 배를 어루만지고 싶은 충동이 훨씬 크기 때문에 조심하라는 말을 하루에 한 번은 족히 듣고 있다.

배가 커진 만큼 아내의 삶에도 큰 변화가 생기고 있다. 30여 년을 홀쭉하게 살다가, 혹여 홀쭉하지 않을 때가 있었을지라도 지금처럼 배가 나와 본 적은 없기 때문에 찾아오는 낯선 어려움들이 있다.

첫째로, 배를 부딪치게 된다. 좁은 곳을 통과할 때는 물론, 주변 사물에 배가 부딪치는 일이 생긴다는 것이다. 주방에서 몸을 휙 돌렸는데 식탁에 부딪친다거나, 좁은 통로에서 돌아 나오려다가 벽이나 문틀, 또는 문에 부딪치는 경우도 있었다. 그럼 아내는 본인 아픈 건 둘째 치고 아기에게 충격이 가지 않았을까 노심초사하게 된다. 그런 연락을 받으면 나도 심장이 쿵 하고 내려앉는다. 전과 같지 않음을 기억하고 조심하는 수밖에 없는데 몸에 밴 습관이란 무섭다. 아내의 배가 다른 사물에 부딪치지 않도록 위험성이 있는 사물들을 정리하거나 시야가 방해받지 않도록 집을 밝게 유지하는 것이 하나의 예방책이 될 수 있겠다.

둘째로, 음식을 흘리기가 쉽다. 얼마 전 아내가 음식을 자주 흘리며 식사를 하길래 장난삼아 왜 이렇게 흘리며 먹냐고 놀린 적이 있는데 아내는 무척이나 섭섭해했다. 임신하여 배가 커졌기 때문에 생긴 일이기 때문이다. 임신 후기에는 볼록 나온 배로 인해 식탁에 가까이 앉아서 식사하지 못하고 배와 식탁과의 거리두기가 시작된다. 그리고 그만큼 음식이 입까지 배송되는 거리도 멀어진다. 그러다 보니 전보다 잘 흘리게 된다. 남편은 아내가 음식을 흘릴 때마다 자상하게 주워주고 닦아주며 아무렇지 않게, 혹은 그 모습마저 사랑스러워하며 식사를 이어나가는 센스가 필요하겠다. 다행히도 떨어지는 음식의 대부분은 볼록 나온 배에 걸치게 된다.

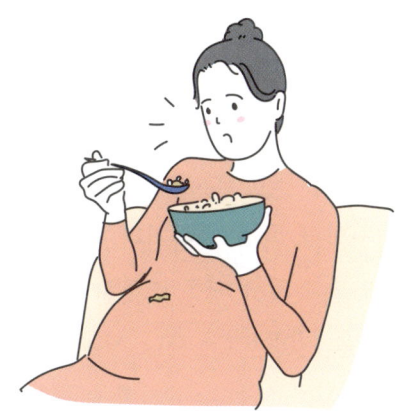

　셋째로, 몸의 중심을 잃기 쉽다. 철분의 부족으로 인해 어지러움을 호소하는 것과는 다르게 배가 무거워지고 커짐에 따른 어려움이다. 어제 아내는 바닥에 앉으려다가 몸의 밸런스가 무너지면서 엉덩방아를 찧었다고 한다. 이제 아내는 일어서는 것도 모자라 앉는 것도 어려워졌다.

　넷째로, 설거지가 힘들다. **배가 나오니 싱크대와 사람의 거리가 멀어진다.** 그렇게 되면 자연스레 구부정한 자세로 설거지를 하게 되는데 이 자세가 매우 치명적이다. 아름다워서 치명적이기도 하지만 아내의 배와 허리 건강에 치명적이다. 불편함을 넘어 통증을 수반한다. 임신 후기에 들어서면 설거지는 안 해야 한다고 본다. 히지만 눈앞에 있는 설거지를 잠시도 가만 두고 볼 수 없는지 팔을 싱크대에 걸치고 설거지를 하는 경우가 종종 있는데 당장 고무장갑을 빼앗아 들고 싶지만 얼마 남지 않았다며 끝까지 자리를 내주지 않는 경우도 있다. 바깥에서 일하느라 힘든 남편을 향한 배려는 눈물 나지만 당분간 설거지는 남편에게 양보하자. 남편은 아내가 설거지를 하지 않도록 눈에 보이면 바로바로 먼저 설거지를 해야 한다.

다섯째로, 임신선이 굵어졌다. 처음엔 얇았던 임신선이 피부의 팽창에 따라 굵어지고 있다. 하지만 색은 크게 진해지지 않았다. 출산 후 없어지는 경우가 대부분이라 하니 너무 염려하지 않도록 하자.

커진 배로 인해 숨이 차고, 갈비뼈와 등이 아프고, 소화기능이 약해지고, 피부가 팽창함에 따라 가렵거나 따갑기도 하다. 과식하지 않도록 주의해야 하고 계속해서 배를 비롯한 튼살이 생길 수 있는 모든 부위의 보습에 신경을 써야 한다. 자나 깨나 배를 조심해야 한다.

아내의 모든 변화는 아름답다. 하지만 아름답다 말하는 이 변화가 아내에겐 어려움이기도 하다. 아내의 이 변화 앞에 남편이 할 수 있는 것들을 찾아 나서야 한다. 길어야 두 달 남았다. 슬기로운 남편이 되어보자. 남편의 임신을 이루어가보자.

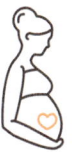

Super Dad
건강한 남편

요 며칠 바퀴가 고장 난 마트의 카트 같았다. 제대로 돌지 못하는 바퀴로도 쇳소리를 내며 직진해야 했다. 아내는 가진통인지 뭔지, 알 수 없기 때문에 더 무서운 통증을 불규칙적으로 만나고 있고, 지금까지의 불편함들은 쌓이는 주수에 정확하게 비례하며 상승 곡선을 그리고 있다. 어젯밤 나는 출근하면서 당근을 먹어야겠다고 말했다. 아내는 당근을 미리 깎아놓기 시작했는데 싱크대와 아내의 몸의 거리가 한 보폭은 되어 보였다. 만삭 아내의 어정쩡한 자세는 새벽 당근이라는 말을 꺼낸 스스로를 꾸짖게 만들었다. 직접 해 먹을 것이지. 손이 없냐 발이 없냐.

남편은 40주 내내 임신한 아내의 불편함과 힘듦을 보게 될 것이다. 그리고 아내의 실제 불편함은 남편이 보고 듣는 것보다 훨씬 이상일 것이다. 그렇기 때문에 남편은 임신기간 동안 아내의 손과 발이 되어야 한다. 전에 '돌봄의 순환과 연속성'에 대해 쓴 글처럼, '엄마의 돌봄이 필요한 태아'를 위해 애쓰는 아내는 남편의 돌봄을 받아야만 한다. 그렇기 때문에 **남편은 늘 아내를 잘 돌 볼 수 있는 에너지가 있어야 한다.**

하지만 쥐어짜도 체력 한 방울 나오지 않을 것 같은 때가 있다. 바로 최근이었다. 손을 어깨 높이 위로 올리기도 힘들 정도로 피곤이 내 모든 육체를 섭렵했다. 고장 난 몸과 정신은 그 하루를 기억해낼 동력조차 얻지 못했다. 오히려 무거운 몸으로 나를 챙기는 아내의 모습에 정신이 번쩍 들만 한데, 그저 이기적이라고 해도 좋으니 온전히 돌봄 받고 싶었던 시간들이었다. 하지만 그 순간에도 안다. 이전 같았으면 허용되는 어리광이지만 이제는 당분간 누릴 생각하지 말아야 한다는 것을.

그 생각은 출산에 가까울수록 더욱더 확고해진다. 애는 배 속에 있을 때가 가장 편하다는 어른들의 말처럼 아기가 태어나면 우리는 더 분주해질 것이고, 그렇지 않기를 소원하지만 우리 중 육아로 인해 더 고되게 될 사람은 아내가 될 것이다. 남편은 그런 아내의 쉼터가 되어주고 쉼표가 되어줘야 하기에 지금도 앞으로도 건강해야 한다. 남편이 아내에게 의지하기에 앞서 아내가 남편을 의지 할 수 있게 해야 한다. 남편이 집에 들어오는 시간이 아내에겐 안도의 숨을 내뱉을 수 있는 시간이 되어야 한다. 아내가 아기와 남편을 돌보느라 번아웃이 되는 일은 없어야 한다.

다시 말한다. 남편은 건강해야 한다. 건강은 어디선가 순간 주어지는 게 아니다. 내 에너지가 한계치에 닿지 않도록 매일 관리해야 한다. 잘 안 챙겨 먹던 영양제도 챙겨 먹고, 잠도 푹 자고 음식도 건강하게 먹어야 한다. 적당한 운동으로 체력을 늘려가고 정신도 수양하여 넘치는 긍정으로 아내와 아이에게 선한 영향력을 행사해야 한다. 하루도 안 아플 수는 없지만 아플 거면 별로 티 안 나게 하루만 잠깐, 조금 아프자.

이제 바퀴에 얽힌 실타래를 끊어 풀어내고 아내의 짐을 몽땅 옮겨 담아 미끄러지듯 부드럽게 전진하자. 완벽히 해결된 봄이 기다리고 있다.

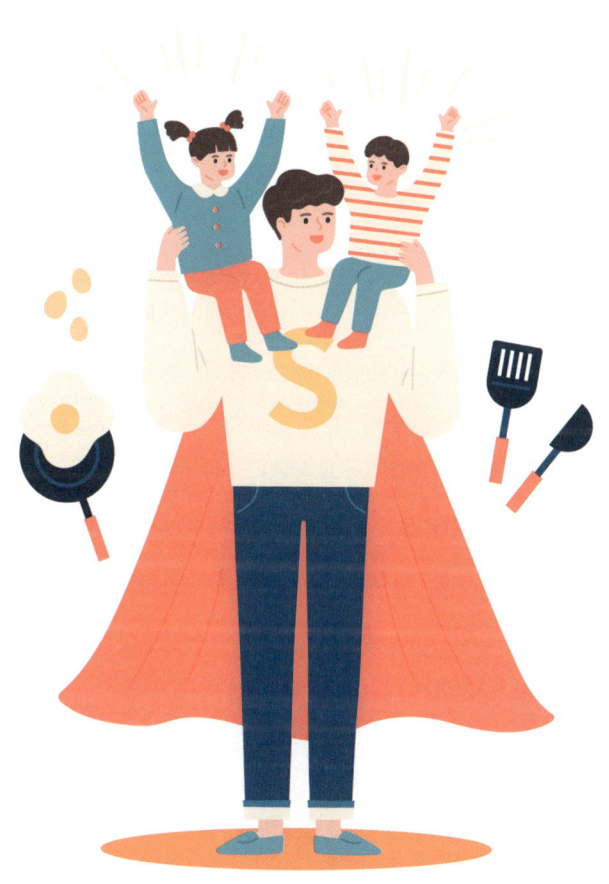

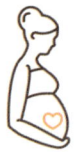

태동검사와 초음파
우리가 두려워하는 것_ 임신 33주 차

임신 중에 받는 검사는 아기가 세상으로 나오기 전 부모가 아기의 상태를 확인할 수 있는 몇 안 되는 방법 중 하나이다. 그리고 불안을 해치울 수 있는 가장 좋은 방법이기도 하다. 불안이 사라지는 것, 곧 아기가 배 속에서 건강하게 지내고 있다는 사실 자체가 좋은 태교로 이어진다. 33주를 맞아 우린 태교를 하러 병원에 갔다.

태동검사가 있는 날이다. 태동검사는 진통이 있기 전 태아의 상태를 평가하는 검사법으로 산모가 느끼는 태아의 움직임, 곧 태동에 반응하여 태아 심박수의 변화를 수치로 분석하는 것이다. 태아의 중추신경계가 정상적으로 발달했다면 태동이 있을 때 90% 이상에서 태아 심박동 수 증가를 보이게 된다. 태동검사는 일반 임신부의 경우는 임신 마지막 달 산전에 검사를 하게 되고 고위험군의 경우 최소 32주부터 위험 정도에 따라 주 1-2회 검사한다고 한다.

태동 검사를 기다리는 사람이 많아서 좁고 불편한 병원 복도 의자에 만삭인 아내와 만삭과 같은 배를 가진 내가 나란히 불편함을 감추지 못하며 대기하고 있었다. 처음엔 느끼지 못했는데 지금 보니 산부인과의 의자들을 비롯해 대기하는 모든 장소가 꽤 불편했다. 딱딱하고 허리를 지지해주지 못하는 의자들과 오래돼서인지 앉으면 푹 꺼져버리는 소파들이 대부분인데, 한 시간 이상 대기해야 하는 날도 수두룩한 것을 감안했을 때 병원 시설이 좀 아쉽다.

드디어 우리 차례가 되었다. 아쉽게도 남편은 함께 들어가지 못한다. 병원에 따라 다르다던데 우리 병원은 남편의 입실이 허락되지 않았다. 시간은 대략 15분이 걸린다고 한다. 검색해보니 대개 보통 20분 정도 소요되며 길게는 40분 이상까지도 관찰하는 경우가 있다고 한다.

홀로 검사실에 들어간 아내에게 메시지가 왔다. 배에 두 개의 입력 감지 장치를 붙이고 손에는 누르는 버튼이 들려있다. 자세는 만삭 임산부에겐 최고 난이도, 그 어려운 정자세(하늘을 보고 눕는 자세)였다. 아기의 태동이 느껴질 때마다 저 버튼을 눌러주면 된다.

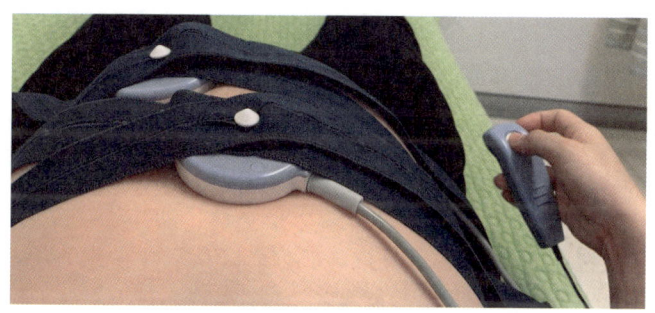

임신 33주 차 태동검사

20분 정도가 흐른 뒤 아내는 몹시 힘든 기색으로 검사실을 나왔다. 역시나 하늘을 보고 오랜 시간 누워있는 것이 매우 곤욕스러웠던 모양이다. 이렇게 장시간 똑바로 누워서 검사하는 경우 자궁의 무게에 의해 혈관이 눌리게 되면 저혈압 발생으로 산모가 어지럼증 등의 불편한 증상을 경험하게 되는데, 이럴 땐 담당자의 지시에 따라 즉시 왼쪽으로 누워 안정을 취한 후 호전되면 다시 검사를 지속해야 한다.

진료실 앞으로 이동해 아파하는 아내의 허리를 살살 눌러주며 마사지 시늉을 한다. 실제로는 크게 도움이 되지 않는다는 것을 알지만 해줄 수 있는 게 그뿐이다. 불편한 소파에서 한참을 대기한 후에야 진료실에 들어갈 수 있었다.

초음파 후 태동검사 결과에 대해 말씀해주셨다. 종이에 찍힌 그래프를 보여주시며 말씀하시길 태동도 적당하고 태동에 따른 아기의 심박수도 아주 정상이라며 대기의 고생을 잊게 해 주셨다. 그래프 종이는 주지 않았다. 갖고 싶다 그 종이.

병원에 갈 때마다 초음파를 보는 것은 당연하다. 임신 초기의 초음파는 불안과 안도의 연속이었고 중기를 지나 후기가 된 지금은 궁금증에 대한 해소의 연속이다. 태동검사를 마친 후 진료실에 들어가자마자 초음파실로 향해 각자의 자리에 능숙하게 착석했다. 선생님은 초음파 때마다 자궁의 상태는 물론 아기의 신체기관 길이를 측정한다. 오늘 초음파의 결과도 아주 좋았다. 양수의 양, 경부의 길이, 아기의 크기와 체중 등 모두 안정적인 상태라는 결과를 전달받았다. 하지만 마음에 조금 걸리는 부분이 있었다. 아기의 머리 크기와 다리 길이였다.

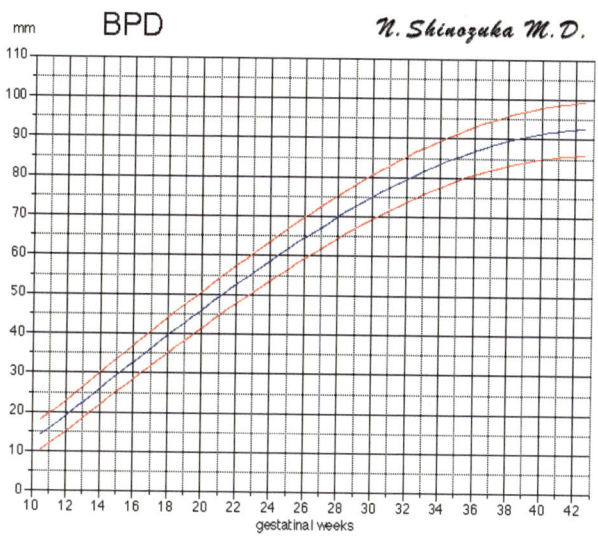

아기의 머리가 8.6cm로 주수에 비해 좀 큰 편인데 아내는 왜 나를 원망하는지 모르겠다. 아니 사실 안다. 아내는 소두 중의 소두, 나는 중두 중에 상위권이기 때문이다. 아기의 머리 크기에 대한 과실은 분명히 내 쪽이 더 큰 것은 인정할 수밖에 없다. 위 표의 위아래 색선은 큰 편과 작은 편의 수치이고 가운데 검은 선이 가장 알맞은 크기라고 한다.

선생님은 우리의 이런 우려에도 모두 좋은 상태이고 지극히 평범한 상태라고 말씀하시지만 나중에 알아본 결과로는 이대로면 자연분만이 어려울 수 있는 머리 크기다. **출산 시 아기의 머리 지름이 10cm가 넘어가면 자연분만이 매우 힘들거나 이미 그전에 수술을 권하기도 한단다.** 자연분만을 생각하던 아내는 잠시 절망에 빠졌고, 나는 머리 큰 쭈구리가 되었다.

이어 다리 길이에 대한 이야기이다. 초음파를 볼 때 화면 우측 하단에 태아의 성장에 따른 출산예정일이 표기된다. 그런데 아기의 다리 길이를 잴 때 뜨는 날짜가 출산예정일을 한참 넘기는 것을 본 아내는 다리가 많이 짧은 편이냐고 묻자 의사 선생님은 원래 다리 길이는 대부분의 경우 예정일이 잘 맞지 않는다고 하신다. 다리 길이가 출산예정일에 맞게 나오는 경우는 의사생활하면서 한 두 번밖에 없었고 보통은 2-3주씩 늦는 게 다반사라며 안심시켜 주신다. 어떤 사람은 다리 길이만 봤을 때 출산예정일이 5주나 미뤄진 날짜로 나오기도 한다고 한다. 그러니 아무 걱정할 필요가 없다는 얘기다. 우리 아기의 경우엔 출산예정일이 12월 3일인데, 다리 길이를 잴 땐 12월 22일이었다. 안 물어봤으면 걱정 많이 할 뻔했다. 물어보길 잘했다. 이번엔 다리 짧은 쭈구리가 될 뻔했다.

임신 주수	백분위 수					
	작은편 5th		보통 50th		큰편 95th	
	체중	머리 크기	체중	머리 크기	체중	머리 크기
	g	mm	g	mm	g	mm
25주	600	56	750	62	1050	67
26주	700	60	900	65	1150	70
27주	800	62	1050	67	1300	72
28주	900	65	1200	70	1450	75
29주	1050	67	1350	72	1650	78
30주	1200	70	1500	75	1800	80
31주	1350	72	1650	78	2000	83
32주	1500	74	1800	80	2300	85
33주	1700	76	2100	82	2600	88
34주	1900	77	2200	84	2850	90
35주	2050	80	2400	85	3050	92
35주 1일	2064.3	80	2421.4	85	3071.4	92
35주 2일	2078.6	80	2442.9	85	3092.9	92
35주 3일	2092.9	80	2464.3	85	3114.3	92
35주 4일	2107.1	80	2485.7	85	3135.7	92
35주 5일	2121.4	80	2507.1	85	3157.1	92
35주 6일	2135.7	80	2528.6	85	3178.6	92

임신 주수	백분위 수					
	작은편 5th		보통 50th		큰편 95th	
	체중 g	머리 크기 mm	체중 g	머리 크기 mm	체중 g	머리 크기 mm
36주	2200	81	2600	86	3250	94
36주 1일	2214.3		2621.4		3271.4	
36주 2일	2228.6		2642.9		3292.9	
36주 3일	2242.9		2664.3		3314.3	
36주 4일	2257.1		2685.7		3335.7	
36주 5일	2271.4		2707.1		3357.1	
36주 6일	2285.7		2728.6		3378.6	
37주	2400	82	2800	88	3450	95
37주 1일	2414.3		2821.4		3471.4	
37주 2일	2428.6		2842.9		3492.9	
37주 3일	2442.9		2864.3		3514.3	
37주 4일	2457.1		2885.7		3535.7	
37주 5일	2471.4		2907.1		3557.1	
37주 6일	2485.7		2928.6		3578.6	
38주	2550	83	3050	90	3600	96
38주 1일	2564.3		3071.4		3621.4	
38주 2일	2578.6		3092.9		3642.9	
38주 3일	2592.9		3114.3		3664.3	
38주 4일	2607.1		3135.7		3685.7	
38주 5일	2621.4		3157.1		3707.1	
38주 6일	2635.7		3178.6		3728.6	
39주	2700	84	3150	91	3700	97
39주 1일	2714.3		3171.4		3721.4	
39주 2일	2728.6		3192.9		3742.9	
39주 3일	2742.9		3214.3		3764.3	
39주 4일	2757.1		3235.7		3785.7	
39주 5일	2771.4		3257.1		3807.1	
39주 6일	2785.7		3278.6		3828.6	
40주	2800	85	3350	91	3800	97

현재 아내와 아기의 컨디션은 매우 좋다. 선생님은 모든 면에서 아주 정상이라며 긴 대기의 고생을 잊게 해 주셨다. 다만 앞으로는 조금만 먹어도 태아의 체중이 전보다 훨씬 잘 늘어날 시기이니 소식하고, 과일 등의 당분 섭취를 자제하며 매일 가벼운 산책을 권유하셨다. 이 말은 곧, 우리 아기의 체중이 정상 범주에 있지만 보통보단 조금 더 나간다는 말이다. 참고로 나는 4.2kg으로 태어났다고 한다. 엄마 미안, 여보 미안, 아가야 미안.

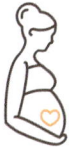

백일해 주사

과연 맞아야 하는가?

우리는 2주 전 독감 예방 접종을 했다. 백일해 주사와 독감 예방주사를 같은 날 맞아도 상관이 없다고는 하는데 혹시 몰라 간격을 두고 맞기로 했다.

백일해는 일종의 호흡기 질환으로 아기의 기침이 100일 동안 지속된다는 의미에서 '백일해'라고 불리고 있다. 마치 감기와 비슷하지만 최대 2주간의 잠복기가 지나면 발작을 동반한 심한 정도의 기침으로 호흡이 곤란해지기도 하고 구토 증상이 발현되기도 한다. 주의해야 할 것은 청소년이나 성인의 경우 백일해가 발생해도 증상이 가벼워 치료가 어렵지 않지만 영유아 및 소아기 아이들은 폐렴이나 호흡곤란, 심지어 뇌 손상이나 합병증으로 이은 사망으로도 연결될 수 있다고 하니 백일해 예방백신 접종은 무시할 수 없는 사안이다. 게다가 최근 몇 년 사이 백일해가 다시 유행하고 있다니까 아내와 남편은 물론, 100일 이전에 자주 접촉하게 될 가족이나 친구들은 가능하면 예방 접종을 하는 게 좋다.

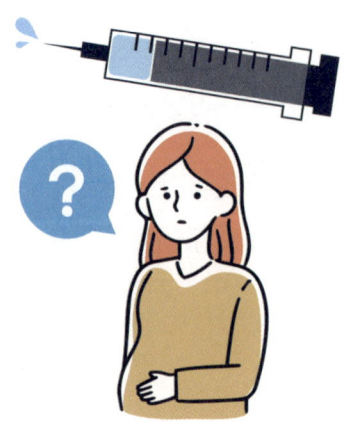

    신생아도 백일해 백신 접종을 하게 된다고 한다. 신생아의 경우 출생 후 2개월까지는 백일해 질환에 대항하는 면역력을 스스로 만들어 내는 게 거의 불가능하기 때문이다.

    백일해 주사는 보통 임신 27주에서 36주 사이에 접종하는 게 좋다. 미리 맞아야 항체가 생성된 상태로 아기와 만날 수 있기 때문이다. 마찬가지로 신생아와 가까이 접촉할 예정인 사람이라면 접촉 전 최소 2주 전에 맞아야 한다.

    이 백일해 주사의 필요성에는 의견이 분분하다. 필수로 맞아야 한다는 사람들도 있는가 반면 가까운 주변에서도 "굳이?"라는 반응을 하기도 한다. 하지만 나는 백일해 주사를 권장한다. 질병으로 흉흉한 때를 살고 있기도 하고, 최근 들어 백일해가 전보다 더 유행하여 발병률이 높아지고 있는 추세이기 때문이다. 내 건강은 경우의 수를 생각하지 않는 편이지만 우리 아기의 건강이 걸려있는 문제라 그런지 더욱더 신중해진다. 백일해 주사는 예방과 동시에 혹시나 하는 마음을 제거하기 위한 장치이기도 하다.

    병원에서 맞는 백일해 주사의 비용은 1인 5만 원 정도다. 산업보

건협회에 가서 맞는다면 3만 원 선이다.

편의를 위해 진료를 마친 후 병원에서 바로 접종을 했다. 미리 알아본 바로는 그다지 아프지 않다고 하는데 어깨에 주사 바늘을 꽂는 순간부터 약이 투여되는 순간까지 독감 예방 접종보다 훨씬 아팠다. 게다가 2-3일간 주사 맞은 부위의 근육통이 지속되었다. (엄살이 아주 없는 편은 아니지만 지독하지는 않다) 아내와 나 둘 다 통증이 오래가는 것을 보면 아주 케바케는 아닌 거 같은데… 안 아프다고 한 사람 나와. 방심했잖아.

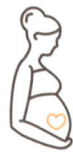

얼마 남지 않았다
출산 준비하기_ 임신 34주 차

출산이 한 달여 앞으로 다가왔다. 아내는 며칠째 바스락거리며 출산 가방을 준비한다. 비장할 법도 한 출산이라는 대사 앞에서 이상하리만큼 태연한 아내의 모습을 보고 있자면 말로 표현 못 할 감정들이 가슴에 휘감긴다. 태연한 걸까, 태연하게 보이는 걸까, 태연한 척하는 것일까. 그 가슴엔 무엇이 담겨있을까.

거실에서 입을 크게 벌리고 있는 캐리어는 시간이 지날수록 빈 공간을 보기 힘들다. 캐리어를 들어 옮기려는데 생각보다 무겁다. 아내의 마음도 내 생각보다 무거울 수도 있겠다.

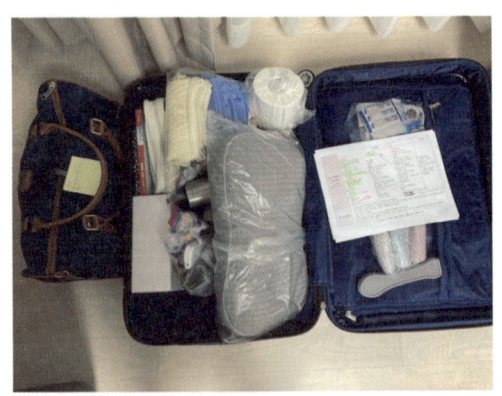

출산 준비

아내는 무엇이든 미리 준비해놓는 편이고 꼼꼼하다. 스스로 출산 준비 리스트를 작성해서 하나하나 체크해가며 짐을 싼다. 아내의 빠른 템포를 따라가지 못하는 나는 늦박을 타며 아내의 준비를 바라본다. 함께 준비해야 마땅한 일이지만 출산준비에 있어서는 영 꽝인 남편이다. 무엇이든 미리미리 준비하는 아내는, 무엇이든 닥쳐서 간당간당하게 준비하는 나와의 시간차로 인해 의도치 않게 많은 일들을 혼자 감당하곤 한다.

출산이 한 달 이상 남았더라도, 미리 출산 가방과 육아를 준비해야 하는 이유는 지금부턴 언제든 진통이 오면 분만을 해야 할 수도 있기 때문이다. 진통은 분만 상태가 되어가는 과정이기 때문에 진통 시 무언가를 챙겨 간다는 것은 불가능하다. 빠른 시간 내로 병원에 도착하는 게 급선무다. 그렇기 때문에 출산이 조금 더 가까워오면 준비되어 있는 캐리어를 자동차 트렁크에 실어 놓을 것이다.

아내가 정리한 출산 준비 리스트다. 산전 준비물과 산후 준비물, 그리고 출산 가방용 준비물이 잘 정리되어 있다. 이 모든 게 꼭 필요한 것은 아니니 참고용으로 보면 좋을 것이다.

산전 준비물	산후 준비물
• 젖병(열탕소독해두기)	• 에듀테이블
• 젖병 젖꼭지(1단계 2개, 2단계 2개)	• 아기체육관
• 젖병 살균기	• 쏘서 또는 점퍼루
• 젖병 세척솔	• 손가락 칫솔
• 젖병 건조대	• 범퍼침대
• 젖병 집게	• 놀이매트(바닥매트)
• 젖병 세정제 또는 천연주방세제	• 방수패드(이불)
• 유축기, 유축기 헤드	• 아기띠
• 모유저장팩	• 기저귀 가방, 기저귀 파우치
• 역류방지쿠션	• 턱받이
• 유두보호기	• 바운서
• 수유패드, 수유티슈	• 샴푸캡(앉아서 샤워 가능할 때부터 사용)
• 배냇저고리 3~4개	• 손목보호대

산전 준비물	산후 준비물

• 겉싸개
• 가제수건(밤부20개, 순면30개)
• 수유쿠션(D자 또는 C자형으로 준비)
• 목욕타올(타올, 천기저귀)
• 카시트, 카시트 보호매트
• 아기침대, 기저귀교환대
• 블랭킷
• 기저귀(신생아용 한 팩만 구매)
• 천기저귀
• 손톱가위(손톱깎이랑 세트)
• 손싸개, 발싸개, 바디슈트
• 물티슈
• 체온계
• 짱구베개
• 아기욕조 2개(거품용, 헹굼용)
• 유아용 세탁비누, 세제
• 기저귀 쓰레기통, 전용쓰레기봉투
• 세탁망(아기용)
• 분유1통(분유 먹일시)
• 분유포트 또는 스텐냄비
  (내열유리 1.5L 1개-이유식용, 5L 1개-젖병소독용)
• 아기비데
• 트롤리(기저귀 아기용품 정리함)
• 모빌(흑백, 컬러)
• 아기용 스킨케어
  (수딩젤, 세럼, 오일, 로션, 크림 중 선택)
• 목욕용품
  (목욕타월: 천기저귀로 대체, 목욕스펀지, 베이비비누,
  샴푸+바디워시 올인원, 구강티슈 또는 가제손수건)
• 아기양말(발싸개와 별개로 준비)
• 수유등(스탠드로 대체가능)
• 모로 반사 이불
• 트림용 어깨받이 수건(손수건으로 대체가능)
• 비판텐, 발진크림
• 아기장난감(딸랑이 등)
• 아기전용 세탁기
  (구매안하면 세탁기세척으로 대체)
• 온습도계
• 아기전용 면봉(항균처리된 신생아용)
• 수납장
	• 애착인형
	• 헝겊책, 아기동화책, 사운드북, 초점책
	• 책꽂이
	• 아기수영장, 목튜브
	• 치발기(쪽쪽이 대용으로 가능)
	• 쪽쪽이
	• 아기이불
	  (모로 반사 이불과 별개로 준비)
	• 휴대용 아기침대(이불)
	• 유아차(유아차 커버도 준비)
	• 콧물흡입기
	• 보온병(분유 먹일 시)
	• 베이비장

출산 준비 리스트 1

출산가방용(조리원) -산전준비물과 중복되는 것 있음-		기타 준비사항
산모용	아기용	

• 산모수첩
• 생리대(오버나이트, 대형, 중형)
• 산모패드(비상용 소량만 준비)
• 수유브라 또는 수유나시
• 모유수유용품
   (모유저장팩 20개, 유축기헤드, 수유패드, 수유소독티슈)
• 임부 팬티 5개
• 수면양말 4개, 면양말
• 산모용 레깅스 2개
• 산후내복
• 압박스타킹
• 슬리퍼
   (붓기 때문에 사이즈 큰 것으로)
• 가디건
• 회음부 방석
   (조리원에서 미제공시)
• 좌욕기
   (조리원에서 미제공시)
• 수딩젤, 비판텐
• 세면도구
• 수건 5개
• 손톱깎이
• 면봉
• 물티슈(아기용, 산모용), 화장지
• 마이비데 2팩(오로용)
• 컵 또는 텀블러
• 빨대(자바라형 빨대)
• 화장품
   (스킨케어, 바디로션, 립밤 등)
• 세면도구
   (샴푸, 린스, 바디워시, 샤워타올, 치약, 칫솔, 폼클렌징, 가그린)
• 베개(불편하면 집에 있는 베개 가져가기)
• 머리끈, 머리핀
• 영양제
• 드라이기, 빨래망
   (조리원에서 미제공시)
	• 가제손수건(10장)
	• 겉싸개, 속싸개
	   (조리원에서 미제공시)
	• 배냇저고리
	• 손싸개, 발싸개, 아기모자
	• 기저귀
	   (조리원에서 미제공시)
	• 아기비누 또는 바디워시
	• 아기로션
		• 아기전용 세탁기 구매 계획이 없으면 30주 이전에 세탁기 세척(업체)하기
		• 30주 전후에 아기 관련 용품(수건, 목욕용품, 손수건, 의류, 침구류, 장난감, 젖병, 치발기, 바운서, 카시트, 유아차: (사전 준비 시) 전부 세탁해서 준비해두기
		   (특히 밤부 손수건 먼지 제거 작업하기, 손톱깎이, 콧물흡입기 등은 소독하기)
		• 아기방 소독 & 청소해두기
		• 거주지역 보건소, 다니는 병원과 조리원 출산선물 확인하기(중복되지 않게 물건 구입)
		• 세탁한 아기손수건과 옷들은 지퍼백에 넣어 놓기
		   (출산이 얼마 남지 않았다면 서랍에 그냥 두기, 조리원용 아기손수건은 지퍼백에 넣어서 준비해두기 / 제습제 옷에 닿지 않게 넣어서 보관)

출산가방용(조리원) -산전준비물과 중복되는 것 있음-		기타 준비사항
산모용	아기용	
• 핸드폰 충전기 • 이어폰(필요시에만 준비) • 태블릿 또는 노트북 • 퇴원복 • 간식거리(외출이 어려울 경우) • 냉찜질용 얼음주머니(젖몸살용) • 손소독제, 소독티슈 • 일회용 숟가락, 젓가락, 종이컵 • 토퍼, 디데이달력 　(모자동실 시간 사진 촬영용, 선택사항) • 젖병세제, 젖병솔 　(유축깔때기 세척용: 조리원에서 세척 서비스 미제공 시) • 주방세제, 수세미 • 가습기 • 지퍼백, 비닐봉투(비상용) • 필기구 　(펜, 네임펜, 수첩, 포스트잇)		

출산 준비 리스트 2

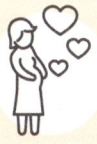

임신 34주의 아내는

1. 커지는 자궁으로 인해 속 쓰림과 울렁거림을 번갈아가며 느끼고 있다. 빈속이면 울렁거리고, 무언가를 먹으면 쓰리다. 아내는 먹고 쓰린 것을 택한다. 결코 식욕이 왕성해진 것은 아니라고 한다. 조금씩 자주 먹자.
2. 여전히 자궁의 방광 압박으로 화장실에 가는 횟수가 많다.
3. 손과 발이 붓고 관절이 벌어진다. 결혼반지가 살에 걸려 들어가지 못하는 게 아니라 관절에 걸린다. 살만 붓는 게 아니고 뼈도 함께 늘어나는 것이었다.
4. 온몸이 쑤시다. 그리고 스치기만 해도 아프다고 할 때가 있다. 그러면 나는 마구 스치며 아프지 말라고 비비적거리다가 된통 혼난다.
5. 배 주변 피부가 가렵거나 따갑다. 피부의 팽창에 의한 것이니 튼살을 조심해야 한다. 오일과 크림 마사지는 필수다.
6. 엄마도 태아도 체중이 불어나기 좋은 시기이다. 식이 조절에 힘쓰자.

만삭의 아내는 무거운 몸으로 출산준비는 물론 집안일까지 도맡아 하고 있다. 정말 이래도 될까 싶을 정도로 임신 전과 같이 집안일을 돌보고 나를 돌보고 아기를 돌보고 있다. 그런 아내의 모습에 나 또한 더 좋은 남편, 더 좋은 아빠가 되고 싶다는 의지가 타오른다.

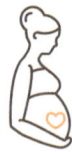

가두어 놓는 새장이 아니라

생존을 넘어 기쁨의 공존으로
_ 임신 35주 차

차가운 냄새가 숨으로 들어오고 새벽 출근길 차량 계기판엔 결빙을 조심하라는 간만의 메시지가 뜬다. 겨울에 만나자던 아기는 약속을 완성할 준비를 하고 있다.

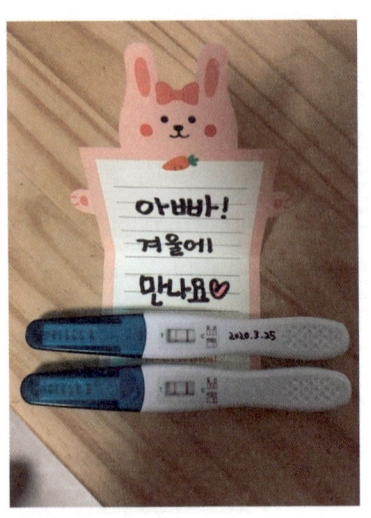

임신 246일째, 35주 1일, 임신 9개월, D-34, 아기가 좀 크게 자라는 것을 감안하면 이제 한 달 남았다고 봐도 무방하다. 이 정도면 이

제 다 온 것 같다. 뭔가 곧 후련하게 끝날 것만 같은 시기다. 하지만 임신과 출산, 육아는 마치 12라는 숫자를 향해 돌고 도는 시곗바늘 같아서 끝은 또 다른 시작이 되어 숨 고를 틈 없는 경주가 계속 이어진다.

하루에 두 바퀴 느릿하게 도는 시침이 남편이라면 하루에 스물네 바퀴를 서둘러 돌아야 하는 분침은 아내와 닮았다. 부부가 함께 겪는 임신이라는 일생일대의 사건 앞에 아내가 감당해야 할 몫이 더 크고 많다는 건 참으로 유감이다. 그런 아내에게 어떻게 위로가 될 수 있을까 하는 생각이 이 글을 낳았다. 관심하면 공감하게 되고 공감하면 지혜로운 말과 행동이 쌓인다. 수북이 쌓인 **남편의 노력은 폭풍 속에 있는 아내의 기쁨이 되어 미소를 만들어 낼 것이다.**

퇴근하는 길에 충동적으로 꽃을 한 다발 샀다. 앞서 밝혔듯 결국엔 시들어 겨우 며칠 만에 향기가 큼큼한 냄새가 되고, 가차 없이 종량제 쓰레기 봉투로 향할 '잘린 꽃'이라는 존재에 돈을 쓰고 싶지 않은 무드 없는 본인이다. 하지만 이번만큼은 오로지 싱그러운 지금 순간의 꽃에 가치를 부여하게 되었다. 그러니 얼마이고는 중요하지 않았다.

작은 카드에 그간 고생 너무 많았다며, 애썼다며, 그리고 사랑한다는 짧은 글을 날림으로 적고 꽃 사이에 얹었다. 그리고 현관문을 열자마자 아내에게 꽃을 안겼다. 먹지도 못하는 꽃이 뭐라고 그렇게 좋아하는지는 평생 이해할 수 없을 것 같지만 아내의 좋아하는 표정은 내 모든 수심을 집어삼킨다.

사실 고생 많았다는 글을 카드에 적으며 또 한 번 슬펐다. 고생이 끝날 무렵이 아니라 진짜 고생이 남은 것 같아서였다. 지금까지 고생했는데 앞으로도 고생을 부탁하는 것만 같았다. 물론 아내가 잘 견뎌내고, 생각보다 체질(?)에 맞고, 내가 아내에게 힘이 되고 위로가 되어 아내가 고생을 고생으로 여기지 않을 수 있다면 금상첨화겠다. 하지만 남편도 임신한 마음으로 임신기를 보내야 한다고 말해왔던 아홉 달을 돌아보니 스스로에게 썩 좋은 점수를 줄 수가 없다. 그저 '생존'할 수 있을 정도였다. 하지만 분명한 건 생존도 못할 사람이 생존해 있다는 것은 대단한 일이다.

이제 남은 임신기와 출산, 그리고 육아에서는 생존의 문제를 넘어 기쁨으로 공존하는 아내와 나, 그리고 아기, 곧 우리가 되길 원한다. 결혼의 삶은 꼭꼭 가두어 놓는 새장이 아니라 훨훨 날게 하는 창공이어야 한다. 잠시 날개를 접고 있는 아내를 다시 날게 하고 싶다.

새 생명에 대한 기쁨과 기대는 우리의 삶을 완전히 바꿔놓을 정도로 크다. '크다'라는 단어로 표현되지 않을 만큼 크다. 우린 그 벅찬 기다림으로 하루하루를 살지만 새 생명을 만나기까지 감당해야 할 연단은 쓰다. 이 과정에서 남편이 할 수 있는 것은 참 없지만 억지로라도 찾아보자면, 언제나 아내의 마음을 공감하고, '잘'하는 것이다. 임신 기간에 잘하고, 출산 후에도 잘해야 한다. 무엇보다도 활짝 피었다고 생각했던 그때보다 더 화사하게 살아갈 수 있다는 믿음을 주는 것. 임신과 출산으로 인해 포기했던 것들을 다시 취할 수 있다는 믿음을 주고 지원하는 것. 이것이 남편인 내가 해야 할 일이다.

깨는 순간부터 잠드는 순간까지 불안함은 잊고 오로지 행복할 수 있도록. 꿈에서 조차 그 기분이 이어질 수 있도록. 그래서 기분 나쁜 꿈들이 차지할 공간을 허용하지 않도록 하는 것. 그것이 반짝이는 임신기를 위한 슬기로운 남편생활, 곧 [남편의 임신]을 이루어가는 것이다.

혹시나 아래 글이 단 0.1%라도 위안이 될 수 있을까 하는 마음으로 남긴다. 다만 산과 전문의가 아닌 정신건강의학과 전문의의 말이라서 온전히 신뢰가 가진 않는다. 산과 전문의의 글을 찾아 나서야겠다.

출산에 대한 두려움은 너무나 당연한 마음입니다. 의학이 발달하지 않은 과거에는 산모와 아이 모두에게 생사를 넘나드는 큰 일이었고, 지금도 상당한 고통과 많은 변수를 수반하는 일생의 사건입니다. 다만 산전 진찰을 비롯한 산과적 의학이 상당히 발전을 하여 출산 과정이 산모와 아이 모두의 위험이나 부담이 많이 줄었습니다. 또한 무통분만(필요시)이나 제왕절개와 같은 술기 등의 발전으로 예전보다는 산모의 고통과 부담을 덜고 있다는 말씀을 드리고 싶습니다. 불안은 또 다른 불안의 씨앗을 낳습니다.

- 정신건강의학과 전문의 이두형(네이버 포스트 발췌)

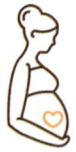

공감 난관
지금 태어나면 땡큐죠_ 임신 36주 차

입덧 이후 최고의 난관에 봉착했다. 아내의 임신에 공감을 해야 하는데 공감을 할 수 없다. 내가 경험해보지 못한 아내의 임신 증상들은 남편의 한계를 말해주고 있다.

아내는 가진통을 느끼기 시작했다. 아내가 설명하기로는 아랫배가 싸하게 아픈 느낌이고 생리통과 비슷하다고 하는데 나는 당연히 싸한 느낌도, 생리통의 느낌도 모른다. 그래서 가진통과 생리통을 지식인을 통해 배워본다. 하지만 여전히 단어로만 알 뿐 조금도 체감할 수가 없다. 어디가 어떻게 얼마나 불편하고 아픈지 알 도리가 없다.

가진통은 주로 하복부나 사타구니 쪽에서 느껴지며 커진 자궁이 산모의 자궁경부를 압박해 나타날 수 있는 통증이라고 한다. 아기가 클수록 많이 나타나며 쌍둥이일 경우에도 많이 나타난다고 하는데 예쁨이가 커서 그런지 아내는 하루에도 몇 번씩 가진통을 느낀다. 통증의 정도는 사람마다 다른가 보다. 불편하거나 기분 나쁜 정도의 가진통을 느끼는 사람이 있는가 반면, 인간계의 고통이 아니라고 생각할 정도로 끔찍한 가진통을 겪는 이들도 있다고 한다. 아내는 이 중간에 위치해 있다.

아내는 커진 배로 인해 모든 움직임에 끙끙대기 시작했다. 일어설

때도 끙, 앉을 때도 끙, 걸음을 뗄 때도 끙, 누운 자세를 바꿀 때에도 끙. 아내가 끙끙거릴 때마다 나는 연신 '아이고'를 남발한다. 얼마 전엔 혼자 양말을 신기가 어려워 끙끙대고 있는 아내를 물끄러미 보고만 있다가 한 소리 들었다. 아내가 양말을 신고 벗을 때, 신발을 신고 벗을 때 빠른 몸놀림으로 도와야 한다. 그 외로 발톱을 깎아 준다거나 따뜻한 물로 족욕해주기 등, 찾아보면 아내를 위해 할 수 있는 일이 가사 말고도 차고 넘친다. 얼마나 찾아내느냐가 얼마나 노력하느냐일 것이다.

아내가 요즘 들어 특히 더 아파하고 있는 부위는 바로 손가락이다. 주먹을 쥐기 힘들 정도로 손가락이 아프기 시작했다. 아침엔 더 심하게 붓고 아프다. 어느 날 아내의 손에 깍지를 끼는데 "악"소리가 난다. 손가락 뼈 마디마디가 아파 손을 살짝 잡기만 해도 통증이 있는 것이다. 뼈마디가 아픈 이유는 부종 때문만이 아닌가 보다. 전에 끼던 반지도 손가락 뼈마디에 걸려 더 이상 들어가지 않는다. 출산을 위해 엄마의 몸이 준비되는 과정에서 골반 뼈가 벌어진다고 들었는데 골반 뼈만 벌어지는 게 아니라 모든 뼈가 벌어지나 보다. 습관이란 게 무섭다. 아내의 손가락 마디가 아프다는 걸 잊고 깍지 끼기를 시도하다가 볼멘소리를 듣는 게 일상이 되었다.

이 외에도 전에 느끼던 통증들이 계속된다. 유감스럽게도 이 통증들은 운동경기의 선수 교체처럼 로테이션되지 않고 계속해서 누적되는 것이었다. 켜켜이 쌓인 통증들은 아내를 피로하게 만든다.

35주 진료 때 예쁨이는 여전히 성인보다 빠른 심장 박동수로 건강함을 알려주고 있었다. 게다가 남다른 머리 크기(9.21cm)와 육중한 체중(2.9kg)으로 짧은 다리의 역습을 보여주고 있었다. 의사 선생님께서는 자연분만을 위해서는 식단관리와 함께 꾸준한 운동이 필요하다고 말씀하셨다. 그러다가 아기가 빨리 나오면 어떡하냐고 물었다. 그러자 하시는 말씀이.

"지금 태어나면 완전 땡큐죠!"

뜨악. 37주 이후에 태어나야 정상 출산시기인데 예쁨이는 이미 태어나도 될 정도로 다 커서 지금 낳아도 조산이 아니라는 것이다. 그만큼 예쁨이는 배 속에서 클 것은 다 컸다는 말이다. 이제 정말 출산 가방을 차에 넣어야 할 때가 되었나 보다. 그날이 생각보다 빨리 올 수 있다고 생각하니까 준비가 너무 안 된 느낌이다. 아직 산후 마사지도 배우지 않았고 분만 호흡법을 완전히 익히지도 못했다. 자동차 살균 세차도 하지 않았다. 회사에 미처 출산휴가 언질도 하지 않았고 새로 산 예쁨이 방의 새 가구 냄새도 덜 빠졌다. 언제 출산해도 이상하지 않을 지금 이때, 정신 바짝 차리고 해결된 봄을 위해 부지런한 매일을 보내야 한다.

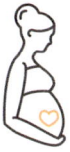

자연분만을 위하여
임신 생활의 역설_ 임신 37주 차

이제 출산 대기모드다. 장거리 이동은 자제하고 언제든 튀어 갈 수 있도록 아내의 연락에 집중해야 한다. 작은 진통에도 몇 분마다 얼마간의 진통을 하는지 체크해야 한다. 출산 시 아내 옆에 없는 것은 상상도 하기 싫은 일이다. 그렇기 때문에 당분간은 최대한 시간을 비워놓고 있다. 이 모든 마음의 준비는 자연분만을 한다는 전제하에 이루어지고 있는데 문제는 37주 2일, 초음파에서 아기의 머리 지름이 9.7cm가 나왔다는 것이다. 다시 재도 9.6cm이다. 얼마나 똑똑하려고 이러는 것인가. 12월 3일이 예정일인데 머리 크기만 봤을 땐 딱 오늘 11월 16일에 태어나야 맞다. 2주나 빠른 머리 성장이다. 하지만 아직 태어날 기미가 없다. 자궁의 경부도 아직 거의 열리지 않은 상태라고 한다.

머리 크기가 계속 자라면 자연분만이 힘들 수 있으니 한 주 동안 진통 상황과 아기의 크기를 지켜보자는 의사 선생님의 소견이 나왔다. 어쩌면 아내가 그토록 바라던 자연분만이 아닌, 제왕절개를 해야 하는 상황이 올 수도 있다는 말이다. 유전으로 대갈장군을 물려준 나는 잘못한 거 없이 잘못한 사람이 되어 그저 미안하기만 하다. 그럴 수밖에 없는 게 분만 시 아기의 머리 크기는 매우 중요하다. 아기의 머리가 크면 산모도 아기도 힘든 출산이 된다. 생명이 오가는 출산이라는 사건 앞에서 결코 무시할 수 없는 대목이다. 이럴 땐 미안한 기색이 역력한 뻘쭘한 표정만이 이 위기에서 살아나올 수 있는 유일한 방법이다.

아기의 체중은 3kg으로 선방해줬다. 아내가 열심히 운동을 한 결과다. 요즘 아내는 15층을 지하에서부터 걸어 올라오곤 한다. 유튜브로 줌바 댄스를 틀어놓고 땀을 흘리며 따라 하기도 하고 쉴 새 없이 짐볼을 이용한 운동을 한다. 이 때문인지 열흘 동안 아내의 체중도 거의 늘지 않았다.

말로만 듣던 내진도 했다. 생각보단 아프지 않았다고 말하는 아내는 역시나 씩씩하다. 아마 어떤 시기에 어떻게 내진을 하냐에 따라 체감하는 통증이 다른가 보다. 다행인 것은 속 골반이 보통은 된다는 것이다. 내심 속 골반이 작을까봐 걱정을 많이 했다. 하지만 차라리 속 골반이라도 작았으면 고민 없이 자연분만을 포기했을 텐데 하는 푸념이 생겨버렸다. 지금 상황에서는 정말 어떤 판단도 할 수 없으니 조금 더 지켜보는 수밖에 없다.

임신 후기가 되면서 참 역설적으로 느껴지는 것은 **임신 초기부터 그렇게 조심조심하며 안정을 취해야 했던 임산부가 산달이 되니 그 누구보다도 열심히 움직여야 하는 사람이 되었다.** 조산의 시기가 지나기도 했고 이미 배 속에서 충분히 성장한 아기가 빨리 나와 주면 아기도 엄마도 더 수월하기 때문이다. 크고 무거운 배로 인해 불편한 일상을 탈피하고 싶은 마음, 아기와 산모가 서로 더 건강한 모습으로 드디어 마주하고 싶은 마음은 무서운 출산도 기다리게 만든다.

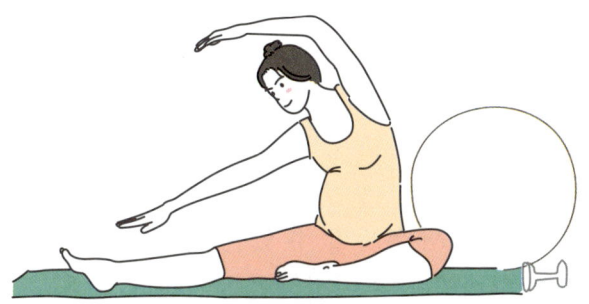

   남편이 보는 임신은 정말 알다가도 모르겠다. 지금까진 배가 아프고 뭉치면 무조건 쉬라고 했는데 이제는 아플수록 좋은 신호이니 더 움직이라고 한다. 하루 20-30분의 산책만 무리 없이 하라고 했는데 이제는 2시간은 해야 한단다. 아내뿐만 아니라 자연분만을 바라는 엄마들은 이 시기에 실제로 무리가 될 정도로 청소를 하고 고강도의 운동을 한다. 그리고 진통을 반갑게 여긴다고 한다. 지금까지와는 정반대로 생활해야 한다.

   오늘도 이 모든 임신의 순간들을 지켜볼 수밖에 없는 나는 또 다시 남편의 한계를 느낀다.

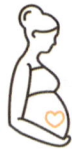

몸으로 때우던 시기는 지났다

살면서 똑똑할 수 있는 시간이 단
며칠이라도 주어진다면 _ 임신 37주 차

임신 9개월이 되면서 출산에 대한 이미지 트레이닝을 하기 시작했다. 물론 내가 먼저 나서서 한 건 아니다. 아내는 멍한 나를 위해 남편이 해줬으면 하는 부분들에 대한 힌트를 던져줬고 나는 그것들을 최대한 취하려고 노력해왔다. 내가 간혹 아내에게 잘하고 있다는 생각이 들 때면 그 배후에는 늘 아내의 귀띔이 있었다.

임신 초기부터 지금까지의 내 역할은 마치 공사장에 벽돌을 나르듯 몸으로 때우는 일이었다. 집안일 열심히 하기, 전등 스위치 끄고 오기, 리모컨 건네주기, 물 떠다 주기, 아내가 원하는 음식이나 물건을 사 오기, 아내의 불편한 부분을 마사지하기 등등 거의 다 단순한 육체노동이었다. 이 마저도 잘해왔는지 스스로 판단할 순 없지만, 수행하면서 머리를 긁적여야 할 만큼 복잡한 일은 없었다. 하지만 이제 몸으로 때우던 시기는 지났다. 머리를 써야 할 때다. 출산과 분만에 있어서는 뇌섹남이 되어야 한다.

자연분만을 위해서는 진통 체크를 하고 분만 호흡법과 분만을 돕는 법, 분만 마사지법, 그리고 분만 운동법을 배워놔야 한다. 분만과 출산 관련 영상들을 보며 머리에 빼곡히 채워놓아야 한다. 하지만 두뇌 회전이 멈춘 지 오래되었는지라 두 번 세 번 봐도 모자란다. 복습

하는 마음으로 여러 유튜브 채널을 통해 습득한 지식을 방출해보겠다. 하지만 이 글을 정독하는 것보다 직접 영상을 찾아보는 것이 100배는 더 유익할 것이다. 관련 유튜버와는 아무 관련 없다.

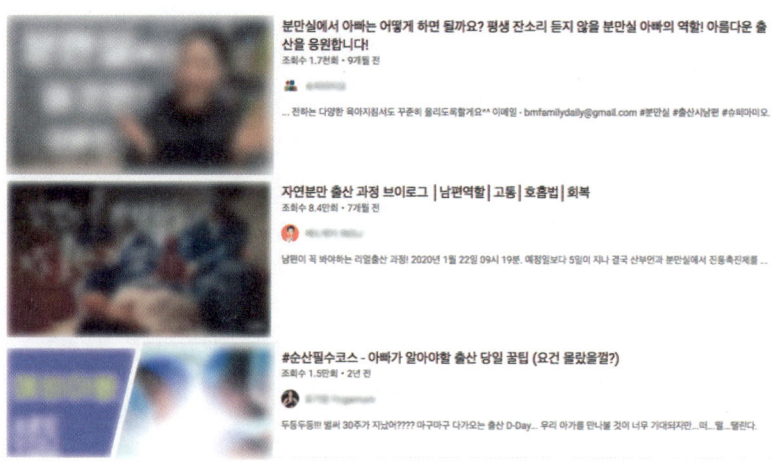

진통 체크는 매우 중요하다. 규칙적인 진통의 반복 정도에 따라 분만이 가까워지고 있다는 신호이다. 진통이 30~40분 간격에서 5~10분 간격이 된다면 서둘러 내원해야 한다. 그러니 아내의 진통이 언제 시작해서 언제 마치는지 함께 관심을 기울이며 지켜볼 필요가 있다. 앱도 잘 되어 있다고 하니 앱을 사용하는 것도 방법 중 하나이다.

호흡법이라 함은 코로 숨을 3초 들이마시고 마신 시간의 배수, 대략 5~6초 동안 숨을 입으로 천천히 뱉어내는 방법이 대표적이다. 진통이 심하고 경부가 많이 열릴수록 숨을 들이마시는 시간이 짧아지기도 한다. 들이마실 때에는 꼭 코로 들이마셔서 아기와 본인의 뇌에 산소를 공급해야 하고, 들이마신 숨은 흉부에 모으는 게 아니라 단전(배)에 모은다는 생각으로(복식호흡) 호흡해야 한다. 호흡을 뱉을 때에는 몸에 힘을 빼는 느낌으로 편안하게 뱉어야 한다. 아기가 나오는 타이밍에는 숨을 뱉으며 힘을 확실하게 끙! 하고 줘서 아기를 내보내야 한다. 이 모든 호흡법을 실제로 해보니 헛숨을 들이켜고 뱉는 느낌이었다. 마치 내가 가짜로 숨 쉬는 척을 하고 있는 것 같아서 실제로는 오히려 더 답답함이 생긴다. 그래서 연습이 필요한가 보다. 몇 차례 반복하니 드디어 진짜 숨이 쉬어지는 것 같았다. 만약 연습 없이 바로 이 호흡법을 한다면 오히려 더 안 좋은 상황을 초래할 수 있으니 미리 연습을 통해 편안하게 호흡할 수 있도록 해야 한다. 분만 호흡법은 실제로 통증을 경감하고 심리적인 안정을 줄 수 있기에 꼭 익혀둬야 한다. 그리고 실제 분만 시 아내와 함께 호흡하며, 또는 호흡을 리드하며 분만의 조력자가 되어야 한다.

분만을 돕는 법이라 함은 크게 어려울 게 없다. 남편이 할 수 있는 일은 극히 작기 때문이다. 아내의 분만 자세(힘주기 자세)를 돕기 위해 목 뒤에 손을 넣고 시선은 배꼽 쪽을 향할 수 있도록 하고, 무릎 뒤로 다른 한 손을 넣어 안정적인 자세를 위한 지탱을 지원한다. 그리고 함께 호흡하며 아기가 잘 빠져나올 수 있도록 돕는다.

분만 마사지법과 분만 운동법은 진통 시 분만을 준비하는 과정에서 필요하다. 진통 시 허리가 끊어질 것처럼 아프다고 하니 옆으로 누운 자세나 쿠션을 대고 책상이나 의자에 엎드린 상태에서 허리 척추를 따라 옆 근육을 지그시 눌러주며 마사지하면 산모가 편안함을 느낄 수 있다고 한다. 또한 진통 시엔 가만히 있는 것보다 계속 움직여주는 것이 아기를 빨리 만날 수 있는 방법이라고 하니 골반을 넓혀줄 수 있는 운동의 자세를 도와야 한다. 그밖에도 손 지압, 머리 지압 등을 통해 고통 중에 있는 아내에게 순간이라도 시원함을 줄 수 있어야 한다.

살면서 똑똑해질 수 있는 시간이 단 며칠이라도 주어진다면 나는 출산일에 그 기회를 쓰고 싶다. 긴박하고 급박한 상황에서, 어쩌면 생명이 오가는 상황에서 내 침착함과 똑똑함은 그 어느 순간에서보다 절실히 필요하다. 아내의 진통을 제대로 체크하고 병원에 가는 순간, 병원에 도착 후 데스크에 상황을 전달하고 접수를 하는 순간, 그리고 분만실에서의 순간, 출산의 순간, 출산 후 입원을 하고 퇴원을 하는 순간, 조리원에 들어가는 순간 등 남편의 할 일은 정말 많고 그 많은 일들은 하나같이 중요하다. 지금까지 모든 날 모든 순간 다 멍한 상태로 살았을지라도 그날만큼은 최고의 둘라(그리스어로 '돕는 이'라는 뜻을 지닌 '둘라'는 출산을 행복하고 건강하게 도와주는 출산전문가이다)가 되고 싶다.

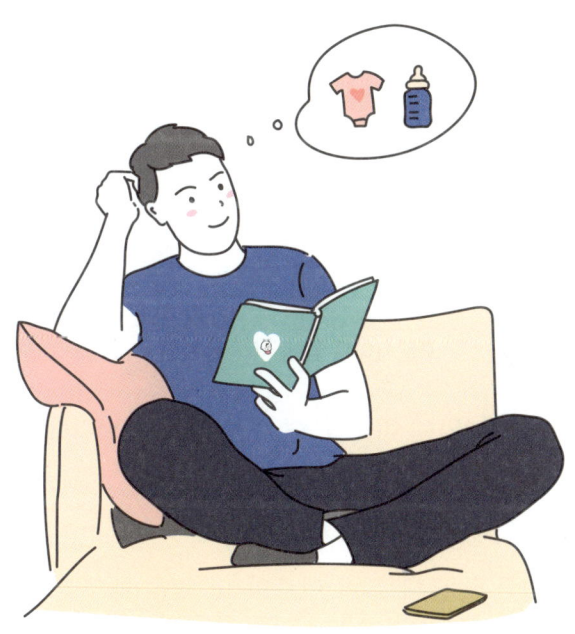

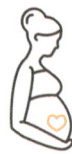

고마워

미안해_ 임신 38주 차

지난 아홉 달은 임신으로 인해 울다가 웃다가 거기에 털 날 뻔 했던 시간들이었다. 어렸을 적엔 몰랐다. 울다 웃지 않아도 거기에 털이 난다는 것을. 아니 어쩌면 울다 웃었던 적이 있었기 때문에 털이 났...

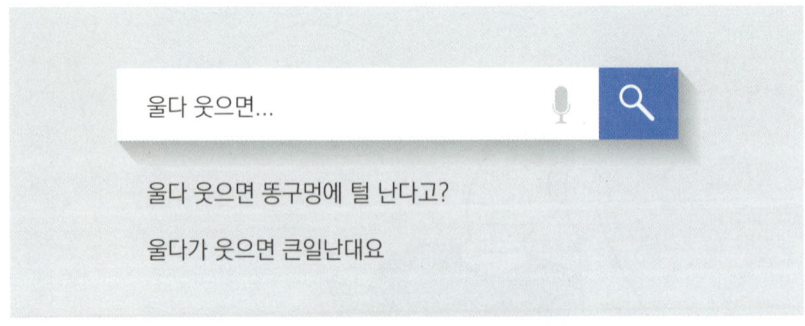

포털사이트 검색 시 자동완성

여하튼 다른 한 해와는 비교할 수 없을 정도로 뇌리에 저장된 필름이 빼곡하다. 수없이 많았던 걱정과 위로의 반복, 기대와 두려움, 존경과 미안함, 경이로움과 감동, 책임과 무책임들이 파노라마 안에 놓여있다. 이 시간들을 통해 우린 서로의 더 많은 매력을 발견했다. 까마득했던 출산을 코앞에 두고 만삭의 아내를 눈앞에 두니 진짜 아름다움이 무엇인지 이제야 깨닫는다.

아내에게 고맙다는 말을 자주 하곤 한다. 사실 이 말은 결국 미안하다는 말이다. 엄마로의 삶을 선택하고 헌신해줘서. 불편하고 아파도 씩씩해줘서. 스스로의 몸을 돌보기도 바쁜데 나와 아기까지 돌봐줘서. 나와 아기로 인해 수 없이 많은 것들을 포기해서. 그리고 이 모든 것들을 감당해줘서 고맙고 미안하다. 이미 커서 더 커질 사랑이 없다고 생각했는데 이전보다 더 사랑하고 아끼게 되었다.

아기에게도 고마운 게 많다. 우리에게 와줘서. 집 잘 지어줘서. 의도치 않게 아빠가 엄마를 "엄마!!"하고 놀라게 했을 때도 배 속에 딱 붙어 있어줘서. 긴장되는 순간 세찬 심장소리로 엄마 아빠 마음 안심시켜줘서. 아빠가 자다가 잠결에 엄마 배를 쳤을 때에도 잘 견뎌줘서. 하혈이 있을 때에도, 피고임이 있을 때에도 강하게 견뎌줘서. 연어 회 잘못 먹고 탈이 났을 때에도 여전히 건강히 있어줘서. 병원에 갈 때마다 성장해 있는 모습 보여줘서. 그리고 남들보다 빠르게 자라준 것도 은근히 기뻤단다. 하지만 머리의 성장이 유독 더 빠른 것은 엄마를 두려움에 떨게 하고 있지. 그래도 사랑해.

준비가 다 됐으면 이제 나와줬으면 하는데 40주를 지키려는 완벽주의 성향의 아기인지 여전히 태아로 지내고 있다. 아가야 의사 선생님이 지금 나와주면 땡큐라며 출산을 허락하셨어. 이번 주가 가장 완벽한 때야. 만나자.

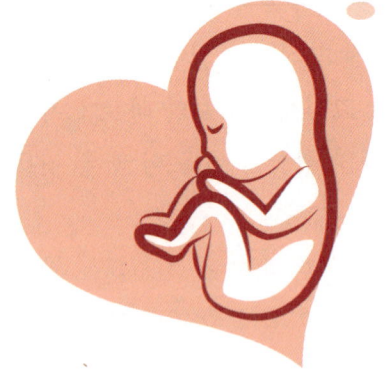

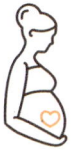

출산, 그 이후를 준비하라
해결된 봄을 향해_ 임신 39주 차

아기의 성장이 도드라진 관계로 37-38주엔 자연분만으로 출산하고 싶었다. 그런데 39주까지 오다니. 초산모는 경산모보다 출산이 조금 늦다고 하는데 이러다가 40주를 맞이하는 것인가.

어제 아내는 이제 한 회차를 남겨둔 드라마 '산후조리원'을 보며 오열하고 말았다. 나는 눈물을 쏟아내면 쉽게 잠을 이룰 수 없을 것 같아 배우를 둘러싸고 있는 감독과 스텝들을 떠올리며 이건 '연기에 불과해'라고 하며 참아보려 했지만 연출이 너무 리얼해서 완벽 방어는 실패했다. 슬픔을 맞이하는 배우의 감정을 아주 회피하고 싶은 마음에 다시 기억하는 것조차 꺼려진다.

이 드라마는 엄마들의 임신과 출산, 육아의 현실을 격정적으로 담아낸 명작이다. 남자들은 모두 봐야한다. 하지만 아쉽게도 시청률은 3%대에 불과하다. 여하튼 드라마를 보며 아기를 향해 이렇게 말했다.

"그래. 언제 나와도 좋으니 건강만 해다오."

하지만 어젯밤 잠들기 전 아내의 배에 손을 얹고 했던 기도엔 여실히 내 속내가 드러났다.

> "아내도 예쁨이도 건강하게 지켜주시고
> 가능하면 예쁨이가 빨리 나왔으면 좋겠…"

아내도 눈을 감고 피식거린다. 이 기도는 비단 내 욕심만은 아니다. 예쁨이도 큰 몸집에 비해 좁은 배 속이 불편할 테고 아내도 큰 배로 인해 매일이 불편하기 때문이다. 게다가 변함없이 자연분만을 고대하는 아내는 출산을 앞당기려 하루 종일 운동을 하듯 살아가고 있다. 운동할 수 없는 신체로 운동을 하는 것은 몹시 싫은 일이다.

여러 이유로 예쁨이를 빨리 만나고 싶지만 예쁨이는 엄마 배 속이 너무 좋나보다. 가진통은 종종 있으나 규칙적이지 않고 출산이 다가오면 줄어든다던 태동도 아내가 잠을 못 이룰 정도로 여전히 힘이 넘친다. 아기를 낳을 때가 되면 배도 아래로 처지듯 내려온다고 하는데 아내의 배는 골고루 탱탱하다. 전조증상 없이, 또는 있더라도 자각하지 못하고 갑자기 진진통이 와서 분만을 하러 가는 경우도 있다고 하지만 아마 38주도 이렇게 보낼 것 같은 느낌적인 느낌이 들고 있다.

아가야, 원래 출산은 40주 기준인데 37주부터 보채는 엄마 아빠가 미안하다. 아빠의 머리가 작은 편이었더라면 이리 보채지 않았을 텐데. 넌 아주 잘하고 있어. 우리 예쁨이 최고야. 앞으로도 계속 건강하기만 해다오.

출산이 다가올수록 마음이 분주해진다. 두려움과 긴장은 물론이고 지금까지 고생한 아내가 출산 후에도 24시간 육아와의 전쟁을 치를 것을 생각하니 확 그냥 일을 다 접어버리고 싶은 마음까지 든다. 육아 V-log를 너무 많이 봐버렸다. 신생아를 키워내고 있는 엄마들의 글을 너무 많이 봐버렸다. 내가 아무리 잘하려고 노력한다한들 나는 꽤 장시간을 밖에서 보낸다는 한계가 있다. 상황과 환경을 변화시키지 못한다면 주어진 상황과 환경 안에서 최고의 수율을 내야 한다.

그래서 나는 이제 **출산, 그 이후를 준비해야 한다**. 몸과 마음이 지칠 대로 지친 아내에게 처음부터 배우려고 하는 것은 너무 날로 먹으려는 심산일 것이다. 임신출산육아백과와 광고만 좀 보면 떠먹여주는 정보의 바다 유튜브, 그리고 블로그와 맘카페 등을 통해 아내와 아기에게 내가 어떤 사람이 되어야 하는지 공부하자. 모르는 눈빛은 아내의 분노를 키울 것이며, 다 아는 눈빛은 아내의 마음을 든든케 할 것이다. 출산, 그 이후를 준비하는 것이 해결된 따스한 봄을 맞게 할 것이다.

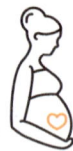

예정일은 예정일일 뿐이었다
D-1

　예정일이 하루 앞이다. 예정일을 하루 앞두고 이렇게 평소처럼 지내고 있을 줄은 꿈에도 몰랐다. 늘 2주 정도 앞서 자란 아기였기 때문에 예정일 전에는 무조건 얼굴을 맞댈 수 있을 줄 알았건만 아직도 엄마 배 속이 좋단다. 지금까지 김칫국 파워 드링킹이었다. 건강하기만을 바라다가도 빨리 나와줬으면 하는 마음이 쉴 새 없이 찾아온다. 그렇게 열심히 했던 출산을 위한 운동도 허무하게 느껴질 지경이었는지 아내는 운동 파업을 선언했다. 하지만 몇 시간 만에 파업을 철회하고 운동을 재개하였다.
　조금이라도 아가에게 탓을 돌리기엔 아가는 어느 순리 하나 거스른 것이 없다. 초산은 예정일을 넘겨 나오는 게 비일비재하기 때문이다. 하지만 예쁨이는 머리가 좀 커서 예정일을 넘기면 자연분만이 점점 더 힘들어지는 케이스다. 그저 하루라도 빨리 나와야 조금이라도 덜 힘들게 출산할 수 있기 때문에 마음이 급하다. 게다가 3.6kg(지금은 더 늘었을 것이다)의 아기를 품고 있는 아내의 작은 몸은 하루하루가 대단히 고단하다. 배 속에서 꼬물거리던 녀석을 하루라도 빨리 보고 싶어 했던 것도 사실이다.
　며칠 전, 39주 진료 때 다시 한번 내진을 받았다. 아내는 '내진빨'

을 기대하며 선생님에게 내진을 세게 해 달라는 엄청난 요구를 했다. 얼마나 출산이 간절하면 아픈 것도 마다하고 그럴까 싶었다. 선생님은 진짜로 세게 해주셨나 보다. 아내에게 많이 아팠을 텐데 잘 참는다고 말씀하시더라.

내진 후 이어 말씀하시기를, 자궁은 1cm도 열리지 않았고 여전히 자궁문이 단단하다고 한다. 이슬도 아직 비치지 않았고 아기도 출산할 만큼 밑으로 내려오지 않은 것으로 보아 자연분만을 하기엔 아직 이르다는 것이다. 초음파상에 아기의 얼굴이 잘 안 보여야 자궁 밑쪽으로 가있는 것인데 토실토실한 얼굴의 형태가 아주 잘 보였다. 지금 입체 초음파 찍으면 증명사진이 나올 것 같았다.

그나마 다행인 건 머리 크기는 아직 10cm 이하(9.7cm)였고, 체중은 3.6kg이었다. 아예 계속 머리 크기 성장이 특출나고 체중도 4kg에 육박했다면 출산 방법에 대한 고민도 없었을 텐데 예쁨이는 우리에게 희망 고문을 하고 있다. 우리 뜻대로 되지 않았던 임신, 그리고 임신기, 출산의 시간, 이 모든 것들이 벌써 자식 농사는 부모 마음대로 되지 않는다는 것을 보여주고 있다.

의사 선생님은 유도분만을 시도할 순 있지만 성공률은 크지 않으니 추천하진 않고 이대로 일주일 후에 다시 한번 상황을 보자고 했다. 이번 수에도 진진통이 없으면 우린 유도분만이나 수술까지 염두할 수밖에 없다.

성질 급한 우리는 출산의 시간이 연기됨에 따라 아쉬운 매일을 보내고 있다. 이른 아침 눈을 뜨면 지난 새벽에도 진통이 없었다는 아쉬움으로 하루를 시작하고, 일하는 도중에도 아내에게서 별다른 말이 나오지 않으면 이대로 다음 주를 맞이할 마음의 준비를 하게 된다. 물론 배부른 걱정일 수도 있겠다. 지금까지 아기를 지키려 노력해

온 모든 순간들을 기억하면 그저 아내와 아기가 건강하다는 것만으로도 무한 감사 충만이다. 하지만 욕심을 낼 수밖에 없는 것은 아내와 아기의 건강이 걸려 있는 문제이기 때문이다. 오늘도 사랑하기 때문에 욕심내고 사랑하기 때문에 조급한 것이라며 스스로를 합리화한다.

내진 후 집에 돌아온 아내는 꽤 큰 통증을 느꼈다. 냉이 왈칵 덩어리째 쏟아지기도 하고 출혈도 계속됐다. 그걸 보고만 있을 수밖에 없는 현실이 참 그렇다. 나는 예정일 이전에 출산을 마칠 거라는 생각에 출산 예정일 이후 여러 일정을 잡아 두었었다. 물론 취미나 여가활동은 아니고 꼭 해야 하는 일들이다. 제발 내가 한 걸음에 올 수 있을 때 진통이 있기를. 바로 오늘, 아니면 내일, 늦어도 모레, 정말 늦어도 다음 주 초까지…. 유도분만이나 제왕절개 수술이 아니라면 **출산 예정일 앞뒤로 최대한 일정을 잡지 않는 게 좋겠다.**

현재 우리는 매일이 최후의 만찬이다. 분만 전엔 잘 먹어둬야 하기 때문에 한 달 가까이 최후의 만찬을 갖고 있다. 아마 예수님의 제자 수보다 더 많은 횟수의 만찬을 즐겼을 것이다. 나까지 잘 먹을 필요는 없는데 내가 잘 먹어야 아내도 잘 먹는다.

예정일은 확정일이 아니다. 말 그대로 예정일이다. 하지만 마음의 여유는 쉽게 가져지지 않는다. 이 두렵고 떨리는 일을 빨리 해치우고 싶은 마음이 있나보다. 그래도 기쁜 마음으로 할 수 있는 것을 하며 기다리자. 시간이 주어진 만큼 더욱더 잘 준비하자. 10개월도 기다렸는데 며칠 더 정도야 뭐. 조금만 더 힘내자 아내야, 아가야.

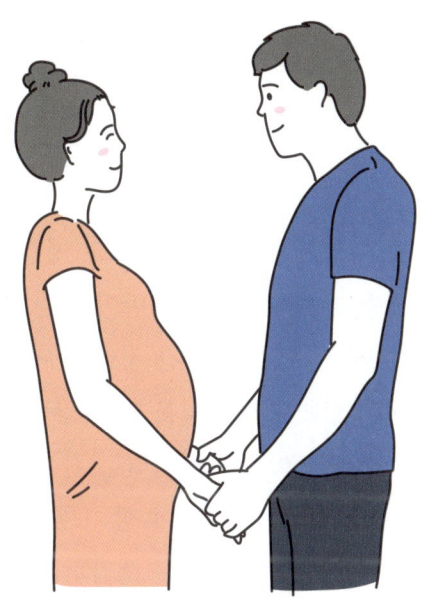

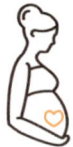

아픔을 기대하고
기다린다고?

모순 아닌 모순_ 임신 40주 차

출산 예정일이 훌쩍 지났다. 산달이 되고 예정일이 되고, 예정일이 지나니 굉장히 낯설고 아이러니한 상황이 생긴다. 아침에 잠에서 깨면 지난 새벽도 아무 일 없이 지나간 것이 못내 아쉽다. 누구라도 무탈을 바라는 것이 정상인데 예정일을 넘긴 임신 가정은 이제 밤새 탈이 나길 원한다. 이 세상 아픔이 아니라는 진통을 기대하고 기다리게 되는 것이다. 아무리 한 번은 겪어야 할 고통이라지만, 생사가 오가는 일이니 미루고 미뤄두면서 꼼수를 생각할 법도 한데 엄마가 된 이들은 그렇지 않다. "제발 아파라"를 외치며 하루하루 살고 있는 아내에게 진통이 시작되면 아내는 감격에 차 기뻐하며 병원 갈 채비를 할 것이다. 그 아픈 걸 기대하고 기다리고 기뻐한다니, 아마 임신과 출산만이 설명할 수 있는 '모순 아닌 모순'일 것이다.

남자는 가입할 수 없는 국내 최대이자 대표 맘카페엔 주수별로 게시판이 마련되어 있다. 예를 들면, 임신 0-7주 수다방, 임신 20-23주 수다방, 임신 36-39주 수다방, 이런 식으로 주수별 방이 따로 개설되어 있는데 '40주~' 방도 있다. 그 게시판엔 가끔 이런 제목의 글이 올라온다.

"제가 40주 수다방에 오게 될 줄은 꿈에도 몰랐습니다."

우리도 경험하고야 말았다. 아내가 임신 40주 차 수다방을 기웃거릴 줄이야…

> 임신 0~7주 차 수다방
> 임신 8~11주 차 수다방
> 임신 12~15주 차 수다방
> 임신 16~19주 차 수다방
> 임신 20~23주 차 수다방
> 임신 24~27주 차 수다방
> 임신 28~31주 차 수다방
> 임신 32~35주 차 수다방
> 임신 36~39주 차 수다방
> 임신 40주 차~ 수다방

우리도 다른 이들처럼 예정일 내로 아기를 출산할 것이라는 생각을 가지고 있던 것이다. 정말 경기도 오산이다. 이는 하루빨리 가벼운 몸으로 돌아가고 싶은 마음과 더불어 배 속 아기를 속히 만나고 싶은 열망일 것이다. 예정일이 지나면 몸도 마음도 바빠지는 이유가 바로 이 때문이다.

그렇게 출산 전 진진통을 기대하고 기다리는 가운데 두려워하는 것도 있다. 바로 아기의 크기이다. 자연분만에 있어서 머리 크기와 체중은 특히 중요하다. 부모들은 아기의 머리 크기와 체중이 늘 때마다 공포에 떤다. 예쁨이는 현재 9.8cm의 머리 지름과 3.6kg의 체중을 자랑하고 있다. 자연분만 턱걸이다. 거의 최대치에 가까워지고 있다. 우린 초음파를 볼 때마다 마음을 졸인다. 성장해도 걱정, 성장이 늦어도 걱정이다. 예쁨이는 39주를 넘어가면서 성장이 더뎌지고 있다. 정상적인 성장 속도이지만 괜히 배 속에서 영양을 제대로 공급받지 못하나 싶은 조바심에 출산을 더 보채게 된다.

흔히 기다림의 대상은 행복한 이미지의 것들이다. 출산은 아픔인데 아픔 뒤엔 그토록 기다리던 만남이 있다. 그러고 보니 아픔을 기다리는 게 아니라 아기를 기다리는 거구나.

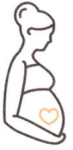

선불과 후불
건강만 하여라_ 임신 41주 차

임신 11개월, 임신 41주. 오늘은 목요일. 지난 월요일에 계속 진통이 없으면 금요일 오전에 유도분만을 진행하자던 의사 선생님의 말씀에 동의하고 예약을 잡았다. 주수가 문제가 아니라 아기 크기 때문에라도 이번 주에는 낳아야 한다는 것이다. 그 후 지금까지 내진 후 여파와 가진통은 있었지만 진진통은 없었기에 이제 유도분만을 앞두고 있는 상황이다. 우리의 분만 우선순위는 자연분만 〉유도분만 〉제왕절개 순이다. 거의 모든 이가 자연분만을 추천하지만, 그리고 의학적으로도 자연분만이 산모와 아기에게 가장 좋다고도 말하지만 정답은 없다. **임산부의 컨디션과 태아의 컨디션에 따라 '가장 적합한 분만'의 방법이 달라지기 때문이다.** 또한 이들 중 무엇 하나 쉬운 것은 없다. 말 그대로 모두 장단이 있다.

흔히들 자연분만을 '선불'이라 말하고 제왕절개를 '후불'이라 말한다. 자연분만은 출산 전 엄청난 고통이 있기 때문에 선불이라 말하고 제왕절개는 출산 후 엄청난 고통이 있기 때문에 후불이라 말한다. 그리고 상황에 상관없이 후불, 곧 제왕절개를 선택하는 것을 '선택제왕'이라고 줄여 말한다.

아내는 처음부터 가능만 하다면 자연분만을 하고 싶어 했다. (기억하라. **남편은 선택권 없다**) 제왕절개 수술 후엔 반나절 정도를 고개도 못 들고 물도 못 마시게 하는 것으로 알고 있는데 이것도 너무 힘들 것 같고, 고통을 잘 참는 편이기 때문에 순간을 잘 이겨내서 자연분만으로 순산을 하고 싶다는 것이다. 자연분만은 출산 후 움직이는 것도, 음식을 먹는 것도 비교적 수월하다고 한다. 여하튼 아내는 선불을 선택했다. 하지만 우리가 선택한다고 우리 뜻대로 되는 것은 아니다. 가장 안타까운 경우들은 이 모든 분만의 과정을 모두 겪는 것이다.

첫째 누나는 자연분만을 선택했다가 처음 느껴보는 엄청난 고통에 20분 만에 제왕절개로 돌렸다고 한다. 매형의 진술로는 진통 10분 만에 "수술해 주세요"를 외쳤다지만 누나는 20분은 견뎠다고 한다. 중요한 것은(사람마다 다르겠지만) 10-20분도 참기 힘들 만큼의 고통이라는 것이다. 그래도 이렇게 빨리 자연분만을 포기하고 선택 제왕을 한 것은 다행인 편이다. 어떤 사람은 진통이 오지 않아 유도분만을 진행했는데 하루가 넘도록 자궁 문이 충분히 열리지 않고 아기가 내려오지 않았다고 한다. 결국 제왕절개를 통해 출산을 한 사례였다. 이보다 더 최악은 오랜 진통 끝에 자궁문도 어느 정도 열리고 아기도 어느 정도 내려왔는데, 산모도 아기도 컨디션이 떨어지면서 분만이 더 이상 진행이 되지 않아 위험한 상황이 되어 응급으로 제왕절개를 하는 경우이다. 이런 경우는 선불과 후불 모두를 치른 셈이고 정말로 두 사람의 생사가 왔다 갔다 하는 위급한 상황인 것이다.

이런 사례들을 보니 유도분만의 과정 없이 그냥 바로 제왕절개를 선택하는 게 낫지 않나 하는 생각도 들었다. 그래서 의사 선생님께 염려되는 부분을 말씀드리고 유도 분만을 할 경우 가능성이 얼마나 있는지에 대해 여쭤보았다. 그러자 선생님은 단호하게 이렇게 말한다.

> "사람들은 유도분만으로 아기를 낳고
> 유도분만으로 낳았다고 말하지 않습니다.
> 유도분만도 자연분만도 모두 자연분만으로 낳았다고 말합니다.
> 유도분만으로 잘 낳는 경우가 훨씬 많습니다."

선생님의 이 단호한 어조는 늘 우리를 안심시켜 왔다. 자신감이 넘치는 선생님의 모습은, 월요일 기준 3.7kg의 체중과 9.8cm의 머리둘레를 가진 예쁨이도 잘 태어날 것만 같은 마음을 갖게 했다.

월요일 유도분만 일정을 잡고 나서부터 멍하니 출산 생각에 빠져드는 시간이 많다. 아내 혼자 겪고 이겨내야 할 것들을 생각하면 걱정이 태산이다. 하지만 아내는 아직 태연하다. 본인 말로는 경험해보지 않아서 모르기 때문에 그런 거라며 웃는다.

바란다. 일단 선불을 택했지만 10분이든 20분이든 좋으니까 아니다 싶으면 바로 포기하고 후불을 선택하길. 제발 선불도 내고 후불도 내는 일이 없기를.

걱정도 많지만 기대도 크다. 아내와 나를 닮은 아기와 함께 하는 삶은 어떨까. 아내와 아기와 내가 기쁨의 눈 맞춤 하기를, 셋이 기쁨의 날을 맞이하기를, 출산 후 쓰는 글은 안도와 환희가 가득하기를.

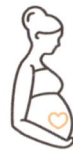

그날의 감정들
출산

　출산 전날 저녁, 금방이라도 할 것 같았던 출산이 점점 늦어진 탓에 열 몇 번째 최후의 만찬을 보내고 집으로 돌아왔다. 출산 짐을 최종 점검하니 벌써 자정이 다 되었다.

　드디어 41주 1일 출산 당일. 잠을 잔건지 안 잔건지 헷갈릴 정도로 새벽을 뒤척인 아내는 전날 미리 사놓은 삼계 전복죽을 준비하고 있었다. 나는 염려와는 다르게 푹 자고 일어나서 괜스레 미안함이 몰려오는 아침이었다. 먼저 씻고 나온 아내의 몸에 튼살 크림과 오일을 적당히 비벼댄 후 펴 바르기 시작했다. 아내의 팽팽한 배에 튼살 크림을 바르는 게 꽤 쏠쏠한 재미였는데 오늘이 지나면 이 배를 만지지 못하는 것이 아쉽다고 말하며 긴장을 날린다. (튼살 크림은 출산 후에도 발라야 한다) 이어 비장한 마음으로 서로 죽 한 사발씩을 비우고 옷을 꺼내 입기 시작했다. 이른 아침의 공기는 평온한 듯했지만 우리는 폭풍전야라는 것을 알고 있었다. 이런저런 얘기를 하며 병원에 도착했다. 그 어느 때보다 안전해야 할 그날의 운전은 모든 차들이 나를 향해 돌진할 것만 같았다.

　도착해서 몇 가지 검사 후 촉진제(유도분만)를 투여하기 시작했다. 아내는 걷기도 하고 짐볼도 타며 아기가 내려오고 자궁이 열리기를 기다렸다. 하지만 약 일곱 시간의 유도분만 시도에도 아기가 내려오지 않고 촉진제도 큰 효과를 거두지 못했다. 의사 선생님은 하루 더 유도를 진행해도 큰 변화가 없을 거라는 판단을 하셨고 우리도 그 판단에 동의하여 오후 4시에 제왕절개를 결정했다. 그리고 4시 40분, 잠시 화장실 다녀온 사이에 아내는 제대로 인사할 겨를도 없이 수술실로 향해야 했다. 두 손 잡고 기도하고 보내야 하는데 하필 그때 오줌이 마려웠던 것은 무슨 운명의 장난인가. 예상보다 빨리 다가온 수술 순서에 정말 인사할 틈도 없이 간호사 손에 이끌려 수술실로 들어가 버렸다. 걱정 말라고, 잘 될 거라고, 혼자 고생하게 해서 미안하다고, 사랑한다고 꼭 말하고 싶었는데 말이다. 보내고 나니 눈물이 차올랐다.

발을 동동거리며 손을 모으고 기다리기 시작했다. 눈을 계속 감았다가 떴다가를 반복했다. 기도가 끝나서 눈을 뜨고 있으면 다시 초조함이 몰려와 기도를 재시작하는 반복을 수없이 하다 보니 제법 시간이 지났다. 제왕절개 수술에 들어간 지 30분 정도 지났을까. 가늘지만 거친 아기 울음소리와 함께 아내의 이름 뒤에 '남편분'이라는 호칭을 붙여 나를 찾는다. 그렇게 아기와의 첫 만남을 가졌다. 그때의 감정은 아마 겪어보지 않고는 그 어떤 미사여구를 사용한다 할지라도 반의반도 표현하지 못할 것이다. 신생아 같지 않게 보송한 피부와 뚜렷한 이목구비는 절로 감탄사를 나오게 했고 사진 몇 방 후다닥 찍자 아기는 다시 어딘가로 향했다.

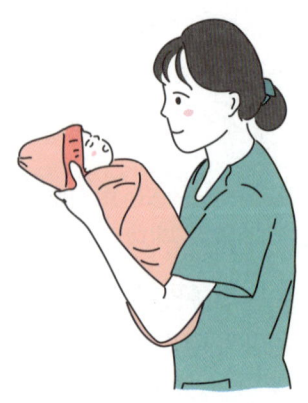

아기를 만난 기쁨도 잠시, 다시 아내 걱정이 시작됐다. 수술실 입구 벨을 누르고 아내의 상태를 확인했다.

"산모 건강한거죠?"

간호사 선생님은 확인하고 알려준다는 말을 남기고 떠났다. 그리고 얼마 지나지 않아 제왕절개는 잘 진행됐고 후처치를 하고 있는 중이니 마치면 불러드리겠다고 한다. 그다지 믿음이 가는 표정이 아니었기에 찝찝했다. 내 눈으로 봐야만 마음이 놓일 것 같았다. 후처치는 생각보다 오래 걸렸다. 나중에 알고 보니 이유가 있었다. 여하튼 일단 40-50여 분의 후처치 끝에 아내가 회복실로 이동되었다는 소릴 듣고 떨리는 마음으로 병실 커튼을 걷어냈다.

아내는 한껏 인상을 쓰고 곤히 잠들어 있는 줄 알았는데 나를 놀라게 하려는 심산이었다. 걱정에 휩싸인 내게 갑자기 눈을 동그랗게 뜨고 혀를 내밀며 메롱을 하는 게 아닌가. 분명 아내는 그런 장난칠 컨디션이 아니었다. 그러나 내게 그리 행해준 것은 배려와 사랑이었다.

자세히 보니 눈 옆에는 눈물이 길을 낸 흔적들이 확연하다. 그 길을 따라가보니 물방울이 맺혀있다. 그래도 얼굴을 보니 아주 조금은 마음이 놓였다.

나는 아내의 머리를 정리해주며 늦게나마 수술실 들어갈 때 하지 못했던 말들을 늘어놓았다. 고맙고, 미안하고, 사랑하고, 고생 진짜 많았다는 뻔한 말이지만 어떤 말이 뻔해지는 데에는 다 이유가 있다는 것을 깨달았다. 뻔해도 꼭 해야 할 말이기에 더 뻔해진 것이다. 그렇게 출산을 마친 아내의 모습은 신성해 보이기까지 했다. 고결 그 자체였다.

2020년 12월 11일, 오후 5시 9분, 우리 예쁨이가 드디어 엄마 배 속에서 나와 세상의 공기를 마셨다. 많이 기다렸단다 아가야. 우리에게 와줘서 고맙다. 잘 이겨내 줘서 고맙다. 이 땅에 태어났다는 사실이 늘 축복이 될 수 있도록 최선을 다할게. 엄마 아빠도 널 사랑하고 온 세상이 너를 기뻐해. 엄마 아빠가 콩보다 작았던 너를 만났을 때부터 얼마나 좋아했는지 너는 다 모를 것이다. 아빠 2kg 빠졌다. 안 먹어도 배부르다.

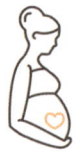

출산 후기
모든 게 우연은 아닐 거야

    이 글은 바로 전 글에 남겨 놓은 떡밥을 회수하는 글이다. 유도분만으로 아기가 나오지 않을 것이라는 판단하에 제왕절개를 진행했다. 다행히 큰 진통을 겪었다거나 긴급하게 제왕절개 수술을 한 것은 아니었다. 다만 아기가 내려오지 않고, 자궁문도 충분히 열리지 않았다는 이유 때문이었다.

    제왕절개를 한 후 아기는 급하게 어딘가로 향했다. 아내도 나도 울고 있는 아기를 확인할 수 있었지만 정말 잠깐이었다. 그리고 평화롭지 않은 병원의 공기는 분명히 찜찜했다. 그래도 별일 아니리라 생각하며 기다렸다.

    아내의 후처치는 남들보다 조금 긴 듯했다. 수술을 마친 의사 선생님은 다른 부위를 봉합하는 수술이 추가됐다고 한다. 아기의 태반이 자궁을 깊게 파고들어, 태반이 떨어지는 과정에서 자궁이 상처를 입고 출혈이 생겼다고 한다. 출혈이 잘 잡히지 않아 출혈부위를 봉합하는 수술을 추가로 진행했으며 다행히 봉합 후 출혈은 멈췄다고 한다. 걱정이 현실이 되는 순간이었지만 반대로 오히려 소름 돋을 정도로 다행인 이야기였다. 만약 자연분만을 진행했더라면 아내의 출혈은 더 상당했을 것이며, 출혈 부위를 찾는 것도 어려웠을 것이다. 출혈 부위를 찾았더라도 출혈을 멈출 방법은 오로지 수술밖에 없었을 것이다. 그럼 아내는 진통은 진통대로, 분만은 분만대로 다하고 이어 바로 수술대로 향하는 일을 겪어야 했을 것이다. 제왕절개를 하기로 한 선택은 흔히 말하는 '신의 한 수'였다. 우리 아기가 일부러 엄마를 위해서 밑으로 내려오지 않았던 건 아닐까 하는 생각까지 든다. 아기가 밑으로 조금이라도 더 내려왔으면 우린 자연분만의 희망을 잃지 않고 끝까지 갔겠지. 그럼 아내는 생각하기도 싫을 정도로 더 많은 고생을 해야 했겠지. 어쩌면 끔찍한 상황에 놓일 수도 있었겠지. 아가야, 고맙다.

아기는 3.85kg으로 태어났다. 이미 머리 지름이 10cm에 달하고 있다는 것은 초음파 촬영으로 인해 알고 있었다. 태어난 아기를 보고 병원 관계자들은 다들 한 목소리로 말한다. 초산에 이 정도 아기를 자연분만하는 것은 거의 불가능하다고. 아내가 제왕절개를 하게 된 것은 분명 아기 때문이다. 좀 과장해서 상상하자면 **아기는 본인이 자연분만으로 태어날 시 엄마가 많이 힘들어질 거라는 것을 알고 열심히 위에서 버텼나 보다.**

출산 직후 간호사 선생님은 아기를 어디론가 황급히 데려갔고, 얼마 지나지 않아 신생아실에서 전화가 왔다. 잠시 이야기를 나누자는 것이었다. 신생아 집중치료실 선생님은 나를 보자마자 대체 왜 41주가 지날 때까지 출산을 안 했냐고 혼내듯이 이야기를 한다. 분명 무슨 일이 있는 것이었다. 나는 그저 의사 선생님의 의견을 따라 분만 시기를 정한 거라며 대역죄인처럼 대답했고, 이어 선생님은 아기가 좋지 않은 상태라며 아기의 상황에 대해 설명한다. 태변을 본 지 꽤 된 거 같다며 일단 산소치료를 진행하고 있다고 한다. NICU(신생아 집중치료실, 저체중 출생아나 어떠한 질환을 가진 신생아를 집중적으로 관리·치료하는 곳이다)에는 아직 들어가지 않았고 더 안 좋아질 경우 NICU에 들어갈 수도 있다고 한다. 하지만 쉬지 않고 심하게 보채고(계속 보채는 것은 아기에게 무언가 문제가 있을 수 있다는 것이다) 자가호흡이 원활하지 않은 상태라 계속 산소를 흘려주어야 한다고 한다. 그밖에도 아기의 상황에 대해 여러 가지 말씀하셨는데 머리가 하얘지면서 다른 말들은 잘 들어오지 않았다. 너무 심각한 선생님의 표정과 어조에 놀란 티도 낼 수 없을 만큼 놀란 나는 "아기 생명엔 지장이 없는 거죠?"라고 말하며 희망의 눈빛을 보냈는데 선생님은 그 희망을 갈구하는 눈빛에 어둠을 뿌렸다.

"그건 지금 장담 못 드려요."

하늘이 무너진다. 세상이 노래진다. 눈물이 난다. 그때 내가 무슨 표정이었는지, 어떤 생각을 하고 있었는지 전혀 기억이 나질 않는다. 다만 신생아실 앞에서의 나는 지옥을 경험하고 있었다. 지금도 여전히 회피하고 싶은 기억이다.

선생님은 밤새 산소치료를 하며 아기의 상태를 지켜보자고 한다. 인사를 드리고 표정을 수습하며 아내에게로 돌아간다. 우린 1인실이 없어 잠깐 좁은 다인실을 사용하고 있었다. 회복 중인 아내에게 절망적인 말을 할 필요는 없었다. 실제로 아기는 NICU에 들어갈 만큼 위독한 것도 아니라고 스스로 여기며 태연하게 말했다. 아기가 태변을 좀 먹은 것 같아서 일단 산소 흘려주는 치료를 하며 지켜보자고 하신다고, 심각한 건 아니고 혹시 몰라서 하는 치료니 크게 걱정할 것 없다고 말했다. 아내는 내 말을 곧이곧대로 믿지 않았을 것이다. 하지만 서로 부정적인 생각은 안 하기로 약속했다는 듯이 의연하려 애쓰고 있었다.

　얼마 후, 가만히 있을 수 없었던 나는 아기의 상태를 확인하기 위해 다시 신생아실로 향했다. 신생아실 선생님은 특별히 더 좋아지지도 나빠지지도 않은 상태라며 계속 지켜보는 수밖에 없다고 말씀하셨다. 그래도 다행인 것은 현재의 산소포화도가 정상 수준이라는 것이다. 선생님은 근심 어린 내 표정을 보고 특이사항이 있으면 바로 연락을 드리겠지만 그게 아니라면 새벽 네 시쯤 연락을 해주겠다며 나를 돌려보냈다. 그리고 새벽 한 시쯤 됐을까. 신생아실에서 전화가 왔다. 잠깐 신생아실 앞에서 볼 수 있느냐고. 약속된 시간이 아니었기에 불안감이 엄습했다. 나는 아내가 놀랄까봐, "아까 전화 주시고 다시 한번 아기 상황 알려주신다고 했어서, 잠깐 다녀올게."라고 선한 거짓말을 남기고 신생아실로 향했다. 내 손은 덜덜거리고 있었고 심장은 쓰러져도 이상하지 않을 정도로 불규칙적으로 뛰고 있었다. 창자가 떨리는 것 같았다.

　선생님은 벌벌 떠는 내게 얼른 말을 꺼내셨다. "너무 걱정하는 것 같아서 아기 상황 말씀드리려고 일찍 불렀어요. 아기가 이제 잠도 자고 산소포화도도 안정적이에요. 좋아지고 있어서 새벽 네 시에 굳이 아기 상황 전달 안 해도 될 것 같아 잠깐 보자고 했어요. 좋아지곤 있지만 혹시 몰라서 산소는 계속 흘려줄 거예요. 대신 산소량을 조금씩 줄여가며 아기의 자가호흡이 원활한지 확인할 거예요. 지금까지는 상황이 좋아지고 있으니 굳이 새벽에 깨지 마시고 푹 주무세요. 혹시 무슨 일 있으면 연락드릴 텐데 연락 없으면 오히려 좋은 거니 너무 염려 말고 계세요."

　정확히 이렇게 말씀하셨다. 조금씩 희망이 생기기 시작했다. 아내에게 이 말을 전할 수 있어서 기뻤다. 하지만 기도는 계속된다. 우리 예쁨이 건강하게 해 주세요. 아프지 않게 해 주세요. 이벤트로 인한 어떤 후유증도 남지 않게 해주세요.

　아내에게로 돌아온 나는 들은 내용들을 전했고, 아내는 다행이라며 안도의 숨을 내쉬었다. 잠깐 자고 일어났다. 새벽 다섯 시를 조금 넘긴 시간이었다. 다시 눈을 붙이려고 하는데 눈을 감아도 아기 생각이 떠나질 않았다. 참을 수 없었다. 다시 신생아실로 향했다. 벨을 누르고 선생님에게 아기 상황을 알고 싶어서 다시 왔다고 말했다. 그러자 선생님은 다행히 계속 좋아져서 산소 주입 없이도 자가호흡이 잘 되고 산소포화도도 계속 안정적이라고 말씀하셨다. 세상과 지옥을 넘나드는 순간이었다. 산소를 뗐으니 이제 아기를 보여드릴 수 있다며 아기가 눕혀진 바퀴 달린 아기침대를 가려진 커튼 아래로 들이밀었다. 잉? 이게 누구람. 출산 직후의 예쁨이와는 너무 다른 모습에 많이 놀랐지만 아기가 바뀌는 일은 쉽게 일어나지 않는다는 믿음으로 눈앞에 아기를 우리 아기로 인정했다. 그런데 자세히 보니 아내와 많이 닮아있었고, 출산 직후 어렵사리 찍은 사진의 얼굴이 여전히 남아있었다. 우리 아기가 맞다. 나는 그 새벽에 신생아실 창 앞에서 예쁨이를 부르며 인사를 나눴다. 아기가 배 속에 있을 때 엄마의 피부 너머로 들려왔던 목소리를 기억할 텐데, 지금 내가 말하는 목소리가 통유리창을 지나서 아기에게 전달될 때 비슷하게 들리지 않을까 싶은 마음에 더 열심히 이야기를 건넸다. 기다리는 선생님과 복도를 지나는 사람들을 의식하지 못했다. 다른 사람들의 새벽잠을 방해하고 있다는 사실도 (정말 죄송하지만)들지 않았다. 그때의 내 세상은 건강을 회복하고 있는 아내와 아기 말고는 그 누구도 없었.

　그리고 그 날 낮, 우리 예쁨이는 다른 아기들만큼 잠을 자고, 다른 아기들만큼 밥을 먹고, 다른 아기들만큼 운다고 한다. 보통은 기적이다. 우리 예쁨이는 보통이 되었다. 반면 아내는 후불을 톡톡히 치르고 있었다.

지금은 아기가 태어난 지 13일째다. 우리 예쁨이는 누구보다도 잘 먹고 잘 싼다. 잘 움직이고 잘 자고 잘 운다. 그리고 부모의 좋은 유전자를 받아 정말 훌륭하게 잘 생겼다. 어디 하나 빠지는 데가 없다. 내 눈에만 그런 게 아니다. 아내 눈에도 그렇고 다른 가족들 눈에도 그렇다니 이건 분명 객관적인 통계이다.

아내는 진정한 엄마다. 하루 종일 본인을 깎고 갈아 넣어 아기를 성장시킨다. 내가 아빠인 건 아직 실감이 안 되는데 아내가 엄마인 것은 분명하다. 출산과 성장은 당연한 순리인 것 같지만 기적의 연속이 있어야만 가능한 일이었다. 아내야, 고맙다. 아가야, 고맙다.

감히 단언하기로는 임신과 출산의 기억만 잘 가지고 있어도 아내에게 잘하게 된다. 잘할 수밖에 없다. 또한 아기에게 더 바랄 게 없다. 건강하기만 하면 감사할 수 있게 된다. 그래서 나는 이 열 달을 자세히 적어댄 것이다. 여보 진심으로 사랑해. 아가야 진심으로 아껴. 소중해.

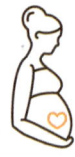

출산 후엔
꼭

- ⭐ 출산한 당사자 외에는 '순산'이라는 단어를 쓰지 마십시오. 세상에 **순산이란 없습니다.** 굳이 순산이라는 말을 쓰고 싶거나 진짜 수월했다고 생각된다면 '순산했다'라는 표현보다 '**아내와 아기가 잘 버텨줬다**'라고 하는 게 더 좋은 표현이라고 생각됩니다. 물론 출산한 당사자가 '순산'이었다고 말 할 수 있을 만큼 수월했다면 너무 다행인 일입니다.

- ⭐ 출산 후 아내의 상태부터 확인하십시오. 가장 중요한 사람은 아내입니다. 다른 이들의 출산에도 아기의 건강을 묻기 전에 엄마의 건강부터 물어봐 주십시오. 그다음이 아기입니다.

- ⭐ 출산 후 아기에 대한 관심으로 인해 엄마는 소외될 수 있습니다. 아기를 향한 관심도 좋지만 그보다 더 먼저 아내를 챙기십시오.

- ⭐ 산후 우울증은 정도의 차이와 지속시간의 차이만 있을 뿐, 안 걸릴 확률은 거의 없다고 봅니다. 아내가 어려운 길에 들어서지 않도록 남편이 부단히 애써야 할 것입니다.

⭐ **짧은 기간이라도 꼭 공동으로 육아를 해주세요.** 그렇지 않으면 육아가 얼마나 고된 지 절대 알 수 없습니다. 아내를 이해하려면 같은 시간을 보내야 합니다. '남의 밭일은 해줘도 애는 안 봐준다'는 말이 있습니다. 많은 일들을 해봤지만 육아만큼 힘든 일은 없었습니다. 직장은 퇴근과 휴일이 있지만, **육아엔 퇴근도 휴일도 없습니다.**

⭐ **아내의 몸조리에 최선을 다해주세요.** 산후조리는 조리원에서 끝나는 게 아닙니다. 산후조리 잘 못하면 평생 아프다고 합니다.

⭐ **모유수유를 강요하지 마세요.** 모유수유를 한다고 해서 모성애가 강하고, 분유수유를 한다고 해서 모성애가 부족한 것이 아닙니다. 수유의 방법은 여러 가지 상황에 따라 최선의 방법으로 결정하는 것입니다.

⭐ **내 삶의 기쁨을 가정에서 찾으세요.** 지금껏 좋아하던 것들과는 잠시 이별할 때입니다. 내 즐거움을 이전처럼 운동이나 게임, 각종 취미 생활, 또는 유흥이나 사람에게서 충족하려 한다면 가정을 지키기 어렵습니다. 참 어려운 과제이지만 이제 우리의 기쁨은 오로지 내 아내와 아기가 되어야 합니다.

⭐ **앞으로도 아내와 아기에게 꾸준한 관심을 가져주세요.** 혼자 감당하는 임신이 아님을 느끼게 해주려 노력했던 것 같이 **육아 또한 혼자 감당하는 일이 아님을 말과 행동으로 표현해주세요.** 아기의 예방접종 일정이나 영유아 검진 시기를 잘 알고 있는 것도, 아기의 발달 과정을 공부해 놓는 것도 바람직한 방법입니다. 또한 수유량과 이유식에도 관심을 가져주시고 함께 공부해주세요. 아내와 아기가 필요한 용품이 무엇인지 알아보고 잘 챙겨주세요.

마지막으로 아내만의 시간을 갖도록 노력해주세요. 완모(완전모유수유)하시는 분들은 정말 쉽지 않은 일이지만, 많은 엄마들이 **출산 후**에 가장 받고 싶은 선물은 자유시간이라고 합니다. 먹는 자유시간 아니고 진짜 자유시간이요.

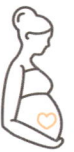

끝

수고하셨습니다.

그런데 이제 진짜 시작이더라고요.

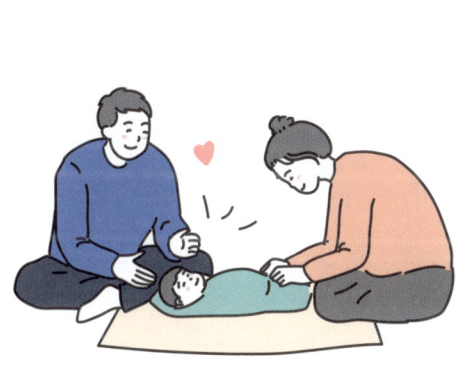
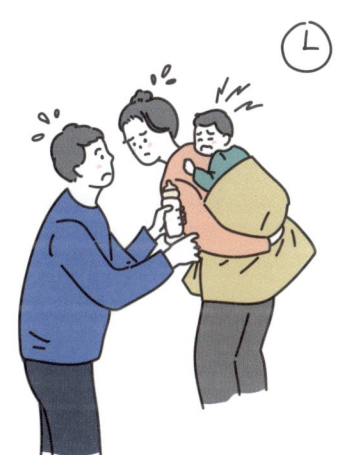

연장전

육아

— 평생

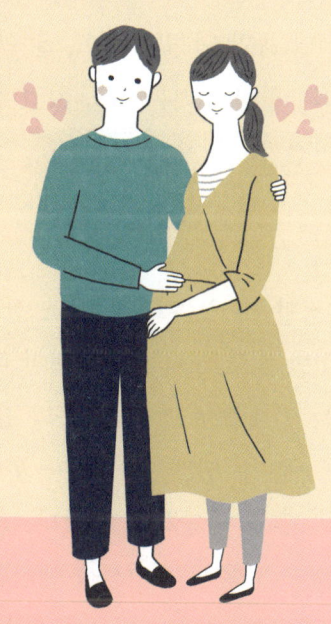

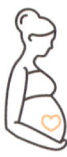

아빠의 육아 150일 리얼 후기

　우리 아이가 탄생한 지 150일이 지났다. 산후조리원을 마치고 아내와 아기가 집에 오는 시점부터 당분간 육아에 전념해보겠다는 마음으로 다니던 회사를 그만두고 프리랜서 일에만 몰두하기로 했다. 그래서 산후도우미도 쓰지 않고 초보 엄마와 아빠 둘이 고군분투를 벌였다. 결과는 늘 아기의 승리였다. 우린 아기가 밤잠을 시작하면 패잔병처럼 쓰러져버렸다. 대략 한 달 동안 단 몇 시간도 잘 쉰 적이 없었고, 제대로 먹지도 못했고, TV의 전원을 켜본 적도 없었다. 매일같이 쓰던 잡다한 글들도 100일 이전까지는 손 한 번도 못 댔다. 아기의 울음소리는 재난상황과 같았으며 한두 번으로 끝나지 않던 아내의 유선염은 끝판왕이었다.

　출산 후 30일 이전까지만 신청할 수 있는 정부 보조 산후도우미를 쓰지 않은 것을 두고두고 후회할 정도로 피골이 상접한 매일을 살아냈다. 산후 우울증에 안 걸리는 아내들은 멘탈 갑 중의 갑이다. 또한 그 산후 우울증이 남편에게도 올 수 있겠구나 라는 생각을 하게 될 정도로 아기를 키워내는 일은 결코 만만하지 않았다. 잠이 부족하면 하루를 잃는 것이었고 그 잃음은 육체와 정신을 맨바닥에 패대기쳤다. 그런데 더 슬픈 사실은 **무조건 아내는 나보다 훨씬 더 힘들다**는 것이다. 내가 아무리 힘들어도 아내만큼 힘들 수 없다. 모유수유 등 아빠가 대신 할 수 없는 일을 감당하기 때문이다. 또한 아기가 성장하면 할수록 엄마를 더 찾게 돼 그나마의 쉴 시간마저 빼앗는다. **육아엔 아빠는 대체할 수 없는 엄마 고유의 영역이 분명히 존재한다.** 이게 임신 기간에 더 잘해야 할 이유가 된다. 남편이 아무리 잘해 보려고 해도 지금은 그럴 수 없는 순간이다. 아무리 내가 아기에게 잘 할 준비가 되어 있어도 아기가 오로지 엄마를 원하면 말짱 도루묵이다. 최고급 세단 모범택시가 아무리 좋은 곳으로 데려다 준다 해도 본인이 가기 싫다면 아무 의미가 없다. 내 잘하려는 노력이 소용없는 때가 있다는 것이다. 임신의 때에도 남편의 한계를 만나지만 육아의 때도 그렇다.

아기는 잘 때가 가장 예쁘다. 가장 평안한 시간은 아기가 잠든 후, 오늘 하루 찍어놓은 아기의 영상과 사진을 볼 때였다. 그만큼 아기를 끔찍이 사랑하지만 많이 자주기를 고대한다. 하지만 기대가 크면 실망도 큰 법이다. 몇 시간은 자주겠지 생각했는데 내 기대보다 빨리 깨어 언제 멈출지 모르는 울음을 터뜨린다면 진정 같이 울고 싶다. 아기는 원래 자는 생명체가 아닌데 한 번씩 자주는 것이라 생각하는 게 마음이 편하다.

또 한 가지 기대하게 되는 것은 50일의 기적, 100일의 기적이다. 49일까지노 쉽지 않았던 육아는 50일에도 마찬가지였다. 100일에도 마찬가지였다. 100일의 기적이란 말은 자랑하기 좋아하는 누군가가 꾸며낸 이야기가 아닐까 의심될 정도로 기적은 찾아오지 않았다. 물론 목도 잘 가누고, 소리 내어 웃어주고, 옹알이로 수다하고, 점점 부모와 더 소통하며 놀게 되는 등의 눈부신 성장도 있지만 곧 또 각종 '앓이'와 '퇴행'의 단계를 만나게 된다.

신생아 땐 그냥 울고, 이유 모를 용을 쓰고, 2-3개월 땐 배앓이라는 것을 하기도 한다. 4개월쯤엔 잠 퇴행이 시작되어 전보다 더 안 자기도 했다. 빠르면 백일 전후에 찾아온다는 '뒤집기 지옥'도 경험했다. 그리고 5개월이 되니 이앓이를 한다고 낮잠은 물론이고 밤잠도 시간마다, 또는 몇 분마다 깨기 시작했다. 잠투정은 또 어찌나 심한지 30분을 재우기 위해 한 시간을 고생해야 하는 날도 허다했다. 이렇게 이런저런 이유로 안아 키우다보면 아기는 사람 손을 타서 부모의 체온과 향이 느껴지지 않으면 울고 본다. 이것저것 다 따지고 보니 거의 6-7개월까지는 기대할 것이 없는 것 같다. 요즘은 밤이 무섭다. 우린 많은 날을 공동으로 육아를 하게 되니까 그래도 좀 나을 거라고 생각했는데 그것도 아니다. 아프리카 속담 '한 아기를 키우는 데 온 마을이 필요하다'라는 말에 통감한다. 그래도 '앓이'와 '퇴행'은 모두 성장을 위한 과정이라고 한다. 우리 아기는 오늘도 크고 있다.

이렇게 정말 힘든 육아지만 우리는 여전히 우리 아기를 사랑한다. '사랑한다'는 표현이 너무 가볍게 느껴질 정도로 아끼고 귀하게 여긴다. 경험해보지 않으면 절대 모르는 게 부모의 마음이었다. 허공에 오줌을 싸도 예쁘고 온갖 곳에 똥 범벅을 해도 사랑스럽다. 종일 푸우푸우 침을 뿌려도 귀엽고, 있는 짜증 없는 짜증 한데 모아 돌고래 소리로 표현해도 예쁘다. 하루에 두세 시간 쪽잠을 자며 좀비 모드로 살아도 아기가 한 번 웃어주면 힘든 것과는 별개로 행복해진다. 내 아이에 대한 객관성을 잃은 지 오래다. 살아있는 생명체 중 가장 잘 빚어진 최고의 작품이다. 원래 아이들을 좋아하지 않던 나인데 보고만 있어도 눈물이 날 정도로 소중하다. 세상 모든 사람 **어느 누구라도** 돌보아주는 이들에게 이런 사랑 받으며 자랐을 것이다. 그렇게 생각하니 세상 모든 사람들은 참 귀하다. 나도 부모님에게 이런 사랑과 돌봄을 받으며 자랐겠지 생각하니 스스로가 더 존귀해진다. 다만

나보다 아기와 더 많은 시간을 보내는 아내가 아기로 인해 힘들어 할 때 "엄마, 그만 좀 힘들게 해라 아들아" 소리가 절로 나온다.

힘들어도 우리 아기가 우리와 함께 있다는 자체가 우리에겐 기적과 같은 일이다. 조리원을 마치고 돌아온 지 며칠 되지 않아 대학병원 NICU에 입원을 하게 되었을 때 아내와 나는 깨어 있는 모든 시간을 눈물로 보냈다. 다행히 곧 아기를 다시 집으로 데려올 수 있게 되었고 지금은 무척이나 건강하다. **아기의 부재를 경험하니 육아가 아무리 힘들고 어려워도 아기가 우리와 함께 있는 자체가 얼마나 큰 축복인지 알게 되었다.** 그저 엄마 아빠랑 함께, 건강하게, 밝게, 그리고 정직하게 자라는 것이 아기에게 바라는 유일한 바이다.

한 마디로 정리하자면 지금까지의 육아는 정말 힘들고 어려우나, 한 생명이 주는 기쁨으로 행복을 누리며 어제도 오늘도 내일도 초절전모드로 하루를 버틴다. 이 책의 마지막은 아내의 육아 후기로 장식한다. 모두 승리하십시오!

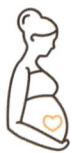

엄마의 육아 150일 리얼 후기

　기다리던 백일의 기적은 없었다. 백일의 기절만 있을 뿐. 해도 해도 너무하다 싶을 정도로 잠을 자지 않고 보채는 아기, 바로 내 아기라니. **뼈마디가 아프고 허리는 끊어질 것 같아도 우는 저 아기가 내 아기라 나는 다시 일어나서 아기를 품에 안는다.**

　새삼 돌이켜 생각해보면, 얼마나 기다리던 순간이었는가. 출산하면 기억력이 안 좋아진다던데, "건강하게만 태어나다오. 그러면 엄마가 다 해줄게"라며 자신 있게 말하던 나를 잊어버린 건가 싶다.

　그래. 사실 이 순간조차도 내가 바라던 감사한 순간이었다. 태어난 지 얼마 되지 않아 병원에 아기를 입원시키고 온 그날, 집에 돌아와 아기가 없는 빈 방에서 남편과 울던 시간들을 생각하면 이 순간도 다 배부른 투정이다. 다시 힘내자 스스로에게 말을 하며 이 시간을 보내고 있다.

　힘들다 힘들다 말해도 나를 향해 웃어주는 저 미소 하나에 모든 고통을 잊고 기쁨으로 가득 찬 내 모습을 보면 생각나는 사람이 있다. 엄마. 우리 엄마도 이랬겠지. 출산을 하고 모두들 아기를 찾을 때 내 자식이 괜찮은지 먼저 살펴보는 사람. 엄마를 다독이는 엄마.

　고작 150일 정도밖에 아기를 키워보지 못한 사람이 육아에 대해 논하는 게 부족할 수도 있겠지만 고작 그 150일의 육아를 해온 과정 속에서 참 많은 것을 배우고 느낀다. 또한 나의 어린 시절을 상상하거나 회상하는 시간도 늘었다. 생각을 거듭할수록 효도해야겠다고 다짐하지만 그것은 다짐일 뿐 나는 오늘도 엄마에게 짜증내며 투정 부리는 어린 딸이다. 이렇게 육아는 자식이 어른이 되어도 이어지는 건가 보다. 나의 육아도 그렇게 되겠지 싶어 등골이 오싹하다가도 서로 기대며 살아갈 우리 가족의 풍경을 그려보니 참 사람냄새 나는 삶이겠다. 그 모습을 기대하고 기다리며 오늘도 하루를 보낸다.

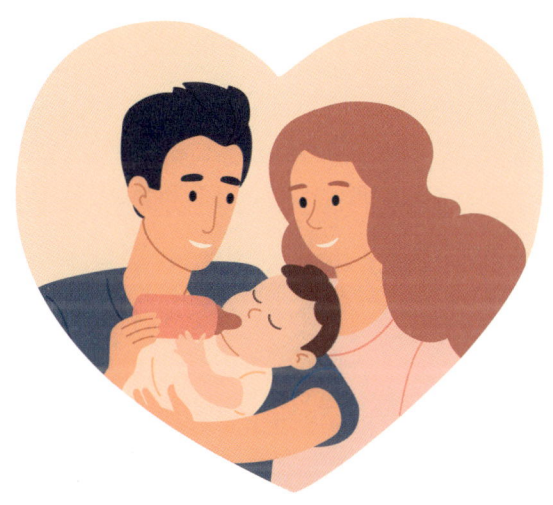

개정판

임신공감 에세이

반짝이는 임신기를 위한 슬기로운 남편생활

초판발행	2022년 2월 22일
개정판발행	2025년 6월 20일
지은이	김진태
펴낸이	노 현
편 집	조영은
기획/마케팅	조정빈
표지디자인	이수빈
제 작	고철민·김원표
펴낸곳	㈜피와이메이트
	서울특별시 금천구 가산디지털2로 53, 210호(가산동, 한라시그마밸리)
	등록 2014.2.12. 제2018-000080호
전 화	02)733-6771
fax	02)736-4818
e-mail	pys@pybook.co.kr
homepage	www.pybook.co.kr
ISBN	979-11-7279-121-6 03590

copyright©김진태, 2025, Printed in Korea

*파본은 구입하신 곳에서 교환해 드립니다. 본서의 무단복제행위를 금합니다.

정 가   17,000원

박영스토리는 박영사와 함께하는 브랜드입니다.